Hans-Ulrich Grimm

Garantiert gesundheitsgefährdend

Hans-Ulrich Grimm

Garantiert gesundheitsgefährdend

Wie uns die Zucker-Mafia krank macht

DROEMER

Besuchen Sie uns im Internet:
www.droemer.de

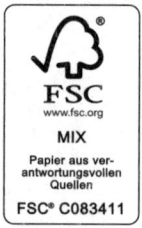

© 2013 Droemer Verlag
Ein Unternehmen der Droemerschen Verlagsanstalt
Th. Knaur Nachf. GmbH & Co. KG, München
Alle Rechte vorbehalten. Das Werk darf – auch teilweise – nur mit
Genehmigung des Verlags wiedergegeben werden.
Umschlaggestaltung: ZERO Werbeagentur, München
Umschlagabbildung: FinePic®, München
Satz: Adobe InDesign im Verlag
Druck und Bindung: CPI – Clausen & Bosse, Leck
Printed in Germany
ISBN 978-3-426-27588-7

2 4 5 3 1

Inhalt

1. Achse des Bösen

Die giftige Wahrheit über den Zucker

*Der Mann, der niemals Cola trinkt / Das trügerische
Vertrauen in die Unschädlichkeit des Süßen / In der Bibel
gibt es keinen Zucker, und auch nicht im Koran / Fettleber wie
bei Alkoholikern – durch Schokoriegel und Süßgetränke /
Je mehr Zucker, desto schlechter das Cholesterin /
Heute würde man den Zucker verbieten*

Natürlich liebt auch er Süßes. Alle lieben Süßes, nicht nur die Kinder, auch die Großen. Schokolade, Bonbons, Limonade, Gummibärchen, viele können gar nicht mehr aufhören. Abends noch einen Schokoriegel, morgens Zucker im Kaffee, nachmittags einen Kuchen zum Tee. Zuckersüß ist völlig normal geworden. Zucker versüßt den Alltag.

Was aber nun dieser Mann sagt, klingt beunruhigend. Er nennt den Zucker nicht nur einen Dickmacher, er sagt: Zucker ist Gift.

»Ein wenig ist kein Problem. Aber viel davon tötet – langsam.«

Dass Zucker nicht wirklich gesund ist, weiß eigentlich jeder. Andererseits gibt es überall Eis und Cola-Automaten und Mars und Snickers und Smarties. So schlimm kann es auch wieder nicht sein, sonst wäre es ja verboten.

Doch was er sagt, klingt plausibel, er kann es auch gut begründen. Er muss es wissen, er ist schließlich Arzt, Medizinprofessor sogar, kein Rebell, ein hochangesehenes Mitglied der Wissenschaftsgemeinde. Graumelierte Haare, Sakko und Krawatte. Der Mann formuliert sorgfältig, spricht leise und wohlüberlegt.

Robert Lustig ist Professor an der Universität von Kalifornien in San Francisco. Wenn er eingeladen wird, ist er in der Regel der Stargast. Gerade hat er auf dem Kongress seinen Vortrag gehalten, in dem riesigen Saal, fast so groß wie ein halbes Fußballfeld. Rechts und links vom Podium die Video-Leinwände, auf denen der Redner zu sehen ist. Im Publikum Hunderte von Fachleuten, sie machen sich Notizen.

In der Pause gibt es Obst, Sesambällchen, gedünstetes Gemüse, grünen Spargel, Paprika, Karotten, Kaffee und biologische Mandelmilch.

Lustig hat über das steigende Übergewicht gesprochen, über die Wirkung des Zuckers aufs Gehirn. Er hat Statistiken und wissenschaftliche Studien präsentiert, Fotos von fetten Menschen gezeigt, und wie schlank sie später waren. Er hat über den Geschmack des Süßen gesprochen, der Vertrauen suggeriert – tückischerweise.

Nach seinem Vortrag wird er in einen Nebenraum gebeten. Ein Fernsehteam hat schon die Kamera aufgebaut. Eine Palme, blühende Zimmerpflanzen auf dem Tischchen. Licht aus, Scheinwerfer an: Professor Lustig gibt einem Dokumentarfilmer ein Interview.

Danach kommt er an den großen Tisch, für ein paar Fragen, vor allem zu seinen persönlichen Konsequenzen.

»Herr Professor Lustig, wie halten Sie es persönlich mit dem Süßen?«

Lustig:»Ich gebe zu, es schmeckt gut. Das zu leugnen wäre lächerlich.«

»Sie essen Schokolade?«

Lustig:»Sicher. Ich esse dunkle Schokolade, immer mal wieder, aber sehr selten.«

»Und sonst?«

Lustig:»Ein Dessert nach dem Essen, vielleicht zweimal im Jahr. Und in New York esse ich mal einen Junior's Cheesecake, den New Yorker Käsekuchen.«

»Eiskrem?«

Lustig:»Nein.«

»Coca-Cola?«

Lustig»Niemals.«

»Angst vor Kalorien?«

Lustig:»Es geht nicht um die Kalorien. Es geht um die Rolle im Körper. Zucker hat einzigartige Konsequenzen im Körper. Er ist ein Gift an sich.«

Ein Gift an sich.

Lustigs berühmtester Vortrag, den seine Universität ins Internet gestellt hatte, wurde beim Video-Dienst *YouTube* binnen kurzem millionenfach angeklickt. Was er sagt, findet auch in den großen Medien international Beachtung. Er schreibt in *Nature*, dem weltweit wichtigsten Wissenschaftsjournal (»Die giftige Wahrheit über Zucker«). Das Magazin der *New York Times* widmete ihm eine Titelgeschichte (»Ist Zucker giftig?«). Dem britischen Fernsehsender BBC war er der Gewährsmann in einem Film, in dem es um das zunehmende Übergewicht ging (»Die Menschen, die uns dick machen«). Das deutsche Nachrichtenmagazin *Der Spiegel* stützte eine Titelgeschichte auf seine Thesen (»Droge Zucker«).

Lustig ist ein renommiertes Mitglied der Wissenschaftsgemeinde, Professor für Kinderheilkunde, Spezialist für die Mechanismen im Gehirn, die zum Übergewicht führen. Er war Vorsitzender des Sonderausschusses Übergewicht (Obesity Task Force) der zuständigen medizinischen Fachgesellschaft in den USA und Mitglied im Lenkungsausschuss einer Internationalen Allianz von Hormonforschern zur Bekämpfung des Übergewichts. Durch seine Erfahrungen mit Kindern, bei denen im Gehirn plötzlich die Systeme zur Regulierung des Gewichts entgleisen, stieß er auf den Zucker.

Bei vielen der Krankheiten, die jetzt zu weltweiten Epidemien werden, spielt der Zucker eine tragende Rolle. Bei den sogenannten Zivilisationskrankheiten ist zumeist nicht die Zivilisation die Ursache, sondern der Zucker. So jedenfalls lautet der Verdacht, der sich stetig weiter erhärtet, durch immer weitere wissenschaftliche Studien, von Professor Lustig und vielen anderen Forschern in aller Welt.

Beim Übergewicht zum Beispiel. Wenn immer mehr Menschen auf der Welt dick werden, dann könnte das an den versteckten Talenten des Zuckers liegen, denn er kann sich auch in Fett verwandeln. Und damit kann er das Risiko für Herzkrankheiten erhöhen. Bisher hatten die Fachleute ja die Blutfette wie das Cholesterin in Verdacht – jetzt zeigt sich: Das Blutfett ist womöglich, zumindest teilweise, nur verwandelter Zucker.

Bei Diabetes, der Zuckerkrankheit, hatten die Laien ja

schon immer gewusst, dass der Zucker schuld ist. Der Name sagt es ja schon. Die Fachleute hatten das bestritten. Diese unterscheiden auch zwischen verschiedenen Typen, Diabetes Typ 1 und Typ 2. Jetzt zeigt sich, dass diese »mehr Gemeinsamkeiten haben als bisher angenommen«, so der Schweizer Diabetologe Professor Marc Y. Donath.

Im Lichte der neueren Erkenntnisse sieht es so aus: Die Laien hatten recht. Es ist der Zucker in erster Linie, der die Probleme macht. Und der auch verantwortlich ist für die vielen Folgekrankheiten, die mit der Zuckerkrankheit einhergehen.

Sogar bei der Alzheimerkrankheit kann er eine Rolle spielen. Manche Forscher sprechen schon von der »Zuckerkrankheit des Gehirns«. Von einer frühen Form der geistigen Minderleistung sind jetzt auch schon Kinder bedroht. Denn auch sie sind heute oft schon zuckerkrank.

Schließlich der »König der Krankheiten«: Krebs. Wenn im Körper plötzlich unkontrolliert Zellen wachsen und immer weiter wachsen, weil sie offenbar gut genährt werden, dann könnte das an der Nahrung liegen: Zucker. Krebszellen lieben Zucker. Das haben Forscher in den letzten Jahren herausgefunden.

Die Vereinten Nationen haben zum Kampf aufgerufen gegen die neuen Menschheitsgeißeln, die mehr Opfer fordern als alle bisherigen Katastrophen, Seuchen, ja sogar Kriege: 35 Millionen Menschen sollen daran jedes Jahr sterben. Und meist ist der Zucker im Spiel.

Dabei gilt er doch als Quell der Freude, als Seelentröster, Energiespender. Schokolade, Bonbons, Pralinen: Sie versüßen das Leben. Das sind doch die schönen Seiten

des Alltags. Papa, Eis! Bitte ein Magnum! »Viele, viele
bunte Smarties«! Coca-Cola, das ist doch die »Mission
Lebensfreude«, wie es in der Werbung heißt. Viele Wer-
besprüche sind Klassiker, gehören zum kollektiven Sprü-
cheschatz: »Mars macht mobil – bei Arbeit, Sport und
Spiel!« Und »Red Bull verleiht Flüüüügel«.

Die Werbung wirkt, weil der Mensch empfänglich ist
für das Süße. Und der Mensch ist empfänglich für die
Reize des Zuckers, weil das Gehirn so programmiert ist.
Und das Gehirn reagiert so sensibel auf Süßes, weil der
Körper Zucker braucht. Zucker ist seine wichtigste Energiequelle. Ohne Zucker wären die Organe im Körper
nicht funktionsfähig. Ohne Zucker kein Gedanke: Das
Gehirn, obwohl nur zwei Prozent des Körpergewichts,
braucht 20 Prozent der Energie. 25 Watt, so viel wie eine
kleine Glühbirne, die sozusagen ständig brennt.

Weil der Zucker so wichtig ist, kann der Körper ihn
aus fast jeder Nahrungsquelle gewinnen, die die Natur
ihm bietet. Aus Erdbeeren, aus Kirschen, aus Kartoffeln und Reis. Sogar, indirekt, aus Schweinespeck und
Walöl.

Was die Natur allerdings nicht kennt, ist Zucker pur.
Das weiße, süße Pulver kommt in der Natur nirgends vor.
Es wächst nicht auf Bäumen, es gibt auch keine Zucker-
vorkommen unter der Erde, kein Zuckerbergwerk. Die
alten heiligen Bücher erwähnen Zucker überhaupt nicht.
In der Bibel gibt es keinen Zucker, im Koran auch nicht.

Kaum zu glauben, dass es Zeiten gab, in denen die
Leute ganz ohne Zucker ausgekommen sind, ganz ohne
die weißen Kristalle, die den Kaffee süßen, ohne Süßigkeiten, ohne Schokolade. Für den menschlichen Körper

allerdings war das über Jahrmillionen der Normalzustand, dafür ist er ausgelegt.

Bis das weiße Pulver auf ihn traf, war es ein weiter Weg. Zucker ist das Produkt menschlicher Mühen, ein Produkt der Industrie und mit deren Geschichte auf das engste verknüpft. Erst als weißes Pulver, aus Zuckerrübe und Zuckerrohr, konnte der Zucker die Welt erobern. Nur pur kann der Zucker beinahe unbegrenzt lange halten, überallhin transportiert werden und so auch in der Industrie zum Einsatz kommen, in der Cola, in der Milchschnitte, im Bubble Tea.

Der Zucker ist das erste Produkt der Industrialisierung der Nahrung. Und er ist ein durchschlagender Erfolg. Kein anderes Nahrungsmittel hat das Geschmacksempfinden so sehr verändert, Freude und Vergnügen bereitet. Zucker ist der Inbegriff des angenehmen Lebens: Das süße Leben. La dolce vita.

Immer mehr Menschen sind seinen Reizen erlegen. Der Zucker hat die Geschicke von Individuen beeinflusst, von Familien, von ganzen Nationen. Immer größer wurde seine Macht – und die Macht derer, die ihn besaßen. Sogar Kriege wurden geführt für den Zucker. Kaiser und Könige haben seine Karriere gefördert – und selbst davon profitiert. Zucker hat die Weltgeschichte geprägt wie kein anderes Nahrungsmittel.

Zucker ist Energie, gespeicherte Sonnenenergie in ihrer reinsten Form – »Sonne zum Essen«, wie es ein Werbespruch formulierte. Zucker ist sozusagen die Materialisierung des Lichts.

Doch Energie im Übermaß wirkt explosiv.

Kein anderes Nahrungsmittel hat solche Auswirkungen auf die Gesundheit der Menschen auf diesem Planeten. Jetzt hat die Weltgemeinschaft mit seiner Zerstörungskraft zu kämpfen. Die Staaten stehen unter Druck. Jetzt sind sie mit den Folgen konfrontiert, die Gesundheitssysteme sind schon überfordert mit den zuckerbedingten Krankheiten. Der Zucker droht sozusagen die Sozialsysteme zu sprengen.

Die Politik muss reagieren – und ist doch selbst verstrickt in das System. Denn seit Jahrhunderten unterstützen die Staaten den Zucker, mit Milliardengeldern, mit fördernden Gesetzen. Sie begünstigen die Produzenten, und sie leisten sogar dem Verbrauch Vorschub. Und sie sind engstens verbunden mit den Profiteuren. Es ist ein süßes System, das die ganze Welt umfasst.

Die »Zuckermafia«, so hat die Wochenzeitung *Die Zeit* dieses System einmal genannt. Die »Zuckermafia« ist natürlich keine richtige Mafia. Sie tut ja nichts Illegales. Strafen drohen nicht. Auch wenn die Zahl der Opfer in die Millionen geht. Die Zuckermafia ist sozusagen die bessere Mafia.

Die »Zuckermafia«, wenn man es so nennen mag, ist ein sehr erfolgreiches Netz aus Firmen und Einzelnen, die sich dem Zuckeranbau und seiner Verbreitung widmen, es gehören die Bauern dazu, die Zuckerkonzerne, die Food-Industrie, natürlich die Softdrink-Riesen, und alle haben Verbindungen in die höchsten politischen Kreise. Überall auf der Welt, wo es sie gibt.

Das macht es schwer, die Macht des Zuckers zu brechen. Zumal die schädlichen Folgen des Zuckers, wiewohl belastend für die Kranken, andererseits auch wieder ein einträgliches Geschäft sind: für die Medizin, die pharmazeutische Industrie, die Forschung, die sogenannte Gesundheitswirtschaft. Für die ist das natürlich ein Wachstumsmarkt, der auf stete Zuckerzufuhr angewiesen ist. Solange es kein weißes Pulver gab, gab es auch nicht die zugehörigen Krankheiten. Denn Zucker ist von Natur aus völlig unschädlich, in den Pflanzen, in denen er vorkommt, und in den Mengen, die sie beinhalten.

So wurden über Jahrhunderte hinweg keinerlei einschlägige Schäden bekannt in jenen Weltgegenden, die den frühesten Kontakt mit den Zuckerpflanzen hatten; jedenfalls ist nichts überliefert.

In der Südsee beispielsweise. Dort hatte das Zuckerrohr seine ursprüngliche Heimat: in Neuguinea, der Insel 200 Kilometer vor der Nordostspitze Australiens, gab es Zuckerrohr (*Saccharum officinarum* L.) schon vor über 10 000 Jahren. Nur Schäden gab es dort keine. Auch in Indien blieb alles unauffällig, wo das Zuckerrohr vor ungefähr 8000 Jahren ankam; General Nearchus berichtete Alexander dem Großen, dass in Indien »ein Schilf ohne Hilfe der Bienen Honig« hervorbringe. Ohne Nebenwirkungen. Auch den Chinesen konnte die Zuckerpflanze nichts anhaben. Im Reich der Mitte war das Zuckerrohr ebenfalls um jene Zeit schon bekannt. »Zuckerlikör« war dort ein süßer, fermentierter Saft. Negative Folgen sind auch hier nicht überliefert. Der Zucker war noch eingebunden in seinen natürlichen Zusammenhang. Vor dem Jahr 500 nach Christus gab es nirgendwo auf der Welt puren Zucker, nirgendwo Hinweise auf die Zuckerherstellung. Und nirgendwo Berichte über nennenswerte Risiken und Nebenwirkungen.

Es waren die Könige des Westens, die die Folgen des Zuckers spürten: als Erstes im Mund. Wie König Ludwig II. von Bayern (1845–1886), der bereits in jungen Jahren kaum noch Zähne hatte. Weil er sich weigerte, seine Zahnprothese zu tragen, musste sein Leibkoch und Haushofmeister Johann Rottenhöfer viele Speisen pürieren oder haschieren, damit sie der König überhaupt zu sich nehmen konnte. In seiner Jugend war Ludwig geradezu süchtig nach Süßigkeiten und Lakritze gewesen.

Es war ein weiter Weg für den Zucker vom unscheinbaren Naturbestandteil zur Menschheitsgeißel. Den ersten Schritt unternahmen Perser und Araber. Und bei ihnen zeigten sich auch bald schon die Symptome. Um 600 nach Christus entdeckten persische Gelehrte das Verfahren zur Kristallisierung des Zuckers, sie erfanden den Zuckerhut, legten damit die Grundlage für die weltweite Karriere der süßen Kristalle. Als die Araber nach Europa vorstießen, legten sie auch in Spanien Zuckerrohrfelder an.

Doch erst als sich die Europäer ein paar hundert Jahre später aus anderen Gründen persönlich ins Morgenland begaben, konnten sie sich bei dieser Gelegenheit einen Eindruck verschaffen von dem »Honigschilf, das sie dort Zucra nennen«, wie der Kreuzfahrer Albert von Aachen schrieb, ganz fasziniert von der Wirkung: »Die Leute saugten die Rohre mit Wonne aus, freuten sich über den wohltuenden Saft und konnten sich wegen dieser Süßigkeit an diesem Genusse gar nicht ersättigen.«

Noch aber war der Zucker nur eine Angelegenheit von örtlicher Bedeutung, in den Zuckerzentren des Morgenlands. Erst als die Europäer die Sache in die Hand nahmen, sollte sich das ändern. Als diese sich anschickten, die Welt zu beherrschen, sollte der Zucker dabei von Beginn an eine tragende Rolle spielen. Sie mussten dafür allerdings erst die Kräfte freilegen, die im Zucker stecken und die bisher verborgen waren in der natürlichen Umhüllung. Erst damit war der wahre, der kultivierte, auch der massenhafte Genuss möglich. Erst damit waren aber auch die Nebenwirkungen möglich, die heute die Menschen massenhaft plagen. Es liegt nicht nur am Zucker, es liegt auch an seiner Verfügbarkeit, überall auf der Welt, an jedem Ort, zu jeder Stunde.

Professor Lustig: »Die Natur hat es schwergemacht, Zucker zu bekommen. Der Mensch machte es einfach.« Er hielt seinen Vortrag an historischer Stelle. Lustig ist von San Francisco nach Boston gereist, zu diesem Kongress über Ernährung und Gesundheit im Westin Boston Waterfront Hotel. Das Publikum ist leger gekleidet, Polohemden, Sommerkleider. Draußen laufen ein paar Jogger vorbei.

Es ist ein weitläufiges Gelände am ehemaligen Hafen mit riesigen Hotelkomplexen aus Glas, Stahl, Beton. Eine Brücke führt in die Stadt, ein paar Wolkenkratzer sind in der Ferne zu sehen, hier jedoch stehen viele Backsteinhäuser, Restaurants direkt am Wasser, und ganz in der Nähe liegt auch der geschichtsträchtigste Fleck in den Vereinigten Staaten von Amerika, jene Stelle am Hafen, an der am 16. Dezember 1773 einige als Indianer verkleidete Bürger Bostons die Boote enterten und 342 Teekisten von den dort ankernden Schiffen ins Hafenbecken warfen.

Das Land war damals noch eine Kolonie Großbritanniens, der Aufstand gilt als frühe Demonstration der Unabhängigkeit und ging als »Boston Tea Party« in die Geschichte ein – ein Protest gegen die Steuerpolitik des Mutterlandes Großbritannien, wobei es, nach Auffassung mancher Historiker, nicht in erster Linie um Tee, sondern auch um den Zucker ging, der damals vor allem aus der Karibik kam und der mit verschiedenen Gesetzen (»Sugar Act«, »Molasses Act«) stärker besteuert werden sollte, zugunsten des britischen Königs. Es könnte also eigentlich auch »Boston Sugar Party« heißen.

Es war jene Zeit, in der Zucker zum Massenprodukt wurde; auf den karibischen Inseln wurde er unter großem Aufwand, unter Einsatz von Sklaven, in jenes weiße Pulver verwandelt, das die Welt verändern sollte. Plötzlich war durch das süße Pulver auf einen Schlag Energie im Überfluss verfügbar. Das ist besonders verhängnisvoll, gerade bei einem lebensnotwendigen Stoff wie dem Zucker, den der Körper aus vielen Quellen gewinnen kann. Der Körper kann Fett in Zucker verwandeln und Zucker in Fett. Und so betreibt er auch seine Vorratswirtschaft. Wenn einmal zu viel Zucker ankommt, verwandelt er den einfach in Fett und lagert ihn ein für schlechte Zeiten. Bei Bedarf wird das Depot dann wieder zurückverwandelt in Zucker. »Glukoneogenese« heißt das Fachwort dafür, etwa: »Zuckerneuentstehung«.

Pfiffig gedacht. Genial angelegt. Damit kann der Mensch überall auf der Welt überleben, mit jeder Art von Nahrung. Eine wunderbare Fähigkeit, von geradezu existenzieller Bedeutung, für den einzelnen Menschen und für die ganze Gattung.

Doch genau das ist es, was dem Körper heute zum Verhängnis wird.

Denn jetzt gibt es Zucker im Überfluss. Es gibt Coca-Cola jeden Tag und Nutella zum Frühstück und Kellogg's Frosties und Fruchtzwerge und das ganze Arsenal von Ferreros Kinder-Zuckerbomben. Bei vielen Menschen, vor allem Kindern, hört die Zuckerflut ja nicht auf. Damit beginnt eine verhängnisvolle Kettenreaktion. Der Körper reagiert zunächst, wie er es für sinnvoll hält, und steckt es in seinen Speicher: die Leber.

Lustig: »Die Leber muss das verarbeiten und hat keine andere Möglichkeit, als das in Leberfett zu verarbeiten. Wenn sie es in Leberfett verwandelt, wird sie krank.«

»Eine Fettleber, wie bei Alkoholikern?«

Lustig: »Sie kann nicht mehr angemessen reagieren. Die Bauchspeicheldrüse muss zusätzlich Insulin produzieren, damit die Leber ihren Job machen kann. Das erhöht die Insulinlevel überall im Körper. Das verwandelt Energie in Fettzellen.«

»Ein Teufelskreis.«

Lustig: »Das erhöht das Übergewicht. Zusätzlich, wenn das Insulin in die Höhe geht, meldet das Ihrem Gehirn, Sie sind immer noch hungrig. Das wiederum veranlasst Sie dazu, mehr zu essen.«

»Wir können nicht mehr aufhören?«

Lustig: »Also: Zu viel Zucker führt zu Insulinresistenz, Stoffwechselkrankheiten, vorzeitigem Altern. Und es führt wiederum zu erhöhtem Verzehr, so entsteht ein unendlicher Kreislauf aus Zuckerverzehr und Krankheit. Das ist es, was es zum Gift macht.«

»Und die entsprechenden Krankheiten verursacht?«

Lustig: »Krebs, Demenz, Eierstockkrankheiten, Herz-krankheiten, Veränderungen der Blutfettwerte, Schlag-anfall, Diabetes, Übergewicht. Das sind alles chronische Stoffwechselkrankheiten.«

»Was wäre also zu tun? Müsste die Regierung der Nah-rungsindustrie strengere Regeln auferlegen?«

Lustig: »Die Regierung ist auf der Seite der Nahrungs-industrie. Die Regierung will sich damit also nicht aus-einandersetzen. Unglücklicherweise ist das ein Feld, auf dem unsere Gesetzgeber und die zuständigen Branchen eng verbunden sind. Das ist wie mit den Führungseliten in Bananenrepubliken. Die Wissenschaft sollte da die Politik antreiben.«

»Wobei viele Wissenschaftler allerdings der Industrie sehr nahestehen.«

Lustig: »Ich nicht.«

Robert Lustig ist der wichtigste Kritiker des Zuckers. Aber er ist nicht einzige. Einer der ersten, der auf die Verwandlungskünste des Zuckers im Körper und auf die komplexen Krankheitsfolgen hingewiesen hatte, war der englische Mediziner und Ernährungswissenschaftler John Yudkin, Professor am Queen Elisabeth College in Lon-don. In Büchern wie seinem Klassiker »Süß, aber ge-fährlich« (»Pure, White and Deadly«) aus dem Jahr 1972 hatte er den Zucker als Auslöser zahlreicher Krankheiten identifiziert.

Zucker ist für Yudkin ein Schadstoff von nahezu uni-verseller Bedeutung. Zucker, sagte Yudkin, würde, wenn er ein Zulassungsverfahren durchlaufen müsste, nicht auf den Markt kommen. Mehr noch: »Wenn sich auch nur ein kleiner Teil dessen, was wir über die Auswirkungen von Zucker gesichert wissen, für irgendeinen anderen Nahrungsmittelzusatz stichhaltig nachweisen ließe, würde dieser Stoff mit Sicherheit verboten werden.«

Für seine Experimente hatte er Zucker und Stärke verfüttert an Nagetiere, Hühner, Schweine, Hasen und Collegestudenten. Er stieß dabei auf Zusammenhänge zwischen Zucker und ganz verschiedenen Krankheiten. Karies beispielsweise. Und Diabetes.

Er fand heraus, dass Zucker auch die Blutfettwerte des Körpers verändert, die sogenannten Triglyzeride, die als Risikofaktor für Herzkrankheiten gelten.

Eine sensationelle Erkenntnis. Es ist nicht das Fett, das die Fettwerte im Blut bei vielen Menschen verschlechtert. Es ist der Zucker, der im Übermaß vorhanden ist und im Körper in Fett verwandelt wird zu Zwecken der Vorratshaltung. Sogar die gefürchteten Cholesterinwerte – sie werden beeinflusst vom Zucker. Der Zucker ist es, der zur Verschlechterung der Cholesterinwerte führt.

So wäre es also sinnvoll, bei Angst vor schlechten Cholesterinwerten auf den Zucker zu achten. Doch die Menschen achten nicht auf den Zucker, sondern auf den Fettrand am Schinken und aufs Frühstücksei, sie essen fettarm, und um den Zucker kümmern sie sich nicht. Denn in der Wissenschaft hat sich nicht Zuckerkritiker Yudkin durchgesetzt, sondern die konkurrierende Theorie, die nicht den Zucker, sondern das Fett als Krankheitsauslöser betrachtete.

Das Fett ist sichtbar, der Speck am Bauch und an den Hüften. Es ist dem Fett nicht mehr anzusehen, dass es eigentlich verwandelter Zucker ist, der Zucker aus dem Cappuccino, aus Kuchen, Keksen, Muffins, Milchschnitten, der Cola. Verwandelt in Fett, gespeichert für Notzeiten, gemäß einem Programm aus dem Ordner für Überlebensstrategien.

Diese Fähigkeit des Körpers, Zucker in Fett zu verwandeln, wird ihm nun zum Verhängnis. Was eigentlich eine Überlebensstrategie war, wird nun zur lebensgefährlichen Falle. Denn es kommen ja keine Notzeiten, es kommen wieder Colas und Gummibären und Milchschnitten, wieder überflüssiger Zucker, der wieder verwandelt wird in Fett. Da die Zuckerflut aber nicht aufhört, wird es immer mehr Fett, die Lagerstätte Leber ist irgendwann überfüllt, dann werden die anderen Organe nach und nach mit Fett überzogen, einer gelblichen Masse wie beim Maishähnchen. Das sieht aus wie Fett, ist auch Fett. An den Laborwerten nach der Blutuntersuchung sieht niemand mehr, dass das Fett eigentlich verwandelte Gummibärchen und Kinder-Milchschnitten sind, beim Hähnchen ist es verwandelter Mais. Der Zucker hat sozusagen seine Spur verwischt, die Verfolger sind abgelenkt. Alle starren auf das Fett, auf die Fettwerte im Blut.

Der Zucker wurde nicht verboten. Mehr noch: Er wurde sogar noch gefördert. Und obwohl er eigentlich das Problem war, war er nun Bestandteil der vermeintlichen Lösung. Denn zugleich begann der Aufschwung eines neuen Wirtschaftssektors, der Siegeszug der Fettreduzierungsindustrie. Low-fat-Joghurt, fettarme Milch, Quark mit 0,1 Prozent Fett, völlig fettlose Fitness-Drinks. Das Fett als Geschmacksträger wird entfernt, der Geschmack kommt fortan vom Zucker.

Zum Beispiel bei den Abnehmprodukten von den Weight Watchers, der Lasagne Bolognese, dem Jägerrahmschnitzel mit Champignons, dem Frischen Dressing Sylter Art. Wenn das Fett fehlt, kommt Zucker rein: So ist das auch beim Rewe Joghurt Dressing 5,5 Prozent Fett, dem Nadler Joghurt Kartoffelsalat mit Schnittlauch mit 7 Prozent Fett oder dem Du-darfst-Produkt Fruchtiger Geflügel Salat mit 8 Prozent Fett. Oder Danone Activia Erdbeere mit 0,1 Prozent Fett – aber fast 10 Prozent Zucker.

Für die Firmen, die den Zucker in die Welt bringen, ist das natürlich eine erfreuliche Situation. Alle Welt starrt seit Jahrzehnten auf das Fett, und der Zucker kann in aller Ruhe weiter verkauft werden. Verständlich, dass die Industrien aus dem süßen Komplex immer wieder unfreundlich reagierten, wenn jemand das Augenmerk auf den Zucker lenken wollte.

Als zum Beispiel ein Verbraucherverband vor Jahren eine Broschüre mit dem Titel »Schadstoff Zucker« herausbrachte, klagte sogleich die Lobbyvertretung der deutschen Zuckerindustrie, die »Wirtschaftliche Vereinigung Zucker«, vor Gericht – doch ohne Erfolg: Das Hanseatische Oberlandesgericht stellte sich auf die Seite der Verbraucher und urteilte, dass »im Zucker ein nicht zu vernachlässigendes Gefährdungspotenzial steckt« (3 U 11 / 87 74 C 235 / 86).

Die Wirtschaftliche Vereinigung Zucker schickte auch einen Anwalt los gegen den deutschen Arzt Max Otto Bruker (1909–2001). Er zählte zu den herausragenden Kritikern des Zuckers. Als Bruker sein erstes Buch über Zucker publiziert hatte, kam gleich Post von Martin Holste, Rechtsanwalt aus Hamburg.

»Sehr geehrter Herr Dr. Bruker«, schrieb dieser. »Bei aller Würdigung der Freiheit von Lehre, Forschung und Wissenschaft können die von Ihnen seit einiger Zeit in der Bekämpfung des Zuckers wegen dessen angeblicher Gesundheitsschädlichkeit angewendeten Mittel nicht gebilligt werden.«

Bruker hatte sich an Zeitungen und Zeitschriften gewandt und sie um Einstellung der Werbung für Zucker gebeten mit Hinweis auf dessen schädliche Wirkungen. Damit war der Anwalt gar nicht einverstanden, wie Bruker in seinem Buch »Zucker, Zucker« berichtet, denn: »Damit verletzen Sie die Rechte der Zuckerfabrikanten auf ungestörte Ausübung ihrer eingerichteten und ausgeübten Gewerbebetriebe.« Und er kündigte Schadensersatzforderungen an, wenn Bruker seine Aktivitäten nicht einstelle. Was der Zuckerkritiker allerdings nicht tat.

Bruker sieht den Zucker als Hauptverdächtigen nicht nur bei Karies, Herzinfarkt, Fettsucht, Diabetes, Leberschäden und Krebs. Auch rheumatische Erkrankungen wie Arthrose und Arthritis, Wirbelsäulen- und Bandscheibenschäden, Gallensteine, Nierensteine und Gicht rechnet er dem Zucker zu, außerdem die meisten Erkrankungen der Gallenblase, der Bauchspeicheldrüse, von Dickdarm und Dünndarm. Zucker sei schuld bei den meisten Fällen von Verstopfung, außerdem bei Arteriosklerose, Schlaganfall, Immunschwäche, bei Allergien und Nervenerkrankungen.

Zucker als Ursache für alles. Das scheint nun etwas übertrieben. Doch tatsächlich zeigen neuere Studien eine Beteiligung des Zuckers bei zahlreichen Erkrankungen. Was nicht verwunderlich ist: Schließlich ist der Zucker der wichtigste Energiespender für den Organismus, wirkt mit bei vielen Körpervorgängen – und ist deshalb in Überdosis schädlich. Es wirkt natürlich auch der verwandelte Zucker, das Fett, das sich überall im Körper festsetzt.

Jetzt wies sogar eine amerikanische Regierungsstudie den Zusammenhang nach zwischen Zucker und Cholesterin: Je mehr Zucker verzehrt wird, desto schlechter sind die Cholesterinwerte. Das ergab die »Nationale Erhebung zu Ernährung und Gesundheit« (»National Health and Nutrition Survey«), die in der Zeitschrift *Circulation* veröffentlicht wurde, dem in der Fachwelt maßgeblichen Journal der Amerikanischen Herzvereinigung. Untersucht wurden 2157 Teenager zwischen 12 und 18 Jahren. Sie verspeisten durchschnittlich 119 Gramm Zucker am Tag – zugesetzten Zucker, was 20 Prozent ihrer täglichen Kalorienaufnahme entsprach. Die Jugendlichen mit dem höchsten Zuckerverzehr hatten die schlechtesten Cholesterinwerte, die niedrigsten Werte beim guten Cholesterin HDL (High-Density-Lipoprotein) und die höchsten beim bösen LDL (Low-Density-Lipoprotein). Der Zucker erhöht mithin das Risiko für Herzkrankheiten.

Andere Untersuchungen bestätigten die Diagnose. Auch im Zusammenhang mit vielen weiteren Zivilisationskrankheiten gehen die neuen Erkenntnisse in diese Richtung – bis hin zum Krebs. Manche Wissenschaftler sprechen schon von einer »Achse des Bösen« zwischen Insulin, Diabetes und Krebs, so etwa bei einer Fachtagung zum Thema an der Heinrich-Heine-Universität in Düsseldorf.

Robert Lustig hat die aktuellen Erkenntnisse sozusagen gebündelt. Die Beweise sind noch nicht vollständig. Doch die Verdachtsmomente sind erdrückend. Zu diesem Schluss kam jedenfalls das Magazin der *New York Times*, das den renommierten Wissenschaftsautor Gary Taubes mit einer Prüfung beauftragt hatte für eine Titelgeschichte unter der Überschrift »Ist Zucker giftig?«.

Taubes fragte: »Kann Zucker wirklich so schlimm sein, wie Lustig sagt?« Er hat die Befunde überprüft, selbst recherchiert, bei Behörden, Gesundheitsorganisationen, hat mit Wissenschaftlern gesprochen. »Offiziell sollte ich mich nicht sorgen, weil die Beweise nicht zwingend sind«, sagt der Autor: »Aber ich mache mir Sorgen.«

Denn die Schlüsse wären weitreichend: »Wenn Lustig recht hat, dann ist der exzessive Verbrauch von Zucker der Hauptgrund, warum die Zahl der Übergewichtigen und Zuckerkranken in den letzten 30 Jahren in die Höhe geschossen ist.« Und nicht nur das: »Wenn Lustig recht hat, dann würde das bedeuten, dass Zucker auch die wahrscheinliche Ursache ist für verschiedene andere chronische Gebrechen, die man allgemein für Krankheiten des westlichen Lebensstils hält – Herzkrankheiten, Bluthochdruck und viele weitverbreitete Krebsarten.« Sein Fazit nach Abschluss der Recherche: »Ich komme zu ähnlichen Schlüssen wie Lustig.«

Die weltweite Aufmerksamkeit für Professor Robert Lustigs Zuckerkritik hat sicher auch mit der aktuellen Lage zu tun. Sie kommt zu einer Zeit, da sich die Situation in vielen Ländern dramatisch zugespitzt hat. In den Industrieländern geraten die Sozialsysteme an ihre Grenzen, in anderen Ländern droht vielen Menschen existenzielle Not.

Eine Wissenschaftlerin berichtete in der Zeitschrift *Focus* aus Afrika:»Ein Vater, dessen Tochter Diabetikerin ist, erzählte mir glücklich: Meine Tochter ist tot! Ich fragte ihn, warum er sich darüber so freue, und er sagte: Weil ich nun kein Insulin mehr kaufen muss und endlich meinen fünf anderen Kindern die Schule bezahlen kann.«

Die Zuckerkrankheit ist in Afrika schon zur größten medizinischen Herausforderung geworden:»Ich denke, das Diabetesproblem ist inzwischen größer als unser Aids-Problem«, zitiert die *Zeit* Agatha Nambuya, Diabetologin am Mulago-Hospital in Ugandas Hauptstadt Kampala.

»Alle sieben Sekunden stirbt auf der Welt ein Mensch an Diabetes«, sagt der Präsident der Internationalen Diabetes Föderation (IDF), der Medizinprofessor Jean Claude Mbanya von der Universität in Kameruns Hauptstadt Jaunde.

Auch in jenen Gegenden der Welt, in denen der Zucker vor Jahrhunderten zu Hause war, nie aber Schaden angerichtet hat, wird jetzt über die Folgen geklagt.

In der Südsee, der ursprünglichen Heimat des Zuckerrohrs, gibt es schon die höchsten Diabetesraten der Welt. Die größten Steigerungsraten erleben Indien und China. Im Jahr 2000 litten 171 Millionen Menschen weltweit an Diabetes, im Jahr 2030 werden es nach IDF-Prognosen bis zu 550 Millionen Menschen sein.

Die Vereinten Nationen in New York haben bereits ein Gipfeltreffen veranstaltet, auf dem demonstrativ der Kampf aufgenommen wurde gegen die neuen Epidemien, die in der internationalen Sprache der Experten als»nicht übertragbare Krankheiten« bezeichnet werden

(»Non Communicable Diseases«, kurz NCD), Krankheiten wie Krebs, Diabetes, selbst Alzheimer.

Auch in Europa jagen sich die Konferenzen, die Europäische Union ruft die Experten aus der ganzen Welt zusammen, es gibt Arbeitsgruppen, etwa vom Europäischen Parlament (EUDWG), Millionenaufträge für Forscher und Konferenzen in Brüssel, etwa zum Thema »Diabesity«, wie die Kombination von Übergewicht und Diabetes schon genannt wird: »Eine weltweite Herausforderung«. Experten aus der ganzen Welt diskutieren über die »Zeitbombe«, die zur globalen Bedrohung zu werden droht: Übergewicht und Diabetes.

Der Zuckerverkauf geht natürlich weiter. Schon an der nächsten U-Bahn-Haltestelle gibt es die berühmte belgische Schokolade. Auch die Zuckerförderung geht weiter. Seit Jahrzehnten wird der Stoff mit Milliardenbeträgen von den Staaten dieser Welt unterstützt. In 113 Staaten der Welt wird Zucker produziert. In der Europäischen Union werden auf rund 2,1 Millionen Hektar Zuckerrüben angebaut. »Das süße Gold« nennen sie es in der Branche. Die Zuckerrübe wird gepriesen als die »Königin der Feldfrüchte«. Europas Zuckerindustrie macht Milliardenumsätze, allein Branchenführer Südzucker kommt auf sieben Milliarden Euro.

Es ist ein sehr profitables Geschäft, den Zucker in die Welt zu pumpen: Coca-Cola, die Firma mit den größten Verdiensten um die Versüßung der Welt, macht 47 Milliarden Dollar Umsatz (36 Milliarden Euro), davon neun Milliarden Dollar (sieben Milliarden Euro) Gewinn. Der österreichische Süßdrink-Hersteller Red Bull macht auch schon vier Milliarden Euro Umsatz. Besitzer Dietrich

Mateschitz ist der reichste Mann Österreichs, Signore Michele Ferrero der reichste Italiener. Sein Nutella-Milchschnitte-Konzern macht sechs Milliarden Euro Umsatz pro Jahr. Die berühmte Schweizer Schokoladenindustrie wirkt dagegen fast bescheiden mit ihrer Produktionskapazität von 180 000 Tonnen Schokolade und einem Umsatz von 1,7 Milliarden Schweizer Franken (1,4 Milliarden Euro).

Weltweit werden im Jahr unglaubliche 165 Millionen Tonnen Zucker konsumiert – was einer Güterwaggonkette entspricht, die zweimal um die Erde reicht. 30 Millionen Tonnen verbrauchen allein die Europäer.

Die Deutschen essen 36 Kilo Zucker im Jahr, die Österreicher 37 Kilo, die Schweizer sogar 59 Kilo, Brasilianer stolze 63 Kilo. Sechs Prozent der Deutschen essen jeden Tag Schokolade, weitere fünf Prozent täglich Schokoriegel. Macht 46 Kilo pro Jahr. Eine Million Tonnen Schokoladenprodukte werden im Jahr hergestellt, allein in Deutschland.

Und es geht nicht nur um diese Zuckerprodukte, um die berühmten Zuckerbomben wie die 0,33-Liter-Flasche Coca-Cola mit ihren 36 Gramm Zucker oder den 46,4 Gramm Zucker pro 0,4 Liter Müllermilch Schoko oder den 24 Gramm im 0,3 Liter McDonald's Milchshake Vanille. Oder Nutella mit ihren 55,9 Gramm pro 100 Gramm.

Es geht auch um die völlig überraschenden Verstecke für Zucker, die für den größten Teil des Zuckerverzehrs verantwortlich sind. Wer morgens zum Beispiel den Tag beginnt mit »Sechs Buttermilch-Brötchen« Marke Knack&Back verzehrt schon Zucker, bevor die Marmelade drauf ist, ebenso bei den Rewe »Beste Wahl« Ciabatta Brötchen. Und selbst wer Schinken drauflegt, isst Zucker mit, zum Beispiel im Herta Natürlicher Genuss Röstschinken oder dem Schwarzwälder Schinken vom Tannenhof. Auch die Feine Teewurst, Marke Rügenwalder – eigentlich eher Zuckerwurst.

Die ganz normalen Sachen enthalten beim genaueren Hinsehen plötzlich Zucker, die Dose mit Maggi Ravioli »in pikanter Sauce«, die Pfanni Semmelknödel Der Klassische, die Maggi Buchstabensuppe auch und die 5-Minuten-Terrine Gulasch-Topf, die Knorr Fix Hackbällchen Toscana. Die ganzen Klassiker der Industrienahrung: Alles wird unmerklich versüßt. Die Pizza, wie die Original Wagner Steinofen Pizza Salami. Der Fisch, wie das Iglo Schlemmer-Filet Picante mit der Aufschrift »100 Prozent Filet« – der Zucker steht nur im Kleingedruckten. Neuerdings sogar die Suppenliebe Hühnersuppe von Knorr, Slogan: »Guter Geschmack ist unsere Natur«, mit dem Versprechen: »Natürlich ohne geschmacksverstärkende Zusatzstoffe«. Der Zucker zählt da ja nicht.

Da scheint es plausibel, wenn Experten schätzen, dass nahezu jedes zweite Nahrungsmittel im Supermarkt irgendeine Form von Zucker enthält.

Auch die edel anmutenden Luxusprodukte. Die Lacroix Geflügel-Consommee »a la volaille«, die Escoffier Tomaten-Creme-Suppe Provence. Ebenso die Rewe Feine Welt Pilz Harmonie Cappelletti mit cremig zarter Ricotta-Pilz-Füllung. Oder Rewe Beste Wahl Pasta Sauce Schinken-Sahne mit feinen Kräutern, im Plastikbeutel.

Auch wenn es, wie neuerdings modisch, frei sein will, fleischfrei, glutenfrei, laktosefrei – Zucker ist dennoch dabei, beim Veggie Life Veggie Bratknacker 7 vegetarische Würstchen (»Fleischlos Glücklich«), sogar bio, aber mit Zucker, ebenso ist der Kartoffelsalat Laktosefrei aus der Rewe-Reihe »Frei von« natürlich nicht frei von Zucker.

Wer dann abends ein Schöfferhofer Grapefruit Hefeweizen-Mix zischt und dazu Funny-frisch Erdnuss Flippies knabbert, kriegt noch eine späte Dosis Zucker.

Angesichts des überbordenden Angebots und der immer phantasievolleren Verstecke des Zuckers stellt sich natürlich auch die Schuldfrage neu.

Bisher galt: Die Leute sind selbst schuld, wenn sie zugreifen und zu viel Süßes essen. So verkünden es bisher alle, nicht nur die Firmen, auch die Professoren, die Regierung, sogar die Verbände der Zuckerkranken. »Wer nascht, weiß, was er tut«, sagte Andreas Land, der Chef der Keksfabrik De Beukelaer (»Prinzenrolle«) in der *Lebensmittelzeitung:* »Süßes ist ein Teil der Lebensfreude.«

Jetzt nascht aber plötzlich auch der, der das eben nicht weiß, der nur einen Schweinegulasch von Rewe essen will oder die vegetarischen Würstchen. Der Zucker wurde ihm einfach untergejubelt, und nur winzig klein hinten auf dem Etikett wird darauf hingewiesen. Nur knapp 17 Prozent des Zuckers, den die Deutschen verspeisen, kaufen sie selbst im Laden. 83,1 Prozent verzehren sie als zugesetzten, häufig auch »versteckten Zucker«, wie das Robert Lustig nennt: »Hier liegt das Problem. Es geht hier um den Zucker, den die Lebensmittelindustrie ihren Produkten zusetzt. Vorgeblich, damit sie besser schmecken. Tatsächlich aber, damit sie sich besser verkaufen.« Er sieht den Zucker als Teil einer »giftigen Umgebung«, die den Menschen ein Angebot aufdrängt, das sie sogar

abhängig macht. Denn die ständige Zuckerzufuhr verändert die Verschaltungen im Gehirn.

Lustig: »Der Punkt ist, dass wir es bei anderen Sucht-
mitteln sehr schwergemacht haben dranzukommen. Beim
Zucker ist es sehr einfach. Deshalb ist es sehr schwer, die
Menschen von so einer suchterzeugenden Substanz loszu-
bekommen.«

»Und wer ist schuld?«

Lustig: »Jeder nimmt an, dass Sie eine Wahl hätten.
Aber wenn das Hirn hungert, haben Sie keine Wahl.
Und wenn Sie keine Wahl haben, haben Sie auch keine
Schuld.«

»Eine gute Ausrede.«

Lustig: »Niemand setzt Ihnen eine Pistole an den
Kopf. Aber: Wenn Ihr Gehirn kein Sättigungssignal bekommen kann, haben Sie keine andere Wahl, als zu essen.
Es ist keine freiwillige Entscheidung. Es ist ein biochemi-
scher Ablauf.«

»Ich werde von Zucker also abhängig wie von Alkohol?«

Lustig: »Sie können. Nicht jeder muss. Es gibt viele
Leute, die viel Zucker essen und trotzdem nicht süchtig
werden. Genauso wie es viele Leute gibt, die von Zucker
sehr süchtig werden.«

Das süße Leben – das war bisher eigentlich der Inbegriff
des schönen Lebens. Süßigkeiten, Bonbons, Schokolade,
sie gelten als Genussmittel, die sollen das Leben versüßen,
die Stimmung aufheitern. Deshalb lieben ja alle das Süße.

Doch der Zucker hat seinen Charakter geändert. Er ist
allgegenwärtig. Er ist zum ständigen Begleiter geworden,

auch ohne dass das gewünscht wird. Und für eine wachsende Zahl von Menschen ist er auch kein Freudenspender mehr, sondern ein Suchtmittel, das sie beherrscht.

Für sie ist das Süße kein Genuss mehr, sie haben keine Lust darauf, sondern sie fühlen sich als Getriebene, als Abhängige von einer Droge, die es überall gibt, bei Tag und bei Nacht und ganz legal.

Sie leiden unter dem Süßen. Und sie versuchen jetzt, endlich davon loszukommen.

2. Voll auf Zucker

Über die Sucht nach dem Süßen

Wie der Zucker das Gehirn manipuliert /
Ängstlichkeit und Zähneklappern:
Laborratten auf Zuckerentzug /
Warum Zucker stärker wirkt als Kokain /
Süßes ohne Maß, sogar noch nachts am Computer /
Ferrero ist das böse, böse Wort / Die freie Wahl ist
eine Illusion / Die giftige Umgebung breitet sich aus /
Jeden Tag Süßes: ein toller Körper, der das aushält

Oft zieht sie nachts noch mal los, hinaus in die Dunkelheit, um sich ihre Dosis Süßes zu holen. Sie macht das nicht freiwillig. Sie muss. Es ist wie ein Zwang, unter dem sie leidet. Oft ist sie am nächsten Morgen wie gerädert.

Davon will sie sich befreien, möglichst schnell, das ist der Grund, weshalb sie hier klingelt, an diesem Mittwoch, Punkt 13 Uhr. Sie ist natürlich ein bisschen aufgeregt, denn sie weiß ja nicht, was sie erwartet in diesem Bungalow am Waldrand.

Am Morgen hat es stark abgekühlt nach den überheißen Tagen zuletzt. Doch dann kommt die Sonne heraus, ein klarer blauer Himmel, leuchtend grün strahlen die Gärten. Es weht ein frischer Wind, er weht das Laub von den Bäumen aufs Kopfsteinpflaster, das es hier auch noch gibt in den Nebenstraßen von Niederschönhausen, einem Stadtteil im Norden von Berlin.

Es ist eine ruhige Gegend, eine schmale Wohnstraße mit kleinen Fachwerkvillen. An vielen Häusern wird renoviert, Handwerker sind bei der Arbeit. Viele Häuschen sind jetzt ganz schick, neu und eckig und modern. Schöne Gärten, verwildert manche, andere akkurat gepflegt: Rasen, Garage, Wäschespinne.

Das letzte Haus vor dem Waldrand ist der Bungalow von Christine Althen, einer sympathischen Frau mit hellen, langen Haaren, klarer Stimme. Frau Althen macht Hypnose. Das ist heute eine anerkannte Methode, Wissenschaftler haben die Wirksamkeit nachgewiesen. Es geht darum, dass Menschen sich befreien von äußeren Zwängen und wieder Herr werden im eigenen Haus, sozusagen.

Genau das will die junge Frau, darum ist sie gekommen. Frau Althen öffnet und bittet sie herein.

Es ist ein helles Zimmer, Kunst an den weißen Wänden, chinesische Malerei hinter Glas, davor stehen Orchideen. Auf dem Boden ein flauschiger grauer Teppich, ein Ständer mit Flipchart. Ein Tisch mit durchsichtiger Platte, zwei Gläsern Mineralwasser. Frau Althen nimmt an der Stirnseite Platz, vor sich einen Stift und ein Blatt Papier. Neben ihr steht ein Liegestuhl, mit hellem Segeltuch bezogen, in dem die junge Frau Platz nimmt, die sehr hübsch ist und schick angezogen, rote Bluse, schwarze Hose, helle Haut und rötliche lange Haare, mit denen sie immer wieder spielt, während sie redet.

Die junge Frau studiert Literaturwissenschaft in Berlin, ihren richtigen Namen will sie nicht nennen. Sie möchte Lara genannt werden.

Frau Althen fragt: »Darf ich Ihnen eine Decke geben?«
Lara lehnt ab: »Nein danke.« Und sie fängt dann gleich
an mit dem Problem: »Also, ich esse zu viel Süßigkeiten,
nach meinem Dafürhalten.«
»Welche Süßigkeiten?«
»Ja, also, Schokolade, eigentlich alles, was Zucker hat.
Und ich mache es nicht in Maßen, sondern übermäßig.
Und das möchte ich eben ändern.«
»Und was verstehen Sie unter übermäßig?«
»Na ja, dass ich dann halt zum Beispiel denke, okay, ich
kaufe mir jetzt was Süßes, aber dann kann ich nicht nur
eine Sache kaufen, sondern muss ganz viele kaufen, weil
eines nicht genug ist.«
Lara ist süchtig auf Süßes. Und sie ist damit nicht al-
lein. In den Buchhandlungen stapeln sich die Ratgeber:
»Süchtig nach Süßem? So schaffen Sie den Ausstieg aus
der Zuckersucht«. Oder: »Voll auf Zucker! Wie Sie die
Sucht nach Süßem überwinden«. Als Pionierin gilt die
norddeutsche Künstlerin und Autorin Ruth Alice Kosnick mit ihrem Buch »Frei von Zuckersucht. Ein
10-Schritte-Programm«, angelehnt an das Konzept der
Anonymen Alkoholiker.
Wie die Alkoholiker. So fühlen sie sich schon. Bisher
klang es eher witzig, wenn jemand sich als »Schokoholic«
bekannte. Sie meinen es aber bitterernst.

»Der ganze Tag dreht sich nur um das Suchtmittel«, sagt
Yvonne, kaufmännische Angestellte aus Wien, die sich
einer Selbsthilfegruppe im Internet angeschlossen hat:
»Es ekelt einen an, alles klebt und kratzt schon im Hals,
und im Kiefer spürt man eine Sperre, und dennoch öff-

net man den Mund und schiebt den siebten Schokoriegel rein und würgt ihn runter.«

Gruppenmitglied Maria, Lehrerin aus Bonn, hat sich in jeder Pause »vollgedröhnt« mit Süßigkeiten: »In der Klasse musste ich mich dann setzen, damit es mir nicht schwarz vor Augen wurde.«

Judith aus Düsseldorf, Gruppenleiterin Beschaffung in einer internationalen Firma, vergleicht Zucker mit Zigaretten: »Dass Rauchen eine Sucht ist, ist unbestritten. Ich reagierte auf Süßigkeiten ganz genauso.« Sie hat das Forum gegründet, das vor allem von Frauen besucht wird: von der Arzthelferin bis zur Floristin, von der Krankenschwester bis zur Diakonin. Die Leiterin eines Jugendzentrums ist dabei, eine Grafikdesignerin, auch Hausfrauen mit Kindern.

Die Sucht nach dem Süßen scheint ein Massenphänomen zu werden.

Die Sucht nach dem Süßen ist mehr als die Lust auf ein Eis im Sommer, das Stück Schokolade an dunklen Wintertagen, die Freude am Christstollen zu Weihnachten.

Lust macht Freude. Wer süchtig ist, leidet an der Lust.

Das Süße wirkt im Gehirn nach neuesten wissenschaftlichen Erkenntnissen tatsächlich wie eine Droge, vergleichbar sogar mit Kokain. Und es nutzt einen uralten Mechanismus im Menschen: Das Gehirn vertraut auf die Ungefährlichkeit des Süßen. So ist es aus Urzeiten programmiert. Es ist sogar besonders empfindlich gegenüber den süßen Reizen.

Die Süchtigen sind nicht mehr Herr ihrer Handlungen. Ihre Steuerungsfähigkeit ist eingeschränkt. Dabei sollten sie ja die mündigen Verbraucher sein, die im Vollbesitz ihrer geistigen Kräfte und aller nötigen Informationen den Supermarkt betreten und dann eine vollkommen rationale Entscheidung treffen.

So stellen sich das die Politiker vor, die die Gesetze machen. Und die Gerichte, wenn es um Schadensersatz geht. Wenn die Menschen immer dicker und zudem krank werden: selbst schuld. So lautete bisher das Urteil der Ernährungsexperten, der Mediziner, der Öffentlichkeit, auch der Medien. Der mündige Verbraucher soll selbst wissen, was er tut.

Mündigkeit setzt klaren Verstand voraus, doch den hebelt das Suchtmittel aus. Wenn das Süße die Herrschaft übernimmt, das Gehirn manipuliert, ist keine freie Wahl mehr möglich. Sie haben keine Wahl: Sie müssen.

Zumal das Angebot ihnen immer weniger Alternativen bietet. Das Angebot wird immer stärker eingeschränkt, die Auswahl verengt. Es kommt aus Supermärkten, Fast-Food-Restaurants, immer die gleichen Marken, und zwar weltweit. Selbst in der Südsee ist es heute einfacher, eine Cola zu bekommen, als eine Kokosnuss. Das Gesunde ist weit weg, nah aber die süße Droge. Sogar an der Kasse in der Tankstelle. Wo die Süßigkeiten gleich neben dem Jägermeister liegen.

Gefährlich ist die Suchtdebatte für die Zuckerbranche. Sie wird zum Problemfall, sieht sich plötzlich in eine Reihe gestellt mit Schnapsfabriken, Big Tobacco, gar Drogendealern. Und hält dagegen, mit Wissenschaftlern oder zunächst einem Witzchen: »Ich habe noch nie von jemandem gehört, der eine Bank ausgeraubt hat, um einen Schokoriegel oder Eiskrem oder Popcorn zu kaufen«, höhnte Richard Adamson, Pharmakologe und Lobbyist bei der Softdrink-Vereinigung American Beverage Association in der US-Hauptstadt Washington.

»Zuckersucht ist ein Ernährungsmärchen!«, meldete der Bundesverband der deutschen Süßwarenindustrie (BDSI) unter Berufung auf einen britischen Professor namens David Benton von der Universität Swansea in Wales. Der hatte 160 Studien ausgewertet und »fand keinerlei Bestätigung«. Benton ist ein rühriger Experte, er arbeitet zusammen mit den Sachverständigen von Ferrero, Coca-Cola, Pepsi-Cola, Südzucker, Kraft, Kellogg in speziellen Sondertruppen (»Task Forces«) etwa zu Kohlenhydraten, organisiert vom International Life Sciences Institute (ILSI), der wichtigsten Lobbytruppe der Nahrungsindustrie (zu ILSI siehe Hans-Ulrich Grimm: »Vom Verzehr wird abgeraten«).

»Es gibt keine Zuckersucht«, sagte auch der Münchner Professor Hans Hauner zum Frauenmagazin *Cosmopolitan*. Professor Hauner ist Direktor des »Else Kröner-Fresenius-Zentrums« für Ernährungsmedizin der Technischen Universität München. Der Professor sitzt auch im »Wissenschaftlichen Beirat« des Instituts Danone, einer »unabhängigen« Ernährungsorganisation des »Fruchtzwerge«-Konzerns. Er hatte früh schon Auftritte etwa in einem Werbeblättchen des Bundesverbandes der Deutschen Erfrischungsgetränke-Industrie, darin sagte er, es gebe »keinen Beleg zwischen zuckerreicher Ernährung und Übergewicht«. Er kennt sich also aus in der Welt der süßen Verführer.

Auch Europas Branchenführer Südzucker sieht keine Suchtgefahr, sagte der Chef Wolfgang Heer im Interview mit der *Süddeutschen Zeitung (SZ):* »Zucker auf die gleiche Stufe zu stellen wie eine Droge oder Alkohol, halte ich für Unfug. Ich glaube nicht, dass solche Thesen wissenschaftlich haltbar sind.« Da wandte die *SZ* ein: »Es ist aber auch erwiesen, dass zu viel Zucker krank und dick macht.« Und Heer antwortete mit dem Mantra der Hersteller, die Zutaten für schlechte Essgewohnheiten produzieren: »Es gibt keine guten oder schlechten Lebensmittel, es gibt nur falsche Ernährungsgewohnheiten.«

Das ist natürlich Unsinn. Wenn es keine guten oder schlechten Lebensmittel gäbe, dann wären alle gleich gut. Dann könnte man aber auch keine falsche Wahl treffen. Der Südzucker-Chef ist also schon rein von der Logik her auf dem Holzweg. Natürlich gibt es gute und schlechte Lebensmittel. Manche scheinen sogar gut, sind aber schlecht. Zucker zum Beispiel. Schmeckt süß. Ist aber gefährlich, jedenfalls in größeren Mengen.

Zucker manipuliert das Gehirn, und zwar gleich in mehrfacher Weise. »Zucker erzeugt im Gehirn die gleichen Aktivitätsmuster wie süchtig machende Drogen«, sagt Anthony Sclafani, Psychologieprofessor am Brooklyn College in New York. Sogar Entzugserscheinungen sind möglich, wenn die Droge ausbleibt – jedenfalls bei den Zucker-Junkies unter den Versuchsratten. Das hatte der Hirnforscher Bartley G. Hoebel von der Princeton-Universität im US-Bundesstaat New Jersey nachgewiesen. Die Ratten in seinem Labor reagierten auf Zucker nicht nur mit dem Konsum ständig steigender Mengen, was bei Drogenabhängigen typisch ist, sondern auch mit den typischen Entzugserscheinungen, wenn die Droge ausbleibt: extreme Ängstlichkeit und Zähneklappern. Für Hoebel und seine Kollegen war das der »Beweis für die

Zuckersucht«, so die Überschrift eines diesbezüglichen Aufsatzes.

Die Hirnforscher haben mittlerweile verortet, wo der Zucker wirkt. Er stimuliert, ähnlich wie Drogen, eine bestimmte Region tief im Inneren des Gehirns, das sogenannte mesolimbische System, im Bereich einer Zone namens *Nucleus accumbens*. Dort befinden sich Rezeptoren für ein Hormon namens Dopamin: die Rezeptoren vom Typ D1. Wenn diese stimuliert werden, löst das Glücksgefühle aus.

Die Hirnforscher bezeichnen die Region als »Belohnungszentrum«. Was natürlich nicht ganz korrekt ist, schließlich gibt es im Hirn keinen Lohn für irgendwelche Leistungen, sondern allenfalls ein Wohlgefühl. Und dieses Wohlgefühl entsteht beim Essen und beim Sex, was ja auch keine besonderen Leistungen sind, sondern sinnvolle Verrichtungen, die der Selbst- und Arterhaltung dienen. Und damit die Menschen beide Verrichtungen stets mit Vergnügen betreiben, hat der liebe Gott im Gehirn die nötigen chemischen Voraussetzungen geschaffen, damit die Selbst- und Arterhaltung eine Freude ist und die Menschen das auch gerne machen.

Daher können Nahrungsinhalte, die wichtig sind fürs Überleben, Glücksgefühle auslösen. Süße Früchte zum Beispiel. Das Gehirn reagiert auf den süßen Geschmack besonders sensibel, damit der Mensch schnell zugreift. Die süßen Früchte gab es auf dieser Welt ja ganz selten, in hiesigen Breiten nur im Sommer und selbst in den Tropen nicht immer.

Da hieß es also schnell zugreifen. »Wenn unsere Urahnen irgendwo süße Früchte entdeckten, war es für sie

durchaus sinnvoll, sich daran zu überessen«, sagt Sucht-
forscher Sclafani. Und zwar, solange der Vorrat reicht:
»Sie wussten ja nicht, wann sie das nächste Mal so etwas finden würden.« Mit Gefahr war nicht zu rechnen:
»Süße«, sagt Psychologieprofessor Sclafani, »ist in der
Natur ein Signal dafür, dass etwas kalorienreich und nicht
giftig ist.«

Sinnvoll war da sogar eine gesteigerte Sensibilität gegenüber dem Süßen, sagt die Suchtforscherin Magalie Lenoir von der Universität Bordeaux. Sie führt das »sucht-
erzeugende Potenzial des intensiven Süßgeschmacks« auf
eine »angeborene Überempfindlichkeit gegenüber süßen
Geschmacksrichtungen« zurück. Die Ratten in ihren Versuchen hatten sogar stärker darauf reagiert als auf Kokain.

Die Menschen spüren daher schon bei einer geringen
Dosis die Signale der Beglückung – und essen weiter
von den Früchten, immer die Arterhaltung unbewusst im
Hinterkopf beziehungsweise im *Nucleus accumbens*. Zur
Sucht führt erst die erhöhte Dosis.

Solange es nur wenig Süßes gibt, gibt es auch keine
Suchtgefahr, so die Studie von Forscherin Lenoir und
ihren Kollegen: »Bei den meisten Säugetieren entstanden
die Süßrezeptoren vor Urzeiten in einer Umgebung, in
der es noch kaum Zucker gab. Der Mensch ist daher
nicht eingestellt auf hohe Konzentrationen von süßem
Geschmack.« Erst die »übermäßige Stimulation« der
Rezeptoren durch eine zuckerreiche Ernährung infolge
des überreichen Angebots an Süßem in modernen Gesellschaften führe zu »übermäßigen« Hirnreaktionen, die
die Selbstkontrollmechanismen »überrollen und so zur
Sucht führen« könnten.

Solange es nur wenig Süßes gibt, ist es auch nicht nötig, den Verzehr zu begrenzen. Im Gegenteil. Eine Essbremse zum Beispiel wäre da nur hinderlich gewesen und hätte die Menschen davon abgehalten, die süßen Delikatessen zu verschlingen. Und wären sozusagen der Vorratshaltung im Wege gestanden. So war es ganz sinnvoll, dass der Körper die Essbremse, die er hat, bei Süßem ausschaltet. Der Körper hat dafür einen hormonellen Mechanismus, weiß Professor Robert Lustig: »Zucker lässt den Insulinspiegel ansteigen, das Insulin aber blockiert Hormone, die dem Körper normalerweise sagen, er solle aufhören zu essen.«

Heute wäre eine Bremse natürlich prima. Heute gibt's nicht nur die seltenen Früchte, sondern auch Nutella, Coca-Cola, Cornflakes und überzuckerte Cerealien von Kellogg's, Smarties, Kitkat, Milka und die Milchschnitte. Und Zucker findet sich sogar in so überraschenden Verstecken wie im Schinken, den Brötchen, der Buchstabensuppe, den Abnehmprodukten von Du darfst oder den Weight Watchers.

Die Mechanismen im Gehirn, die Suchteffekte des Zuckers, sind vor allem für die Übergewichtsforscher wichtig. Sie wunderten sich immer, warum die Dicken nicht einfach aufhören zu essen, warum auch die vielen Appelle an die Vernunft, die Macht der Erziehung, ans Maßhalten nichts bringen. Das Konzept der Drogenabhängigkeit könnte »uns helfen, das Übergewicht zu verstehen«, meint Nora D. Volkow, Direktorin des Nationalen Instituts für Drogenmissbrauch in Bethesda im US-Staat Maryland: »Die Daten sind so überwältigend, dass man es einfach akzeptieren muss.«

Davor hat die junge Frau in Berlin, die sich Lara nennen will, ja auch schon Angst: dass sie irgendwann dick wird von dem Süßzeug aus dem Supermarkt. Dagegen will sie sich immunisieren und sich die Freiheit nehmen, nicht mehr zuzugreifen.

Sie sitzt jetzt in dem Liegestuhl, in dem kleinen Häuschen am Waldrand, in dem hellen Zimmer mit dem großen Fenster, den blauen, transparenten Vorhängen, die den Blick freigeben auf den Garten, die Terrasse mit einem malerischen Durcheinander, ein paar Gartenmöbeln aus Teakholz, einem zusammengeklappten Sonnenschirm, einer Tonkugel, so groß wie ein Fußball, weiter hinten der Rasen und alte Bäume, die sich langsam wiegen im Wind.

Sie hatte schon länger den Verdacht, ihr Verlangen nach Süßem sei »übermäßig«, sagte Lara, als sie im Liegestuhl sitzt, und Frau Althen, die Therapeutin an der Stirnseite des Tisches, fragt erst mal nach:

»Und warum stört es Sie jetzt?«

»Na ja, eigentlich in erster Linie weil es ungesund ist, aber auch weil ich mich da einfach nicht gut fühle, zum Beispiel wenn ich abends übermäßig viele Süßigkeiten esse, dann schlaf ich total schlecht und auch viel zu lang. Und das ist eben nicht tragbar. Weil ich dann am nächsten Tag wichtige Termine teilweise auch verschlafe. Und das stört mich eben. Und dass ich ständig zunehme, ich meine, ich bin jetzt nicht dick, aber das muss ja auch nicht sein. Dass man da ständig drauf achten muss, weil man kein Maß für Süßigkeiten hat.«

»Und wann essen Sie die dann?«

»Das ist auch so ein bisschen problematisch, also meistens abends oder nachts. Vorm Computer oder so. Ja. Also deswegen hat das irgendwie auch kein Maß, wenn man da noch nachts rausgeht und sagt, ach, komm jetzt, ich hab jetzt Lust auf was Süßes und dann …«

»Also nachts, wenn Sie aufwachen?«

»Nee, das ist mir zum Glück noch nicht passiert. Aber sehr, sehr viel vorm Schlafengehen. Es gibt ja bei uns auch so einen Supermarkt, der bis 24 Uhr offen hat. Und wenn ich einen stressigen Tag hab und nach Haus komme und es ist Viertel vor zwölf, geh ich noch mal beim Supermarkt vorbei und kauf zum Beispiel so was.«

Später erzählt Lara dann noch, was sie da so kauft, was ihre Favoriten sind:

»Schokolade, und Kekse. Und von Katjes so Joghurt Gums. So was. Und zum Beispiel von Haribo saure Sachen, so Frösche. Vor allem Sachen mit Creme drin. Wie Kinder Pingui. Überhaupt die ganzen Kinder-Artikel. Ich mag zum Beispiel auch Milchschnitte. Das kann schon echt so 'ne ganze Packung sein, so'n großes Pack mit zehn Milchschnitten. Und da wird einem auch schlecht. Aber die hab ich wirklich schon mal gegessen. Oder die anderen Sachen von Ferrero. Nicht nur Milchschnitte, sondern die ganzen Produkte, die Ferrero produziert. Ferrero. Ferrero ist das böse, böse Wort.«

Für sie sind das alles längst keine Lustobjekte mehr. Für sie sind das »diese ganzen wirklich ekligen Sachen«, die sie am liebsten nie wieder kaufen würde.

Haribo. Ferrero. Katjes. Bisher waren das klangvolle Namen. Aus dem Mund der Zuckersüchtigen klingen sie eher nach Drogenküchen. Alles erscheint in einem neuen Licht, in einem Zwielicht, wenn man den Zucker

als »Volksdroge« ansieht wie das Nachrichtenmagazin
Der Spiegel in einer Titelgeschichte zum Thema. *Der
Spiegel* sieht am Horizont schon ein Szenario, in dem
die westliche Ernährungslandschaft plötzlich anmutet
wie eine blühende Drogenregion im Reich der Taliban:
»Supermärkte, Fast-Food-Ketten und Softdrink-Herstel-
ler erschienen wie Drogendealer, die ihren Profit mit Hilfe eines Suchtmittels steigern und damit die Gesundheit
ganzer Völker ruinieren. Die Menschen wiederum stün-
den wie Junkies da, die nach der nächsten Dosis Zucker
gieren.«

Noch ist das nicht so. Noch gelten die Anbieter als
unschuldig, auch wenn ihre Produkte die Gesundheit
ganzer Völker ruinieren. Denn diejenigen, die nach der
nächsten Dosis Zucker gieren, sind nach offizieller Lesart
selbst schuld, wenn sie nach dem Angebotenen greifen.

Und so wurde in dem Fall jenes Mannes, der krank
geworden ist und vor Gericht zog, kein Täter verurteilt,
sondern eher das Opfer. Die Hersteller wurden freige-
sprochen, Kritik und Spott trafen den Kläger. Der Mann
hatte bei der Arbeit immer Mars-Riegel gegessen, dazu
Coca-Cola getrunken, einen Liter am Tag. Irgendwann
verspürte er dann Schmerzen an den Nieren, er ging zu
einer Fachärztin, die wies ihn gleich ins Krankenhaus
ein – wegen »akuter Komagefahr«. Der Mann war nicht
nur dick geworden, 100 Kilogramm schwer, sondern
auch schwer zuckerkrank.

Er wollte, es war zur Jahrtausendwende, zusammen
25 000 Mark (13 000 Euro) Schmerzensgeld von Coca-
Cola und dem Mars-Hersteller Masterfoods. Ihre Produkte seien es gewesen, die ihn krank gemacht hätten.

Allein mit Coca-Cola kam er im Jahr auf 27,3 Kilogramm Zucker, plus 12,6 Kilo durch Mars und Snickers. Statt zu warnen vor ihren »Zuckerbomben«, hätten die Konzerne den Heißhunger erst noch angeheizt, so argumentierte der Kläger, der selbst Jurist ist, sogar Richter. Er sah eine gewisse Mitschuld bei denen, die mit ihrer Werbung sorglosen Verzehr der offenkundig krank machenden Produkte gefördert hatten: »Mars macht mobil, bei Arbeit, Sport und Spiel.« Das war zum Beispiel so ein Slogan.

Er fand, dass die Werbung für solche »ungesunden Zuckerprodukte« nicht als Ausdruck des normalen, »zulässigen Gewinnstrebens« einzustufen sei, sondern als »unzulässige Gefährdung der Volksgesundheit«. Zumindest Warnhinweise gehörten auf die Packung.

Hans-Josef Brinkmann, so heißt der Mann, stieß auf entschiedenen Widerspruch. Zum Beispiel bei den Medizinern. So meinte etwa ein Münchner Diabetologe namens Matthias Wicklmayer in der *Süddeutschen Zeitung,* wer sich fast ausschließlich von Schokoriegeln und Softdrinks ernähre, werde vielleicht fett, aber nicht zuckerkrank. Wer anderes behaupte, rede »Schwachsinn«. Und die Düsseldorfer Diabeteskundlerin Monika Toeller verkündete: »Einen direkten Zusammenhang zwischen Schokoladenkonsum und Diabetes-Gefahr kann man nicht belegen.«

Das war damals, im Jahr 2001, die wissenschaftliche Mehrheitsmeinung. Man hätte es natürlich auch damals schon anders sehen können, schließlich hatte der britische Ernährungsmediziner Professor John Yudkin schon fast 30 Jahre zuvor, in seinem 1972 erschienenen Buch

»Pure, White and Deadly«, die Zusammenhänge aufgezeigt, Untertitel: »über den Zucker als Ursache für Herzkrankheiten, Diabetes« und andere Krankheiten. Es war sogar in deutscher Übersetzung erhältlich, 1974 im Verlag Hoffmann und Campe erschienen unter dem Titel »Süß, aber gefährlich«.

Doch die hiesigen Experten ließen sich dadurch in ihrer Meinung nicht stören. Das Übergewicht sei schuld – nicht die Menge an Zucker oder die Kalorien, die man zu sich nimmt. Der Zucker wirke sich allenfalls begünstigend auf eine Diabetes-Erkrankung aus, weil er dick mache. Und auch daran seien die Menschen selbst schuld. Wer überdurchschnittlich viel Cola trinkt und auf Schokoriegel steht, sollte eben mehr Sport treiben als andere Menschen. »Viele Menschen ernähren sich falsch und sind träge«, tadelte die Düsseldorfer Diabetologin Toeller.

Und der Oberarzt und Diabetesforscher Theodor Koschinsky aus Düsseldorf meinte gar im *Spiegel,* wer sich über so lange Zeit mit falscher Ernährung vergewaltige, könne doch froh sein, einen »tollen Körper zu haben, der das so lange aushält«.

Angesichts solch schneidiger Kommentare aus der zuständigen Disziplin gaben selbst die Funktionäre der Zuckerkranken klein bei. Der Diabetikerbund-Vorsitzende Klaus Fehrmann sprach die Konzerne öffentlich frei: »Wir müssen wohl alle einsehen, dass die Genussmittelindustrie nicht schuld ist an unserer Krankheit.«

Sogar in den Leserbriefspalten kam Empörung auf – gegen den Zuckerkranken: »Heute versucht auch bei uns so mancher, aus seiner eigenen Blödheit noch Kapital zu schlagen«, schrieb einer im *Spiegel.*

Angesichts der herrschenden Meinung auf Mediziner-
seite und auch in der Öffentlichkeit blieb zum Beispiel
Coca-Cola »total entspannt«. »Fälschlicherweise gelten
zuckerhaltige Erfrischungsgetränke als Verursacher von
Übergewicht.« So Coca-Cola damals. »Auf die Gefahren des Verzehrs von Lebensmitteln hinzuweisen«, etwa
mit Warnhinweisen, »erscheint uns wenig opportun.«
Schließlich gebe es »keine guten oder schlechten Lebensmittel, sondern nur gute oder schlechte Essgewohnheiten«.

Mars-Hersteller Masterfoods ergänzte, eine »Vielzahl
wissenschaftlicher Untersuchungen« belege, dass Diabetes »nicht auf den Konsum zucker- oder fetthaltiger Produkte zurückzuführen« sei. So sehen das die Beschuldig-
ten. Und sie bekamen recht, in mehreren Instanzen vor
diversen Gerichten. Das Ansinnen des Zuckerkranken
wurde zurückgewiesen, zum Beispiel vom Landgericht
Essen. Der Vorsitzende Richter der 16. Zivilkammer am
Landgericht Essen, Mathias Kirsten, sagte bei der Urteils-
begründung: »Coca-Cola hat einen nicht unerheblichen
Anteil von Zucker. Diese produkttypische Eigenschaft
wird von den Konsumenten in Kauf genommen. Wer trotz
der allgemein bekannten Gefahren von Zuckerkonsum
Coca-Cola trinkt, handelt eigenverantwortlich.«

Bislang konnte die Industrie sich immer auf den »mündigen Verbraucher« berufen, wenn sie wegen möglicher
Gesundheitsfolgen zur Rechenschaft gezogen werden
sollte. Jeder könne schließlich frei entscheiden, was er
isst. Die Produzenten sahen ihren Part nur in der Bereit-
stellung der Produkte, sie füllten Zucker ein, machten
kräftig Werbung und lehnten dann aber jede Mitschuld

ab, wenn die Verbraucher sich wie erhofft und erwartet verhalten und zugreifen.

Der mündige Verbraucher war bislang auch die offizielle Leitfigur der Politik. Mit Hinweis auf ihn konnte die Politik ihrerseits die Verantwortung ablehnen: Verbote oder auch nur Kennzeichnungsvorschriften, Warnhinweise, alles unnötig, eine Gängelung gar, schließlich könne der mündige Verbraucher selbst entscheiden, was er kaufen will.

Jetzt stellt sich heraus: Bei genauerem Hinsehen gibt es den mündigen Verbraucher gar nicht. Der mündige Verbraucher ist eine Fiktion, die nur geschaffen wurde, um die Verantwortung abwälzen zu können. Der mündige Verbraucher ist in Wahrheit ein »Vehikel des Lobbyismus«, so der Wissenschaftliche Beirat Verbraucher- und Ernährungspolitik beim deutschen Bundesverbraucherministerium in einer Stellungnahme (Titel: »Wollen wirklich alle den mündigen Verbraucher? Wie Interessengruppen ein Leitbild instrumentalisieren«).

Tatsächlich ist der Verbraucher nicht die autonome Figur, als die er gern dargestellt wird. Der wirkliche Verbraucher steht unter starkem Einfluss von außen. Er ist nach Auffassung der Wissenschaftler eher ein vertrauender Verbraucher (»confident consumer«). Dieser vertrauende Verbraucher hat weder Zeit noch Lust, sich umfassend zu informieren. Vielmehr vertraut er auf die öffentlich zugänglichen Aussagen zu Qualität und Preisen von Produkten. Mit anderen Worten: Er ist »einer, der sich auf andere verlässt«. Auf die Werbung zum Beispiel, oder auf Experten, Ernährungsempfehlungen, Zeitungen, Fernsehen, Internet.

So sehen das immer mehr Forscher, die das tatsächliche Verhalten untersuchen. »Wir sind Sklaven unserer Umgebung«, sagt der US-Forscher David Levitsky, Professor für Ernährungswissenschaft und für Psychologie an der Cornell-Universität im amerikanischen Bundesstaat New York. Er sieht die Verbraucher bei ihren Entscheidungen unter einem erheblichen »Druck«.

So nennen das auch die, die den Druck ausüben: »Werbedruck«, sagen sie zum Beispiel.

Der Druck habe in den letzten 30 Jahren erheblich zugenommen, sagt Levitsky, der für seine Untersuchung über die Hintergründe der Verbraucherentscheidungen mit einer Mitarbeiterin mehr als 100 Studien zum Essverhalten ausgewertet hatte. Früher seien die Esser in ihren Entscheidungen noch freier gewesen. Mehr und mehr dominierten »Umweltfaktoren«, deren Rolle mit den Jahren gewachsen sei, als »Folge der Kommerzialisierung des Essens«.

»Die freie Wahl ist eine Illusion«, konstatiert Levitsky. Wenn der Mensch nicht gerade gezügelt werde durch zwingende medizinische Gründe, ein ärztliches Machtwort oder strenge Essenspläne, sei er höchst »verletzlich« gegenüber diesen Einflüsterungen und anfällig gegenüber diesen »Stimuli« aus zumeist kommerziellem Hintergrund.

Sogar der Körper reagiert auf diesen Druck – mit Hunger. So ergab eine Studie des Münchner Max-Planck-Instituts für Psychiatrie, dass Werbung die Ausschüttung des appetitanregenden Hormons Ghrelin stimulieren kann: »Die allgegenwärtige Präsenz von appetitanregenden Lebensmitteln in den Medien könnte zur Gewichtszunahme in der westlichen Bevölkerung beitragen«, schlussfolgerten die Forscher um den Medizinprofessor Axel Steiger.

»Wir mögen glauben, dass wir eine auf Informationen gegründete Entscheidung treffen über unsere Ernährung«, sagt auch die New Yorker Ernährungsprofessorin Marion Nestle: »Aber wir können es nicht, weil wir uns nicht bewusstmachen, auf welche Weise die Nahrungsfirmen unsere Wahl beeinflussen.« Der wirkliche Verbraucher lebe in einer wirklichen Welt, in der es Werbung gibt, die nur einen Zweck habe: zum Kauf zu animieren. »Wir treffen die freie Wahl nicht in einem Vakuum«, sagt Nestle. »Wir treffen die Entscheidungen über unsere Ernährung in einer Marketingumgebung, in der Milliarden ausgegeben werden, um uns zu beeinflussen.«

Und die Entscheidungen fallen in einer Umgebung, in der ein bestimmtes Angebot vorhanden ist. Jeder kann nur aus dem auswählen, was es gibt. Und das, was es gibt, sind immer häufiger Produkte, die zumeist süß sind und zuckrig – und damit aus Sicht der Kritiker »Gift«. Es ist eine »giftige Umgebung« (»toxic environment«). Den Begriff hat Professor Kelly D. Brownell geprägt, Direktor des Zentrums für Lebensmittelpolitik und Fettleibigkeit an der Yale Universität im amerikanischen Bundesstaat Connecticut.

Für die Süchtigen ist diese Umgebung natürlich ein Verhängnis.

In der westlichen Welt gibt es, überall zum Greifen nah, eine Überfülle an Zucker, an Süßzeug. An Tankstellen, auf Bahnhöfen, Flughäfen, in den Zügen und Flugzeugen. In den Supermärkten sowieso, aber auch in den

Schulen und sogar im Krankenhauskiosk. Und die »giftige Umgebung« breitet sich aus, rund um den Globus. Überall wird es immer schwieriger, das Gesunde zu bekommen, und immer näher rücken Coca-Cola, Prinzenrolle, Nutella.

Die Wissenschaftler nennen das den »Ernährungsübergang« (»nutrition transition«) von der echten Nahrung, den örtlichen Früchten der Natur, den überlieferten Traditionen, Gerichten, Gebräuchen zur globalen Einheitskost, aufgeladen mit Zucker.

Die Handelsliberalisierung führt mithin dazu, dass weltweit das Suchtpotenzial steigt. Im Südsee-Königreich Tonga zum Beispiel stiegen nach den Daten des königlichen Statistic Department die Importe allein bei den süßen Snacks und Chips zwischen 1996 und 2006 von 99 auf 341 Tonnen pro Jahr. Das ist relativ viel, bei 100 000 Untertanen. Parallel zu den Importen stiegen die Diabetesraten.

In Mittelamerika stiegen die Importe an Snacks wie Kartoffelchips und Popcorn aus den USA von 1989 bis 2005 von 2000 auf 15 000 Tonnen. Die Einfuhrmengen von Keksen, Süßgebäck und Schokolade stieg von 1990 bis 2005 von 10 000 auf über 150 000 Tonnen, jährlich. Auch die Diabetesraten explodierten, Mexiko katapultierte sich bei der Zuckerkrankheit an die Weltspitze, dort sollen schon 100 000 Tote pro Jahr zu beklagen sein.

Ohne das einschlägige Angebot gibt es auch keine falsche Ernährung. Das ist eigentlich logisch. Zugreifen kann man nur dort, wo das »Gift« vorrätig gehalten wird. Auch hierzulande wäre es schwierig, der Zuckersucht zu verfallen, wenn es die »giftige Umgebung« mit Twix,

Nuts, Fanta, Ritter Sport nicht überall gäbe, 24 Stunden am Tag, sieben Tage die Woche. Auswandern geht nicht. Die Süchtigen müssen sich sozusagen immunisieren gegen die Anfechtungen der Umgebung, in der als Genussmittel verkauft wird, was sie inzwischen würgt und ekelt. Sie sollen sich umprogrammieren, das Gift als Gift erkennen und den Kaufzwang stoppen.

Die junge Lara, die in Berlin-Niederschönhausen in dem Bungalow am Waldrand im Liegestuhl sitzt, will sich jetzt innerlich wappnen. Frau Althen, die Therapeutin, hilft ihr dabei, die Abwehr aufzurichten. Die Hypnose, mit der sie arbeitet, hat nichts zu tun mit den Klischees aus Filmen, in denen die Menschen marionettenhaft durch nächtliche Großstädte wandeln, unter Einfluss der Hypnose. Es ist, ganz im Gegenteil, eine wissenschaftlich erprobte Methode, die eigenen inneren Kräfte zu stärken und den eigenen Willen zu unterstützen, mehr Autonomie zu wagen.

Sie setzt auf Wörter, Sätze, Bilder, die die Immunkraft stärken, gegen die Dominanz der Stimulanzien, die von außen kommen. Sie spricht leise, langsam, mit ruhiger weiblicher Stimme.

»Möchten Sie jetzt doch die Decke haben? Um sich ein bisschen geborgener dabei zu fühlen?«

»Ja.«

»Sehr schön. Ihre Arme und Ihre Hände möchte ich gern sehen. Und dann möchte ich Sie bitten, die Augen jetzt zu schließen. Und dann erlauben Sie sich bitte, auf die Geräusche im Raum zu achten. Und gleichzeitig beobachten Sie Ihre Atmung. Das Ein- und das Ausatmen.«

Frau Althen fährt fort.

Es ist still, von draußen ist nur der Wind zu hören.

»Und Sie können sich erlauben, noch etwas tiefer und tiefer zu sinken. Und dann möchte ich Ihnen noch eine kleine Geschichte erzählen.«

Es ist die Geschichte vom Adler, der im Bauernhof unter Hühnern lebt, seit er ganz klein war, und der glaubt, ein Huhn zu sein, der gar nicht weiß, dass er auch fliegen kann, bis der Fremde kam, der dem Adler seine Möglichkeiten zeigte. Der Fremde nahm ihn mit auf einen Berg und sprach auf den Adler ein: »Adler, schau, die Orte überall, du kannst hinfliegen, wohin du möchtest. Du darfst frei sein. Das alles ist dein Reich.« Bis der Adler schließlich abhob.

Und dann solle sich Lara doch einmal vorstellen, wie es in ein paar Wochen sei, wenn sie es geschafft habe, am Ziel sei. Sie solle sich selbst ein Bild eingeben von der Situation, die sie anstrebt. »Damit nehmen Sie eine Programmierung Ihres persönlichen Navigationssystems vor«, sagt die Therapeutin. Dieses Bild könne sie immer wieder abrufen, auch abends zum Beispiel, »wenn Sie sich überlegen, ess ich jetzt was Süßes, oder ess ich es nicht«.

Drei bis vier Sitzungen reichen dafür gemeinhin. »Die Zuckersucht ist eigentlich ein klassisches Einsatzgebiet der Hypnose«, sagt Frau Althen. Auch Essstörungen dauern etwa so lange. »Die Hypnotherapie ist Kurzzeittherapie«, sagt die Therapeutin. Sie arbeitet nach der Methode des amerikanischen Psychiaters Milton H. Erickson (1901–1980), der die Hypnose als Methode zur Stärkung des Ich entwickelt hatte. Bei ihm spielt das Unbewusste eine tragende Rolle, das zur Stärkung der inneren Kräfte genutzt werden kann. Wenn Lara sich innerlich so programmiert, dass sie keine Lust mehr auf Ferreros Zehnerpacks hat, dann war die Hypnose also erfolgreich.

Dass die Methode wirken kann, ist wissenschaftlich nachgewiesen. Der Tübinger Psychologieprofessor Dirk Revenstorf hat festgestellt, dass Hypnose trotz der zum Teil kurzen Behandlungszeiten »hoch effektiv ist«, nach einer Übersichtsstudie unter anderem bei Migräne, Bulimie, Rauchen und bei Übergewicht. Auch bei Allergien und Neurodermitis seien Erfolge nachweisbar, so berichten andere Hypnotherapeuten.

Die Hypnose wird von der deutschen Bundesärztekammer als Heilmethode anerkannt. So könnten auch die Mediziner diese Therapieform anwenden und die Zuckersucht ganz schnell beenden. Schon nach ein paar Tagen, vielleicht wenigen Wochen.

Merkwürdigerweise machen sie das nicht. Überhaupt kümmern sich die Ärzte nicht so gern um die Zuckersucht. So wie bei Judith aus Düsseldorf, der Gründerin der Internet-Selbsthilfegruppe: »Als ich meiner Ärztin schon vor Jahren sagte, ich sei der Meinung, ich sei zuckersüchtig, war die erste Frage: ›Wer hat das festgestellt?‹ Als ich erklärte, dass ich das selbst festgestellt habe, da ich auf Zucker genauso reagiere wie auf Nikotin, meinte sie nur, es gebe keine Zuckersucht und Süßigkeiten seien auch ihre Schwäche. Das gehe vielen Menschen so. Da müsste man sich dann eben zusammennehmen.«

Judith sagt: »In meinem Forum höre ich ganz ähnliche Erfahrungen. Leider sehr schlimm.«

Sehr schlimm für die Betroffenen. Für sie wäre es na-

türlich besser, wenn sie möglichst früh aussteigen würden. Dann wären sie die Sucht los und würden nicht
immer weiter in die Abhängigkeit rutschen und dann
noch dick werden, wie Lara schon befürchtet hat, und
was noch alles dazukommt.

Das ist die eine Seite, die persönliche Seite der Betroffenen.

Es gibt allerdings auch eine andere Seite. Das ist die
wirtschaftliche Seite. Für die Firma Ferrero ist es zum
Beispiel besser, wenn die junge Frau regelmäßig in den
Supermarkt kommt und Kinder Pingui holt, in der Groß-
packung. Und so geht es vielen Firmen, die das Süße
in die Welt bringen, bis in die hinteren Winkel, und die
viel dafür unternehmen, damit es die Leute auch kaufen.
Ihnen ist sehr daran gelegen, dass das auch so bleibt.

Und ganz ähnlich ist das auf der medizinischen Seite.
Da gibt es natürlich auch den wirtschaftlichen Aspekt. Von
den Folgen des Zuckers profitieren ja ganze Industrie-
zweige, die Ärzte eingeschlossen, die Krankenhäuser und
die ganzen Pharmafirmen. Denen ist auch nicht daran gelegen, dass das Geschäft aufhört, noch bevor es richtig an-
gefangen hat. Sie machen das Geschäft ja mit den Kranken.

So fühlen sich die Mediziner für die schnelle Beseiti-
gung der Zuckersucht, für den Ausstieg nicht so recht
zuständig. Da mögen die Betroffenen noch so klagen.
Für die Betroffenen aber ist das verständlicherweise un-
befriedigend, wenn ihnen die Ärzte nicht helfen. Sie sind
die Leidtragenden, und sie sehen nur ihr Leid. Doch es
hängt ja letztlich alles zusammen, rein wirtschaftlich betrachtet. Und was des einen Leid, ist des anderen Quar-
talsbilanz.

3. Mach dir Freude auf

Das Süße als Basis ganzer Wirtschaftszweige und das seltsame Schweigen über den Zucker

Sprung aus dem Himmel – im Dienste der Dose /
Red Bull unterstützt auch ein Krankenhaus / Coca-Cola
gibt es in mehr Ländern, als die UNO Mitglieder hat /
Sie fiel einfach tot um – nach zwei Energydrinks /
Unglaublich, aber wahr: Diabetes geheilt nach einer Woche –
ohne Arznei / Augen, Beine, Herz: alles kaputt /
Der Diabetiker ist eine wahre Goldgrube

Er inszeniert spektakuläre Aktionen, die oft lebensgefährlich sind, immer cool, immer teuer, er ist Eigentümer mehrerer Fußballclubs und besitzt einen siegreichen Formel-1-Rennstall. Und manchmal schaut die ganze Welt gebannt zu, ob nicht vielleicht doch ein Unglück passiert, wie bei jenem Helden, den er vom Himmel fallen ließ, aus 39 Kilometer Höhe, schneller als der Schall. Alles im Dienst des süßen Drinks aus der silberblauen Dose. Er selbst bleibt dabei im Hintergrund und zeigt sich nur selten in der Öffentlichkeit.

Jeder kennt sein Imperium, sein Produkt, vor allem seine waghalsigen Stars, doch sein Hauptquartier liegt versteckt in den österreichischen Bergen, da prangt sein Name nicht, da gibt kein Logo einen Hinweis auf das

Unternehmen. Nur dunkle, runde Fassaden, viel Glas, Stahl, Stein, ein architektonisch beeindruckendes Ensemble, eingebettet in Grün und glitzerndem Gewässer. Als ob ein Ufo am Waldesrand gelandet wäre, in einem Ort namens Fuschl.

Berühmt ist sein glanzvoller Showroom direkt am Flughafen mit Blick auf die Rollbahn und die Berge, ein riesiges, gläsernes Gehäuse, groß genug für ganze Flugzeuge, die Formel-1-Rennwagen, mit denen einer seiner Stars sogar Weltmeister geworden ist, auch für das Gourmetrestaurant mit Namen »Ikarus«, benannt nach jenem Experimentalflieger aus der griechischen Antike, der mit seinen wächsernen Flügeln der Sonne zu nah kam und schließlich abstürzte.

Es ist der »Hangar 7« in Salzburg, hierher reisen seine Jünger, auch die Medienleute aus aller Welt. Hierher sind auch die Journalisten von der berühmten *Neuen Zürcher Zeitung* einmal gepilgert, und es war, so schrieben sie, ein »Auftritt wie aus einem Werbespot«, als er erschien, Dietrich Mateschitz, der Gründer von Red Bull: »Bevor Dietrich Mateschitz seinem Range Rover entsteigt, nimmt er noch einen Schluck aus der silberblauen Dose, die ihn zum Milliardär gemacht hat. Der fast einen Meter neunzig große Mann eilt durchs Schneegestöber zum Eingang seines Glaspalastes ›Hangar 7‹. Mateschitz begrüßt die adretten Empfangsdamen, schaut mit breitem Lachen hinüber zu den Gästen in der l, schüttet da noch schnell eine Hand und dort eine.«

Red Bull ist seine Schöpfung, und vor allem die Aura um Red Bull, die so mächtig ist, dass die Schattenseiten praktisch verschwinden, der Zucker zum Beispiel, den er

mit der silberblauen Dose in die Welt bringt, über
100 000 Tonnen im Jahr. Über den redet niemand, aber
alle reden von den Red-Bull-Helden wie jenen Felix
Baumgartner, den Mann, der mit Überschallgeschwindigkeit aus dem Himmel fiel. Oder von Sebastian Vettel,
den sympathischen Formel-1-Weltmeister. Von den Fußballclubs, die Red Bull unterstützt, sie heißen Red Bull
Salzburg und Red Bull Leipzig, Red Bull Brasil und New
York Red Bulls.

Das ist die Welt von Red Bull.

Red Bull unterstützt aber auch das Krankenhaus in
Salzburg. »Sie engagieren sich auch für die medizinische
Forschung«, sprach anerkennend der Reporter von der
Neuen Zürcher Zeitung. Und Mateschitz entgegnete: »In
Salzburg ist bekannt, dass ich mich für die private me-
dizinische Fakultät engagiere. Wir haben hier bloß ein
Landeskrankenhaus und somit keine medizinische Fakul-
tät. Dank der privaten Initiative haben wir nun auch in
Salzburg Forschungsaufträge, erstklassige Wissenschaft-
ler und Ärzte.«

In dem Krankenhaus, das Red Bull unterstützt, wird
an den drängendsten Problemen geforscht, die die Welt
derzeit kennt. Eines der Forschungsteams dort, in der
Kinderabteilung, leitet Dr. Daniel Weghuber, ein junger
Arzt, der so aussieht, als ob er sehr gut in die Welt von
Red Bull passen würde. Er trägt ein weißes Hemd, eine
weiße Hose, eine randlose Brille. Schwarze Haare, leicht
grau meliert. Dr. Weghuber ist Privatdozent, er ist schlank
und sportlich, fährt jeden Tag mit dem Fahrrad ins Büro,
zehn Kilometer hin, zehn zurück, dazu noch in der Frei-
zeit, macht insgesamt 10 000 Kilometer im Jahr.

Weghuber behandelt die dicken, kranken Kinder und erforscht, wie ihnen zu helfen wäre. Denn mit ihren bisherigen Methoden sind die Ärzte an Grenzen gestoßen. Sie wissen natürlich, dass es am besten wäre, wenn die Kleinen die Finger lassen würden von all dem süßen Zeug, das sie schon innerlich verfetten lässt. Doch, so sagt Dr. Weghuber: »Unser Umfeld ist schlicht und ergreifend so, dass es die Leute nicht schaffen.« Und so suchen sie nach neuen Wegen, zusammen mit Ärztekollegen in mehreren europäischen Ländern, auch eine Pharmafirma ist dabei, sie wollen neue Medikamente entwickeln, mehrere Millionen kostet das Forschungsprojekt.

Wie der Krankenhaus-Mäzen dazu steht, war in Salzburg nicht zu erfahren: »Ein Interview mit Herrn Mateschitz ist leider aus Zeitgründen nicht möglich«, teilte eine Red-Bull-Sprecherin auf Anfrage mit. Das ist schade. Denn die Welt von Red Bull ist offenbar nicht nur sehr aufregend, sie ist auch sehr aufschlussreich, da in ihr beide Seiten vorkommen, das süße Produkt und die bitteren Folgen.

Beide Seiten gehören zusammen, sie bilden sozusagen ein System, das auch ein wirtschaftliches System ist, von globaler Bedeutung. Der Zucker ist dabei die wichtigste Substanz. Kein anderer Nahrungszusatz wird in solchen Mengen eingesetzt. Der Zucker ist der Humus, der Geschäfte aufblühen lässt. Kein anderer Stoff sorgt für solche Gewinne. Und dennoch wird erstaunlich wenig Aufhebens um ihn gemacht, auf beiden Seiten, in beiden Teilen des Geschäfts.

Auf der einen Seite steht das Süße, in den verschiedensten Produkten, in den vielen alltäglichen Lebensmitteln, den Frühstücksflocken, natürlich den Süßigkeiten, Schokoriegeln, Bonbons, Keksen und vor allem den Softdrinks, wie auch Red Bull einer ist und Coca-Cola, sie sind dabei sicher die erfolgreichsten, auf der ganzen Welt zu haben, jedes Kind kennt sie. Das ist natürlich eine ganz besondere Leistung, so weit zu kommen, und auch ein einträgliches Geschäft für viele Branchen: Zuckerindustrie, Nahrungsindustrie, Süßwarenindustrie, Softdrink-Industrie, globale Wirtschaftszweige mit gigantischen Umsätzen.

Die Folgen davon, das ist die andere Seite. Dass die Menschen, überall auf der Welt, dick und dicker werden und krank, dass sie Medikamente brauchen, im Krankenhaus versorgt werden müssen. Ärzte, Krankenschwestern, Hospitäler, Pharmaindustrie, die Forschung in den Labors der Industrie und der Universitäten: Auch das ist ein Wirtschaftszweig von globalen Ausmaßen, mit ansehnlichen Wachstumsraten. Nicht zu vergessen das ganze System der Geldbeschaffung, die Versicherungen. Insgesamt geht es nicht um Milliarden, sondern um Billionen.

Ganz still allerdings ist es im Zentrum des Geschehens. Dort ruht der Zucker. Doch von ihm ist im System des Süßen nirgends die Rede. Obwohl es doch auf dem weißen Pulver beruht, das System, die Gewinne, auf beiden Seiten. Der Zucker wird nicht angemessen gewürdigt, sogar verschämt verschwiegen.

Als ob es ein Gesetz des Schweigens gäbe. Doch rein geschäftlich betrachtet, ist auch das Schweigen wichtig für beide Seiten, die der Zucker verbindet. Wenn er zu viel Aufmerksamkeit genösse, dann könnte das zum Problem werden. Wenn zum Beispiel der Verdacht immer lauter würde, dass er ein Gift ist, ein Krankheitserreger, dann wäre die Freude am Softdrink nur noch halb so groß. Das ist die eine Seite. Auf der anderen Seite könnten jene, die schon zuckerkrank sind, den »giftigen« Zucker einfach weglassen und wären ihre Krankheit los. Er spielt mithin die tragende Rolle. Ohne ihn würde das System zusammenbrechen.

Und doch ist auch bei Coca-Cola vom Zucker nirgends die Rede. Bei Coca-Cola ist von Lebensfreude die Rede und vom Glück. Aber nicht vom Zucker. Coca-Cola ist zweifellos das wichtigste Element im süßen System. Coca-Cola hat das große Projekt, den Zucker in die Welt zu pumpen, mit bislang unerreichter Professionalität bewältigt. Coca-Cola gilt als »wertvollste« Marke der Welt, Branchenexperten taxieren sie auf 70 Milliarden Dollar (54 Milliarden Euro).

Coca-Cola enthält nach Firmenangaben 106 Gramm Zucker pro Liter. 1,8 Milliarden »Drinks« verkauft die Firma jeden Tag, in Dosen, Flaschen, Gläsern, darunter auch Fanta, Sprite und zuckerfreie Varianten. Nach Branchenschätzungen bringt allein die Firma Coca-Cola zehn Prozent der jährlich weltweit verzehrten Zuckermenge unter die Leute – macht 16,5 Millionen Tonnen. Coca-Cola gibt es in mehr Ländern, als die UNO Mitglieder hat. Das ist es, was die Firma »Allgegenwart« nennt. Es gibt nichts auf der Welt, was so präsent wäre wie Coca-Cola. Und die Firma ist stolz darauf, spricht von »universeller Verfügbarkeit«, sogar »unabhängig von Raum, Zeit und sozialer Stellung eines Durstlöschenden. ›Coca-Cola‹ – immer, überall und für jeden zu haben«, so jauchzte die »Jubiläumsbroschüre 125 Jahre ›Coca-Cola‹«. Motto: »125 Jahre Lebensfreude«. Die Markenstrategen jubilieren: »›Coca-Cola‹ gehört zum festen Inventar der Alltagskultur.« Der Zuckerkritiker zuckt zusammen. Coca-Cola ist sicher das wichtigste Element der »giftigen Umgebung« auf der Welt.

Es war natürlich harte Arbeit, so weit zu kommen. »Unsere Strategie ist Allgegenwart«, verkündete der visionäre Coca-Cola-Präsident Robert Woodruff schon im Jahr 1923: Er wollte Coca-Cola »in Griffweite des Verlangens« sehen (»within an arm's reach of desire«). Und zwar überall. »Seine Vision wurde Wirklichkeit«, freut sich Coca-Cola.

Das ist die eine Seite: die pure Verfügbarkeit. Eine großartige Leistung. Großartiger noch ist die Leistung, das Image aufgebaut zu haben. Coca-Cola gilt ja nicht als Gift, sondern als »Qualitäts-Erfrischung« (Coca-Cola-Selbstauskunft). Und mehr noch: »›Coca-Cola‹ ist ein Lebensgefühl.«

Stolz gibt die Firma Auskunft, wie sie das geschafft hat: Während der »arbeitsintensiven Boomjahre« nach dem letzten Krieg beispielsweise mit dem Slogan »Besser geht's mit Coca-Cola«. Und nach den ersten Erfolgen: »Mach mal Pause – Trink Coca-Cola«. Dann: »Mach dir Freude auf«: »Die Botschaft ist eindeutig: Wer sich für Coca-Cola entscheidet, entscheidet sich für die schönen Seiten des Lebens!« Oder: »Life tastes good.« Das bedeutet: »Das Leben ist schön, genieße es!«

Der Zucker wurde unsichtbar. Niemand denkt, wenn an Weihnachten der rote Coca-Cola-Truck im Fernsehen durch verschneite Wälder rollt, an Übergewicht, Diabetes, Schlaganfall. Coca-Cola hat sozusagen die direkte Verbindung geschaffen vom Getränk zum Glück, unter Umgehung des Inhalts. Die Menschen greifen zum »Gift« und denken, es sei das Glück. Werbung als Ablenkung vom Inhalt – Coca-Cola hat die Methode entwickelt und zur Vollendung geführt.

Red Bull geht noch darüber hinaus. Red Bull verkauft nicht nur die Idee, sondern schafft auch noch die Wirklichkeit dazu, eine Welt voller Energie und Abenteuer und Grenzüberschreitung. Und alles in echt. Als Felix Baumgartner aus dem Himmel sprang, aus 39 045 Meter Höhe, der erste Mensch, der Überschallgeschwindigkeit erreichte, mit genau 1342,8 Kilometern pro Stunde hinabstürzte, da berichtete *Servus TV,* der Sender von Red Bull, darüber wie von einer Mondmission, inklusive Kontrollstation. Liveschaltungen, Hintergrundberichten, Wissenschaftlern, Hitlisten: die zehn größten Gefahren. Red Bull Stratos, hieß das Projekt, weil er aus der Stratosphäre sprang.

Red Bull unterstützt weltweit 500 Athleten, darunter viele Extremsportler, die ihr Leben riskieren. Der Absturz gehört dazu. »Meine Hüfte zieren unzählige Narben von Stürzen«, sagt die kanadische Snowboarderin Marie-France Roy im *Red Bulletin,* dem Magazin von Red Bull, und: »Der Kopf braucht am längsten, um sich zu erholen.« Der Blinde Matt Gilman, der mit dem Mountainbike durchs Gelände donnert, sagt: »When I crash, I crash hard.« Wenn er hinknallt, dann richtig. Vom lebensgefährlichen Zucker in der silberblauen Dose ist natürlich nie die Rede. Wer würde denn in einem solch heroischen Moment an so einen profanen Tod denken.

Aus *Servus TV* soll später *Red Bull TV* werden, ein Sender, der »ausschließlich Themen aus der Welt von Red Bull kommunizieren wird, Sport, Events, Musik, Nightlife«, sagt Dietrich Mateschitz, der Chef. »Wir wollen diese Inhalte mehr und mehr über unsere eigenen Medien und Netzwerke verteilen. Wir sind bereits stark bei der Musik, mit einem Musiklabel, der Music-Academy und eigenen Studios. Wir haben ein Internetradio, wir haben Mobile, das eine klassische Lizenz mit einem bestehenden Betreiber ist und sich mit eigener Hardware und Inhalten auf dem Handy an die Red-Bull-Zielgruppe richtet.«

Das ist das Neue an der Red-Bull-Strategie: Auch der mediale Überbau kommt vom Süßgetränkehersteller. Es gibt sogar ein »Heimatmagazin« von Red Bull, *Servus in Stadt & Land* heißt es, eine Zeitschrift passend zum neuen *Landlust*-Trend. Darin geht es um das Echte, das Wahre, »das heimliche Waldhuhn« beispielsweise: »Jetzt hat man die seltene Chance, das kleine Haselhuhn zu erspähen.« Um das Essen geht es auch: »Frisch von der Alm«, etwa: »Herzhafte Hüttenrezepte«, Zwetschgenschmarrn, Käseflädle. Um das bessere Leben, am Beispiel von Christine Bauer, sie ist »die Sennerin vom Königssee«. Dazu der Mondkalender für den Garten und sogar Mode: die Wadenstrümpfe »mit Mustern, die seit jeher wie ein Geheimnis gehütet werden«.

Auch das ist die Welt von Red Bull. Sie umfasst das ganze Leben, in echt, mit Anleitung zum Selbermachen. Der Red-Bull-Jünger kann sich 24 Stunden am Tag im

Red-Bull-Kosmos bewegen, die Red-Bull-Musik konsumieren, Red-Bull-Magazine lesen, Red-Bull-Fernsehen gucken, im Red-Bull-Handynetz telefonieren und nebenher sogar noch ein bisschen Wadenstrümpfe stricken. Der Red-Bull-Jünger und die -Jüngerin, sie gehen ganz auf in der Red-Bull-Weltanschauung, bodenständig und dennoch offen bis zur Stratosphäre.

Das Schöne ist, dass sie so von den Schattenseiten von Red Bull so gut wie gar nichts mitbekommen. Es sei denn in dem höchst unwahrscheinlichen Fall, dass einer sich zufällig in einer Stockholmer Disco befände, wie jener John Andersson, mit seiner Freundin Therese, 31, die auf der Tanzfläche starb, nachdem sie zwei Dosen Red Bull mit Wodka getrunken hatte. »Sie fiel einfach neben mir tot um«, sagte er laut Londoner *Times*. In Schweden wurden drei mysteriöse Todesfälle in Zusammenhang mit dem Energydrink Red Bull untersucht, berichtete die Zeitung.

»In Zusammenhang« mit dem Energydrink: Das bedeutet, dass niemals ganz sicher ist, ob der Drink wirklich die Ursache war für die Todesfälle. Es könnte ja auch sein, dass die jungen Menschen an etwas anderem gestorben sind.

Das Bundesinstitut für Risikobewertung (BfR), die höchste staatliche Stelle in Deutschland, wenn es um Gefahren von Nahrungsmitteln geht, hat eine lange Liste von Todesfällen im Zusammenhang mit sogenannten Energydrinks veröffentlicht.

Da gab es den »Fall eines 23-Jährigen aus Griechenland«, der »im Zusammenhang mit Energydrink-Konsum« Fußball spielte und einen Herzinfarkt erlitt. Ob der

Energydrink schuld war, weiß niemand: »Ein Kausalzusammenhang ist ungewiss«, so das Institut.

Oder den »Fall eines 18-Jährigen«, es war ein Junge namens Ross Cooney aus der Stadt Limerick im Südwesten Irlands, der während eines Basketball-Turniers »bis zu drei Dosen eines Energydrinks getrunken« hatte »und plötzlich, vermutlich infolge einer Herzrhythmusstörung, verstarb«. Auch hier wieder: »Ein Kausalzusammenhang ist ungewiss.«

Sechs Energydrinks mit Wodka waren es bei »einer 19-jährigen Frau«, am Vorabend ihres Todes. Gegen 19 Uhr hatte sie noch etwas gegessen, nach Mitternacht hatte sie dann nichts mehr zu sich genommen. Sie »war auch nicht ausnehmend betrunken«, so das BfR. »Sie wurde am darauffolgenden Morgen tot im Bett aufgefunden.« Das Institut stellte auch hier fest: »Eine eindeutige Todesursache konnte nicht ermittelt werden.«

So war es auch bei einem 18-Jährigen, der einige Dosen eines Energydrinks am Tag konsumierte, »um die Konzentration zu erhalten«, und eines Tages »während des Fernsehens leblos zusammenbrach«. Und bei dem »jungen Erwachsenen«, der »vor Eintreffen des Notarztes verstarb«, nachdem er zuvor auf einer Party »Energydrinks zusammen mit Wodka in unbekannten Mengen konsumiert« hatte.

Das *Medical Journal of Australia* berichtete über den 28-jährigen Matthew Penboss, der bei einem Motocross-Rennen einen Herzstillstand erlitten hatte. Er hatte acht Red Bull innerhalb von sieben Stunden getrunken, sonst waren es immer vier Red Bull am Tag.

Die Frage ist natürlich immer, welche Rolle der Ener-

gydrink gespielt hat. Einen nachweislichen Zusammenhang gab es bei der 14-jährigen Anais Fournier aus der
40 000-Einwohner-Stadt Hagerstown im US-Staat Maryland. Sie hatte allerdings auch schon eine Vorschädigung,
einen angeborenen Herzklappenfehler (»Mitralklappen-
prolaps«), was ein verbreitetes Herzleiden ist, das bei fünf
Prozent aller Amerikaner vorkommt und ihnen im Alltag normalerweise keine Probleme bereitet. Sie hing mit
Freunden in einem Einkaufszentrum ab, hatte zwei Dosen Energydrinks getrunken. Am nächsten Tag erlitt sie
einen Herzinfarkt, sechs Tage später war sie tot. Offizielle
Todesursache waren Herzrhythmusstörungen aufgrund
von Koffein. »Wir blieben die ganze Nacht wach«, sagte ihre Mutter Wendy Crossland. Die Ärzte hatten ihre
Tochter ins künstliche Koma versetzt, damit ihr Hirn
nicht zu sehr anschwillt: »Sie hat das Bewusstsein nicht
wiedererlangt, wir konnten nicht goodbye sagen.« Mittel-
lerweile hat die Familie Klage eingereicht gegen den Hersteller Monster Beverage Corporation. Mutter Wendy
sagte, die Energiegetränke seien eine »tödliche Falle«
für Mädchen und Jungen. Der Hersteller müsse zur
Kenntnis nehmen, dass »sein Produkt töten kann«.

Offenbar können die Inhaltsstoffe der Energydrinks
die Herzfunktionen beeinträchtigen – auch bei gesunden
jungen Menschen. Und gerade bei sportlichen Aktivitäten, beim Training oder beim ausdauernden Tanzen und
Feiern. Eigentlich genau beim bestimmungsgemäßem
Konsum, wenn die Leute wach und fit und energiegela-
den sein möchten.

Der Kardiologe Scott Willoughby vom Herzfor-
schungszentrum im Royal Adelaide Hospital im Süden

Australiens sagt, Energydrinks könnten für Menschen, die unter Stress stehen oder hohen Blutdruck haben, lebensgefährlich sein. Er hatte im *American Journal of Medicine* über seine Studie mit 30 jungen Menschen berichtet, die er vor und nach dem Genuss des Getränkes untersucht hatte:»Sie zeigten abnorme Werte, wie wir sie von Patienten mit Herzerkrankungen erwarten würden.« Herzforscher Willoughby fürchtet, dass eine Kombination mit anderen Risikofaktoren wie Stress oder hohem Blutdruck »potenziell tödlich« sein könnte. Schon eine Dose Red Bull ohne Zucker könnte das Risiko eines Herzanfalls erhöhen.

Der Zucker im Energydrink kann die Probleme noch verschärfen: Er kann, vor allem im Zusammenwirken mit dem Koffein, die Flüssigkeitsaufnahme im Körper blockieren, damit das Blut verdicken und somit Herz-Kreislauf-Probleme verursachen. Als Konsequenz aus den Vorfällen forderte der Kinderarzt Steven Lipshultz von der Universität Miami, Red Bull und andere Energydrinks sollten gesetzlich reguliert werden wie Tabak, Alkohol und Arzneimittel. »Für die meisten Kinder, Heranwachsenden und Jugendlichen gibt es keine sicheren Verzehrmengen.«

Eine Sprecherin von Red Bull wies die Vorwürfe zurück, kündigte Untersuchungen an. Auf Anfrage verwies die Firma auf »Sicherheitsbewertungen von Gesundheitsbehörden aus aller Welt«, die keine Bedenken ergeben hätten.

Die sehr unmittelbaren Todesfälle sind natürlich die spektakulärsten Ereignisse, wenn es um Nebenwirkungen von Energydrinks wie Red Bull geht. Doch weiter reichen vermutlich jene Effekte, die nicht auf den ersten Blick zu erkennen sind, deren ganzes Ausmaß sich erst später, vielleicht nach Jahren, zeigt – und dann allerdings als Massenphänomen. Denn Red Bull und die anderen süßen Softdrinks finden mittlerweile massenhaft Verbreitung.

In den USA trinken nach einer Untersuchung der Universität von Miami bis zu 50 Prozent der Heranwachsenden und jungen Erwachsenen Energydrinks. Mehr als 90 Prozent der amerikanischen Kinder und Teenager konsumieren jeden Tag Softdrinks. Der durchschnittliche US-Teenager nimmt täglich 15 bis 20 Teelöffel Zucker aus Softdrinks auf. Die Verbrauchsraten haben sich binnen zehn Jahren verdoppelt.

In Deutschland trinken 14- bis 18-jährige Mädchen täglich durchschnittlich 0,25 Liter Süßgetränke, Jungs rund 0,5 Liter. In der Schweiz sind es 67 Prozent der Kinder in dieser Altersgruppe, die jede Woche Süßgetränke schlucken, 26 Prozent sogar täglich.

Selbst in Afrika sind Energydrinks überraschend weitverbreitet. Nach einer Studie aus Ghana an sieben öffentlichen Universitäten nahmen 62,2 Prozent mindestens eine Dose pro Woche zu sich. 53 Prozent der Energydrinks werden dort nach einem Training oder einem Wettbewerb getrunken.

Damit wächst natürlich auch die Bedeutung der Energydrinks als Dickmacher:»Weil das Übergewicht epidemische Ausmaße angenommen hat, wird die erhöhte Kalorienaufnahme durch Energydrinks wichtiger«, konstatierte die Studie der Universität Miami.

Die Folgen der süßen Softdrinks sind in ungezählten

Studien dokumentiert: Übergewicht, Diabetes, hoher Blutdruck, erhöhte Cholesterinwerte, Herzkrankheiten. Dass die Limonaden zu mannigfaltigen gesundheitlichen Schäden führen können, gilt als gesichert; sogar die Weltgesundheitsorganisation (WHO) hatte die Softdrinks daher ausdrücklich verurteilt.

Eine im Jahr 2012 veröffentlichte Studie von Forschern der Cleveland-Klinik im US-Bundesstaat Ohio und der Harvard-Universität in Boston ergab ein höheres Risiko für Schlaganfälle durch Konsum von Zuckergetränken. Studienleiter und Cleveland-Forschungsdirektor Adam Bernstein sagt: »Wir beginnen zu verstehen, dass die Aufnahme dieser Getränke eine Kettenreaktion in Gang setzt, die zu vielen Krankheiten führen kann – inklusive Schlaganfall.«

Am gravierendsten aber sind sicher die Effekte der Softdrinks als Dickmacher. Der Übergewichtsforscher George A. Bray vom Pennington Biomedical Research Center im US-Bundesstaat Louisiana ist der Ansicht, dass schon zwei kleine Dosen Softdrink verhängnisvoll sein könnten: »Die gegenwärtige Übergewichtsepidemie kann mit dem Verzehr von zwei 0,3-Liter-Dosen Softdrinks am Tag erklärt werden«, sagt er.

Softdrinks sind nach der berühmten »Framingham Studie«, benannt nach einem Ort im US-Bundesstaat Massachusetts, deren Einwohner seit Jahrzehnten auf Krankheitsrisiken untersucht werden, ein Risikofaktor für Herzprobleme und das sogenannte metabolische Syndrom, jenes Symptomenbündel aus Übergewicht und veränderten Blutwerten, das als Indikator für ein erhöhtes Risiko für weitere Leiden, darunter Diabetes, gilt. Bei

Menschen, die einen oder mehr Softdrinks am Tag konsumieren, kommt das metabolische Syndrom deutlich häufiger vor.

Der Zucker spielt dabei die Hauptrolle – und Koffein kann den Effekt noch zusätzlich verstärken. Das sind also genau die Mechanismen, die zu Übergewicht, Diabetes und weiteren Krankheiten führen, jenen Problemen, die weltweit immer wichtiger werden, auch in Österreich, sogar in Salzburg, in jener Klinik, die von Red Bull gefördert wird.

»Übergewicht und Fettleibigkeit im Kindes- und Jugendalter sind ein gesellschaftliches Problem ersten Ranges«, hatte Gesundheits-Landesrätin Cornelia Schmidjell, sozusagen die Gesundheitsministerin im Lande, bei der Vorstellung der Studie gesagt, an der Forscher in ganz Europa beteiligt sind und die hier in Salzburg von dem jungen Dr. Weghuber geleitet wird.

Natürlich ist nicht in jedem Fall Red Bull schuld, wenn die Kinder zu dick geworden sind und die weiteren Folgen in ihrem Körper sich schon bemerkbar machen. Natürlich spielt auch Cola eine Rolle, Fanta, Milchschnitte, Gummibärchen. Auch in Österreich. Und die Lebensumstände können eine Rolle spielen, Armut, Unglück, Scheidung, wenn sich die Kinder Kummerspeck anfressen.

Manchmal wundert sich sogar Dr. Weghuber über seine kleinen, aber schwergewichtigen Patienten. Zum Beispiel über den Buben, der im Alter von elf Jahren kam – mit 185 Kilo. Der Junge war intelligent, »ein perfekter Schachspieler«, sagt Weghuber, und natürlich ein Extremfall: »Das Gros der Kinder ist nicht in dem Maße übergewichtig. Aber es gibt diese Extreme. Wir haben auch Drei-, Vierjährige mit starkem Übergewicht. Das schwerste Kleinkind, das ich je gesehen habe, hat 37 Kilogramm gehabt mit zwei Jahren und sieben Monaten.«

Dr. Weghuber hat heute Wochenenddienst in der Kinderambulanz, einem markanten gläsernen Vorbau auf dem weitläufigen Klinikgelände in Salzburg. Im Warteraum neben der Anmeldung stehen gelbe Bänke, Holztische mit Resopal und Stühle, rot bezogen. Ein hellblauer Linoleumboden, auch die Wände sind hellblau, bemalt mit Seepferdchen, Fischen, Schlingpflanzen.

Zwischendurch klingelt immer wieder sein Mobiltelefon. Irgendwo schreit ein Kind. Die üblichen Therapien seien nicht sehr erfolgreich, klagt Weghuber: »Die Erfolgsraten einer guten, bemühten, kompetenten Therapie, die die Familie mit einschließt, sind bescheiden, flächendeckend gesehen. Wenn wir die 100 Zentren im deutschsprachigen Raum anschauen, die Therapien anbieten, so sieht man relativ schnell: Der Großteil der Zentren ist eigentlich erfolglos.«

»Und wer ist daran schuld?«

Weghuber: »Die Schuldfrage ist eine wichtige Frage. Weil wir sehr häufig beobachten, dass die Betroffenen wirklich von Schuldgefühlen geplagt sind.«

»Weil jeder denkt, die sollten nur ihr Leben umstellen?«

Weghuber: »Sein Leben umzustellen ist unglaublich schwierig.«

»Warum das denn?«

Weghuber: »Häufig wird den Betroffenen vermittelt, sie mögen eine Diät halten. Sie mögen etwas weglassen.

Sie mögen auf etwas verzichten. Was bedeutet das für unser Hirn? Unser Hirn kann nicht aktiv an etwas NICHT denken, nach dem Motto: ›Denken Sie jetzt nicht an einen blauen Elefanten!‹

»Vor allem dann nicht, wenn überall ständig Werbung gemacht wird für einen blauen Elefanten.«

Weghuber: »Unser Umfeld ist schlicht und ergreifend so, dass es die Leute nicht schaffen. Weil wir es als Gesellschaft nicht schaffen, Rahmenbedingungen zu bieten, die einen grundlegend gesundheitsförderlichen, präventiven Charakter haben.«

So suchen die Ärzte nach Auswegen aus der Misere – natürlich mit ihren Mitteln und den Mitteln der pharmazeutischen Industrie. Deshalb hat sich das Landeskrankenhaus Salzburg an diesem großen Forschungsprojekt beteiligt, zusammen mit Ärzten aus verschiedenen Ländern Europas.

Es geht um das Organ, das die Hauptlast trägt, wenn die Zuckerflut steigt: die Bauchspeicheldrüse. Sie produziert das Hormon Insulin, das den Zuckerspiegel im Blut wieder senkt, indem es den Zucker in die Körperzellen befördert. Wenn viel Zucker kommt, produziert sie viel Insulin, und das kann dazu führen, dass das ganze System im Körper irgendwann überfordert ist und zusammenbricht. Früher, bevor es den industriell erzeugten Zucker gab, war die Bauchspeicheldrüse wahrscheinlich in ihrem ganzen Leben so beansprucht wie heute an einem einzigen Tag, sagen Kritiker des Zuckerkonsums.

Für die Bauchspeicheldrüse wäre es daher besser, wenn wieder weniger Zucker käme und sie damit nicht so gefordert wäre. Nicht aber für die Pharmafirma, die auch mit an Bord ist bei dem Forschungsprojekt der Salzburger und ihrer europäischen Kollegen. Denn in dem Projekt geht es darum, neue Medikamente zu suchen, die die Bauchspeicheldrüse ein bisschen bremsen können. Da ist die Pharmafirma also sogar auf den Zucker angewiesen, rein geschäftlich betrachtet. Ohne Zucker gäbe es gar keinen Grund, die Aktivitäten der Bauchspeicheldrüse medikamentös zu mäßigen.

Die Pharmafirma ist ein Teil der »Gesundheitswirtschaft«, wie jene ökonomische Sphäre neuerdings genannt wird, die früher »Gesundheitswesen« hieß. Damit haben sich auch die Schwerpunkte ein bisschen verschoben, sagt der Medizinhistoriker Professor Paul Unschuld von der Charité in Berlin. Natürlich sei die »Heilung von Kranksein« auch heute noch »das Ziel des täglichen Medizinbetriebs«. Aber er entwickle sich, auch wenn es »zynisch klingen« mag, in zunehmendem Maße zu einem »Marktgeschehen, das Arbeitsplätze sichert und erheblich zum Bruttosozialprodukt beiträgt«. Damit habe sich auch der Status des Kranken geändert. Früher ging es darum, den Kranken möglichst bald aus dem Krankenstand zu entlassen, damit er wieder arbeiten kann. Jetzt hat der Kranke einen ganz anderen Stellenwert. Er wird gebraucht, und zwar als Kranker, »erstmals in der Geschichte«. Jetzt gilt: »Der Kranke ist ebenso wertvoll wie der Gesunde.« Der Kranke hat plötzlich eine ganz wichtige Funktion fürs Bruttosozialprodukt.

Zur Gesundheitswirtschaft gehören die Ärzte, die Krankenhäuser, auch die Pharmafirmen, die Apotheken, die Forscher an den Universitäten und die Krankenkassen, die das Geld einschleusen.

Vor allem der Zuckerkranke hat eine ganz herausragende Rolle, er befindet sich ja im Zentrum einer Wachstumsbranche, und wenn er einfach nur gesund werden würde, wären die Wachstumsaussichten gefährdet. Er kann sich also nicht einfach so davonschleichen, zum Beispiel indem er aufhört, sich Süßes einzuverleiben. Der Zucker ist ein wichtiges Standbein der Gesundheitswirtschaft. Bei der Zuckerkrankheit geht es um viel Geld, allein in Deutschland sind es rund 48 Milliarden Euro, in den USA 174 Milliarden Dollar (134 Milliarden Euro), weltweit 500 Milliarden Dollar, also 385 Millionen Euro – pro Jahr. Tendenz: steigend.

Die Zuckerkrankheit ist eine der Menschheitsgeißeln, und die Gesundheitswirtschaft hat sich der Herausforderung gern angenommen. Alle paar Monate finden Kongresse und Symposien statt, auf denen die neuesten Erkenntnisse ausgetauscht und natürlich die neuesten Produkte für die Zuckerkranken vorgestellt werden; in Wien, auch in Salzburg, in Zürich, Basel, Genf, Berlin, in Heidelberg, in Leipzig.

Oder, wie hier, in Stuttgart, im Messezentrum direkt am Flughafen, ein paar Schritt nur von den Flugsteigen, über den weiten Vorplatz, durch die riesige Eingangshalle, innen ist alles sehr hell und modern, aus Glas, Stahl, Stein, viele Vortragsräume, die nach den herausragenden Persönlichkeiten in der Geschichte der Diabetesforschung benannt wurden. In einer Messehalle nebenan zeigen die Firmen ihre neuesten Waren, angestrahlt von Scheinwerfern, präsentiert von adrettem Personal in Kostüm und Anzug.

»Sanofi Diabetes – zusammen erreichen wir mehr«, so

wirbt der Konzern aus Frankreich: ein »kompetenter Partner mit 90 Jahren Erfahrung in der Diabetesversorgung«. Am Stand gibt es die Insulinspritzen, die ClikStar oder TactiPen heißen. Und sogar ein Quizspiel! »Erfahren Sie alles zu unserem umfassenden Angebot für die Diabetestherapie. Mit etwas Glück gewinnen Sie einen Sanofi Aventis Stifte-Köcher oder ein Sanofi Diabetesnotizbuch.«

Beim Konkurrenzkonzern Novo Nordisk aus Dänemark heißen die Spritzen Flex Pen® (»Schnell. Effektiv. Flexibel«). Das Insulin heißt: Novorapid. »Novorapid ist das meistverordnete kurz wirksame Insulin weltweit«, wirbt der Konzern stolz. »Wir sind die Größten«, sagen sie am Stand von Novo Nordisk.

Gleich daneben steht der Wagen, an dem sie Eis verkaufen. Süßes gibt es überall auf dem Diabetikerkongress. An den Ständen, bei den Vorträgen, in den Pausen, immer gibt es süße Sachen, Softdrinks, Eis, Kuchen, Kekse. Auf einem Tablett steht dann zum Beispiel: »Mit freundlicher Empfehlung von Lilly«, das ist eine Pharmafirma, eine der ganz großen im Diabetes-Business. Ob Eis, ob Kuchen oder Milchschnitte – alles kein Problem, alles kann einfach weggespritzt werden, so das NovoRapid®-Werbeblättchen: »Sollten Zwischenmahlzeiten gewünscht sein, können diese mit einer zusätzlichen Injektion abgedeckt werden.«

Das Süße ist sozusagen die Geschäftsgrundlage dieser Industrie. Es hängt ganz direkt zusammen. Und die Zusammenhänge sind eigentlich jedem klar:

»Bei Diabetes mellitus«, so erläutert ein Prospekt aus dem Hause Novartis, »können die Körperzellen den

Zucker aus dem Blut« nicht mehr richtig aufnehmen. »Dadurch steigt der Blutzuckerspiegel.« Für die Aufnahme des Zuckers aus dem Blut stelle der Körper das in der Bauchspeicheldrüse gebildete Hormon Insulin bereit. »Wie ein Pförtner«, so die Pharmafirma, sorge Insulin dafür, dass der Blutzucker in den Körperzellen ankommt und dort in Energie umgewandelt wird. Klar ist dabei: »Je mehr Zucker im Blut ist, desto höher die Insulinausschüttung.«

Klar ist aber auch: Wenn die körpereigene Produktion nachlässt, steigt die Nachfrage nach dem Insulin aus den Pharmafabriken. Und auch hier gilt: Je mehr Zucker im Blut, desto mehr Insulin wird gebraucht.

Jeder Kuchen mehr macht eine Insulinportion mehr. Gesund wird der Patient dadurch zwar nicht, aber er kann weiter Süßes essen und damit seiner Aufgabe gerecht werden, die er fürs Bruttosozialprodukt hat. Es besteht dann natürlich die Gefahr, dass die Zuckerkrankheit weiter fortschreitet. Dann wird der Patient auf der einen Seite immer kränker, aber zugleich auch immer wertvoller.

Es beginnt dann zum Beispiel mit einem Kribbeln in den Beinen, einem Zeichen dafür, dass der Zucker begonnen hat, die Zellen zu zerstören. Bald folgen »neuropathische Schmerzen«, das sind »starke, häufig als messerscharf stechend oder brennend beschriebene Schmerzen«, wie es der Pharmakonzern Pfizer beschreibt, der auch dagegen ein Mittel hat, es trägt den poetischen Namen Lyrica®, »zur umfassenden Behandlung neuropathischer Schmerzen«.

Das ist das Schöne an so einem Kongress, dass all die

tollen neuen Sachen dem Publikum vorgeführt werden
können. Auf einem Industriesymposion des US-Pharma-
giganten Pfizer (»Viagra«) berichtet zum Beispiel der
Referent über die modernen Möglichkeiten gerade bei
dieser schrecklichen Neuropathie. Über die Methoden
zur Diagnostik, mit dem »Neuroquick Gebläse« etwa,
oder die »Konfokale Kornea-Mikroskopie«, eine »sehr
elegante Methode«, etwa zur Früherkennung der Schäden im Auge. Blind kann er ja auch werden, der Diabetiker, über kurz oder lang. Und für alles gibt es Medikamente. Es gibt »Natriumkanalblocker«, es gibt Duloxetin
und Pregabin. Auch opiumähnliche Substanzen, Nortri-
ptylin und Gabapentin.

Der Arzt hat die Qual der Wahl. »Die Wahl hängt von
der Komorbidität ab«, sagt der Referent. »Komorbidität«, das sind die anderen Krankheiten, also »ob einer
eine Angststörung hat oder Schlafstörung oder Depres-
sion oder was am Herzen oder Leberinsuffizienz oder
Niereninsuffizienz«.

So ist das: Die Zuckerkrankheit kommt selten allein.
Es gibt eine Fülle von Folgeerkrankungen, die ein Diabetiker haben kann. Bei vielen müssen die Beine ampu-
tiert werden, manche erblinden. Herzinfarkt, Schlaganfall, Krebs: alles ebenfalls »Begleit- und Folgeerkrankungen«, wie es die Deutsche Diabetes Gesellschaft nennt.
Der Diabetiker, ist er erst einmal »multimorbide«, zu
Deutsch etwa »vielkrank«, ist ein ganz armer Mensch.
Einerseits.

Andererseits kann ihm ja geholfen werden. Der Durch-
schnittspatient nimmt 11 bis 16 Pillen am Tag, sagt der
Referent beim Industriesymposium. Dazu kommen noch

Pflaster, Inhalationsequipment, Spritzen, mache alles zusammen in der »Spitzengruppe« 27 Posten. Insgesamt europaweit 54 Millionen Verschreibungen, allein in einem einzigen Quartal, und Diabetes immer ganz vorn mit dabei. Das soll erst mal eine andere Krankheit nachmachen.

Da wird der Multimorbide schnell zu einem beachtlichen Wirtschaftsfaktor. Man könnte auch sagen: zu einer Goldgrube für die beteiligten Branchen. So hatte schon die *Neue Zürcher Zeitung* festgestellt, die das Krankheitsgeschehen auf gut Schweizerisch vor allem geldmäßig betrachtet: »Während die vielen Milliarden Euro an Behandlungskosten, die das Gesamtbudget der Krankenkassen weiter in die Höhe treiben, immens sind, ist für die Pharmaindustrie der heimtückische, massenhaft auftretende Diabetes ein äußerst lukrativer Markt, der fette Zuwachsraten verspricht. Hier sind die Profite auf das eingesetzte Kapital höher als in jeder anderen Industrie. Insbesondere neue Insulin-Präparate bringen große Gewinne.«

Es hat nur einen Nachteil: Insulin verschärft die Probleme. Insulin kann zum Beispiel dick machen. Manche nennen es ein »Masthilfsmittel«. Und das bei Diabetikern, die häufig ohnehin schon dick sind. Insulin kann auch den Blutdruck erhöhen, die Cholesterinwerte verschlechtern, das Risiko fürs Herz erhöhen. Und: Die Insulinbehandlung kann auch Krebs fördern. Also: Die Behandlung macht den Patienten nicht gesund, sondern alles nur noch schlimmer.

Das wissen auch die Diabetologen:»Behandlungsstrategien für Typ-2-Diabetes, die mit einer unangemessenen

Erhöhung der Insulinspiegel einhergehen, müssen kritisch betrachtet werden«, sagt Professor Stephan Matthaei, der Präsident der Deutschen Diabetes Gesellschaft. Typ-2-Diabetes, das ist jene Variante, an der 90 Prozent der Zuckerkranken leiden. Bei Typ-2-Diabetikern wird der Zucker aus dem Blut nicht mehr ausreichend in die Körperzellen transportiert. Entweder weil die Zellen den Zucker nicht mehr richtig aufnehmen (»resistent« geworden sind) oder weil die Bauchspeicheldrüse infolge langjähriger Überbeanspruchung nicht mehr ausreichend Insulin produziert, was wiederum bei Typ-1-Diabetikern das Hauptmerkmal ihrer Krankheit ist. Mittlerweile vertreten manche Mediziner auch die Meinung, die Unterscheidung sei eigentlich überholt und vor allem bei der Therapie eher hinderlich. »Sowohl in der Forschung als auch im klinischen Alltag zeigt sich zunehmend, dass diese grobe Einteilung in zwei Typen häufig so nicht zutrifft und sogar irreführend sein kann«, sagt der Zürcher Medizinprofessor Marc Y. Donath.

Der Zucker in der Nahrung spielt natürlich bei beiden Typen eine tragende Rolle. Wenn mehr Zucker in der Nahrung ist, wird mehr Insulin benötigt, und wenn Lebensmittel gegessen werden, die weniger Zucker ins Blut gelangen lassen, dann ist das gut für die Zuckerkranken.

Auch davon ist die Rede bei so einem Kongress der Diabetologen. »Lifestyleintervention« heißt das in ihrer Sprache. »Lebensstilmodifikation«. Wenn die Menschen ihr Leben umstellen und einfach das Zeug nicht mehr essen, das ihren Blutzuckerspiegel in die Höhe treibt. Da gab es eine neue Studie aus Großbritannien, die in der

Fachwelt rund um den Globus für Aufregung gesorgt hatte. »Unglaublich, aber wahr«, entfuhr es beispielsweise dem Direktor der Klinik für Endokrinologie, Diabetologie und Rheumatologie am Universitätsklinikum Düsseldorf, Professor Werner A. Scherbaum: »Es ist möglich, den Diabetes binnen einer Woche zu heilen.«

Die Hormonforscherin Dr. Ee Lin Lim, die aus Malaysia stammt, hatte zusammen mit Professor Roy Taylor und den Kollegen vom Zentrum für Altern und Vitalität der Universität im britischen Newcastle upon Tyne im Fachjournal *Diabetologia* berichtet, dass sie bei Diabetespatienten durch schlichtes Fasten schon eine Verbesserung erreicht hatten, und zwar nach nur einer Woche. Die Bauchspeicheldrüse hatte sich erholt, der Körper reagierte wieder besser auf Insulin, und auch die Fettwerte in der Leber hatten sich verbessert.

Diabetes, die Krankheit, die bisher als unheilbar galt, geheilt nach einer Woche. Die Mediziner reagieren auf solche Erkenntnisse einerseits fasziniert, andererseits auch ein bisschen beunruhigt, fast erschrocken. Die Medizinprofessorin Hannele Yki-Järvinen von der Universität Helsinki beispielsweise, die in der Branche als harte Pharma-Befürworterin gilt, schrieb dazu einen Kommentar in *Diabetologia*. Wenn die Patienten einfach anders essen und dadurch geheilt werden, dann sei das eine gute Therapie, »nicht teuer und ohne Nebenwirkungen«. Eine Therapie allerdings, die die Ärzte nicht leisten könnten: »Wie sind wir als Gesundheitsversorgungsprofis dafür ausgebildet, den Patienten zu helfen, abzunehmen und auch nicht wieder zuzunehmen? Haben Sie jemals ein Training in solchen Fähigkeiten bekommen? Ich nicht.«

Was sie gelernt habe in ihrer Ausbildung, sei etwas ganz
anderes gewesen: »Ich lernte, wie man ein Rezept aus-
stellt.«

So sahen das auch die Ärzte auf dem Symposium beim
Diabetes-Kongress. Man müsste vielleicht mehr »Mental-
training« anbieten, sinnierte einer der Referenten. »Das
wäre dann allerdings keine Medizin mehr«, meinte er.
Und: »Da sind wir als Ärzte die falschen Ansprechpart-
ner.«

Das ist nicht ihr Business. Verhaltenstraining! Dafür
braucht man ja nun wirklich keinen Arzt.

Für die Patienten, von denen es ja immer mehr gibt,
ist das bedauerlich, wenn ausgerechnet die Ärzte sich bei
der Heilung der wichtigsten Krankheit für unzuständig
erklären. Es wäre aber auch verhängnisvoll für die Gesundheitswirtschaft, wenn ein wichtiger Umsatzträger
wie der Zuckerkranke nach einer Woche wegbricht, weil
er einfach gesund wird.

Und es hätte auch noch weitere Konsequenzen, für die
Forschung zum Beispiel. Die läuft ja derzeit auf Hochtouren, gerade zum Thema Diabetes und Übergewicht.
Die Politik wirft mit Millionen nur so um sich. Auch da
wäre es geschäftsschädigend, das Problem einfach als ge-
löst zu erklären, und das nach einer Woche.

Wo die deutsche Bundesregierung gerade eine Million
Euro ausgeworfen hat, um »ein Mittel gegen die gefährlichen überschießenden Blutzuckeranstiege« suchen zu
lassen, die »aus dem Konsum von Lebensmitteln mit
rasch verfügbare Zuckern herrühren«. Auch hier geht
es nicht darum, diese Lebensmittel einfach wegzulassen.
Dafür gibt es keine Million. Es geht darum, eine »neue

Generation« von Lebensmitteln zu entwickeln, »die durch spezielle Inhaltsstoffe die Zuckeraufnahme des Körpers aktiv regulieren«. Das klingt schon viel besser. Gesucht wird, hübsch kompliziert, ein »Wirkstoff, der die Aufnahme von Glukose (also Zucker) durch die in ihrer Molekülstruktur schon bekannten Glukosetransporter zu hemmen vermag«. Molekülstruktur, Glukosetransporter, das klingt schon mehr nach einer Million. Ein Wirkstoff also, damit die Leute weiter Zucker essen können, der Zucker aber nicht ins Blut gelangt. Wo sie danach suchen? Sie suchen »in Obst und Gemüse nach geeigneten Inhaltsstoffen«.

So ist es ein wunderbares System, in dem alle Seiten profitieren, außer vielleicht die Patienten.

Auch die Europäische Union fördert mit Millionen die Forschung über die Folgen des Zuckers. 11,7 Millionen Euro gab es zum Beispiel für ein Projekt, das nach neuen Genen fahnden sollte als Ziele »künftiger pharmakologischer Manipulation«. Für die Erforschung von Genen, die beim Sport anspringen, gab es sogar 12,7 Millionen. Für ein Projekt über »functional genomics«, ein wahnsinnig schickes Thema derzeit, bei dem es um die Auslösung von Gen-Aktivitäten geht, gab es acht Millionen. Für die »Umweltfaktoren« und ihre Interaktion mit den Genen: zehn Millionen.

Eigentlich gäbe es gar nichts zu forschen. Weil alles längst klar ist. So sah das jedenfalls schon der deutsche Zuckerkritiker Max Otto Bruker: »Man forscht auch heute noch nach den Ursachen des Diabetes, obwohl sie mit Sicherheit seit Jahrzehnten bekannt sind.«

Bruker hatte seine Vorbehalte gegen den Zucker seit

Jahrzehnten vorgetragen und dabei in der deutschen Öffentlichkeit nicht sehr viel Unterstützung erfahren, was auch an seiner politischen Orientierung liegen mag: Er war in der Zeit des Nationalsozialismus Mitglied der SA, und auch lange nach dem Krieg engagierte er sich noch für verschiedene rechtslastige bis rechtsextreme Organisationen, etwa die »Gesellschaft für biologische Anthropologie, Eugenik und Verhaltensforschung« oder politische Vereinigungen wie die NPD-Nebenorganisation »Bürgerinitiative Ausländerstopp«.

In Sachen Zucker indessen hat sich die Grundproblematik in neuerer Zeit kaum verändert: »Alle sprechen über die gleichen Sachen, seit 25 Jahren«, sagt auch der australische Diabetesforscher Paul Zimmet bei jener Konferenz der Europäischen Union in Brüssel, bei der es um die »Zeitbombe« geht, die zur globalen Bedrohung zu werden droht: Übergewicht und Diabetes. Zimmet hat das Wort von der »Coca-Kolonisierung der Welt« geprägt. Er trägt einen grauen Anzug mit feinen hellblauen Nadelstreifen, ein weißes Hemd, rosa Krawatte mit dunklen Punkten.

Kurze Frage nach seinem Vortrag: »Professor Zimmet, was hat es mit der ›Coca-Kolonisierung‹ auf sich, von der Sie immer sprechen?«

Zimmet: »Coca-Kolonisierung ist ein anderer Ausdruck für die ›Western Diet‹ …«,

»… die westliche Ernährungsweise, die auf einem speziellen, industriell produzierten Nahrungsangebot beruht: Softdrinks, Fertiggerichte, Snacks. Was manche Wissenschaftler als ›giftige Umgebung‹ bezeichnen, als ›toxic environment‹.«

Zimmet: »›Toxic environment‹, das ist ein anderer Ausdruck für das gleiche Phänomen. Da gehört alles zusammen bis hin zur Mobilität, weniger Bewegung, Fast Food: hohe Energie, wenig Nährwert bei vielen Kalorien. Das sind alles Aspekte dieses Phänomens, ob Sie das ›Coca-Kolonisierung‹, ›Western Diet‹ nennen oder ›giftige Umgebung‹.«

Die »Coca-Kolonisierung« hält sozusagen das ganze System in Schwung, von dem nicht nur Coca-Cola profitiert und Red Bull, sondern auch der medizinische Teil des Systems, die Pharmafirmen, und teilweise auch die Forschergemeinde, in gewisser Weise sogar der junge Dr. Weghuber in Salzburg mit seiner Studie für sechs Millionen Euro, an der er zusammen mit Kollegen aus Schweden, Luxemburg, England, Deutschland und der Schweiz arbeitet.

Nur die Kinder, die an ihrem Übergewicht leiden und die deswegen zu Weghuber in die Ambulanz kommen, für sie wäre es natürlich besser, wenn es das ganze süße System, die »giftige Umgebung«, nicht gäbe. Dann wäre es ganz leicht für sie, und sie müssten nicht mehr ins Krankenhaus. So sieht es auch Dr. Weghuber. Aber er sieht die Sache realistisch.

Weghuber: »Das ist wohl leider illusorisch. Das wäre nur möglich in der besten aller Welten. Aber das würde ich mir wünschen.«

»Wirklich? Dann würden Sie doch die schönen Forschungsmillionen von der EU nicht kriegen.«

Weghuber: »Das wäre mir völlig egal. Ich gebe zu, das ist für uns natürlich interessant, weil wir Mitarbeiter davon bezahlen können. Aber ich würde mich gern auch um andere Probleme kümmern. Ich würde mich gern auch um die präventiven Maßnahmen kümmern. Das ist auch nur eine Studie von vielen.«

»Von Red Bull bekommen Sie auch Geld?«

Weghuber: »Nein, ich krieg da kein Geld, genauso wenig wie von anderen Softdrink-Herstellern.«

»Würden Sie denn Geld von Red Bull nehmen?«

Weghuber: »Für eine unabhängige Forschung, grundsätzlich ja. Das heißt, wenn keine Bedingungen daran geknüpft wären.«

»Aber das würde Sie doch auch einschränken bei den Empfehlungen an Eltern und Kinder?«

Weghuber: »Na ja, ich würd' mir herausnehmen, trotzdem zu sagen, Red Bull gehört zu jenen Lebensmitteln, die nicht günstig sind.«

»Weil sie die Kinder dick machen?«

Weghuber: »Ja. Zudem sind anregende Getränke nicht für Kinder geeignet.«

»Das würden Sie trotzdem sagen?«

Weghuber: »Sicher. Es ist ja so. Weil mit so einer Finanzierung aber immer ein Interessenkonflikt im Raum steht, ist mir eine unabhängige Finanzierung lieber.«

Er muss es wissen, er sieht sie ja immer wieder, die Kinder, und weiß, woran es liegt, wenn sie dick und krank werden, und wie schwer es für sie ist, sich loszusagen von den Dickmachern, wenn sie sich schon daran gewöhnt haben.

Wenn Dr. Weghuber allerdings oft vergeblich versucht, den Drang nach Süßem zu bekämpfen, dann kann es auch daran liegen, dass dieser Drang schon sehr früh entstanden ist. Denn immer häufiger zeigt sich jetzt, dass

Mechanismen am Werk sind, die tief verankert sind, nicht von Natur aus, sondern durch die Allgegenwart des Süßen in der Nahrung. Und die kann dazu führen, dass die Kinder auf Zuckergier programmiert werden, schon vor der Geburt, schon im Mutterleib. Weil heute auch dort bereits oft ein allzu süßes Milieu herrscht.

4. Kleine Vampire

Wie die Kinder auf Süßes
programmiert werden

*Gierig nach Zucker, schon vor der Geburt / Auch der nette
Herr Hipp wirft mit Zuckerbomben – schon morgens zum
Frühstück / Schwarze Löcher im Gebiss – Milupa musste
zahlen / Zucker macht zappelig / Wer Softdrinks liebt,
greift häufiger zur Waffe / Weißes Pulver gegen graue Zellen:
wie Zucker nicht nur Kindern auf den Geist geht*

Für sie waren es aufregende Stunden, es ging ja schließlich um ihr Baby. Als sie in die Klinik kam, war es
eigentlich noch nicht so weit. Aber die Zuckerwerte
waren zu hoch, und so behielt sie der Doktor gleich da,
aus Vorsicht. Sie war natürlich beunruhigt.

»Am Mittwoch bin ich rein, am 11. Juli, eigentlich nur
zur Besprechung. Aber dann haben sie mich nicht mehr
heimgelassen, weil ihnen mein Zuckerwert nicht gefallen
hat. Wenn da was nicht stimmt, dann nehmen die Kinder
zu schnell zu, wachsen zu schnell, und da kann es eben
passieren, dass andere Dinge drunter leiden. Wie natürlich Lungenreife und sonstige Reife.«

Mit solchen Problemen haben sie jetzt öfter zu kämpfen, hier in der Universitäts-Frauenklinik Ulm, oben
auf dem Berg über der Stadt. Ein bisschen Anspannung

herrscht natürlich immer, wenn ein neues Leben beginnt. Überall sind Frauen mit dicken Bäuchen und aufgeregten Männern unterwegs, manche auch schon mit Baby oder älteren Kindern. Für sie gibt es gegenüber dem Eingang einen Kindergarten, mit Rutsche, Sandkasten, Schaukel, einem Dinosaurier aus Plastik, daneben eine kleine Grünanlage, mit Bäumen und Büschen.

Janette Willburger hat schon zwei Jungs, mit ihnen ist alles okay. Sie kam von ihrem Bauernhof, eine knappe Autostunde weiter südlich. Jetzt war sie in Sorge, dass ihr Baby ein Sumo-Baby wird, wie heute viele sagen. Sumo-Baby, das klingt vielleicht süß. Doch wenn sie schon so dick auf die Welt kommen, dann hat das Folgen für ihr ganzes Leben. Sie haben zu viel Zucker im Blut, was eigentlich auch nicht schlimm klingt, im Vergleich zu anderen Problemen wie Krebs oder Herzschäden. Aber genau das kann ihnen blühen, später im Leben, wenn jetzt nichts unternommen wird. Die Sumo-Babys haben mit dem Zucker zu kämpfen, schon vor der Geburt.

Zum Glück kennen sie sich in der Ulmer Geburtsklinik aus mit solchen Problemen. Es herrscht eine angenehme Atmosphäre, vor allem in den Kreißsälen. Schwestern und Hebammen laufen geschäftig herum, in blauen Kitteln, weißen Hosen, Ärzte im grünen OP-Dress, manche mit Mundschutz.

Die Sonne strahlt von oben herein, durch ein Oberlicht in der Decke, in der Mitte steht ein Empfangsdesk, an den Wänden hängen bunte Druckgrafiken, Picasso, Miró.

Kurz vor der Geburt war Frau Willburger natürlich

trotzdem nervös: »Die letzten Stunden, das war für mich ganz schlimm. In der Schwangerschaft bist du ja sowieso empfindlich. Da hat man ja auch Angst. Weiß ja niemand, wie sie rauskommt, wie weit das entwickelt ist.« Es soll ein Mädchen werden, so viel war sicher. »Sie wollte ja noch nicht kommen. Aber dem Dr. Reister war es dann zu gefährlich. Strammes Geburtsgewicht, sagte er. Dann hat man sie holen müssen. Es war jetzt am Ende einfach zu viel. Das war ein Schock, weil er gesagt hat, es kann gut sein, dass sie noch nicht reif genug ist.«

Dr. Frank Reister ist Leiter der Abteilung für Geburtshilfe an der Universitätsklinik in Ulm. Er ist Perinatologe, ein Spezialist für die Zeit um die Geburt, ein Experte für Schwangerschaften mit besonderen Risiken, er war zwei Jahre in Kanada, hat in Toronto das neue Spezialgebiet studiert. Dr. Reister hat einen sehr kräftigen Händedruck und muskulöse Oberarme. Er macht Taekwondo, fernöstlichen Kampfsport.

Für ihn war klar, dass er das Baby schnell zur Welt bringen muss, bevor der Zucker noch weiter wirken kann. Der Arzt hat immer wieder mit Babys zu tun, die unter erhöhter Zuckerlast zur Welt kommen. Noch sind es nicht viele, im Durchschnitt knapp vier Prozent. Aber die Zahl hat sich in den letzten zehn Jahren verdoppelt. Von 100 Müttern in Ulm sind schon zehn betroffen von dem neuen Phänomen namens »Schwangerschaftsdiabetes«.

Es sind Mütter, die eigentlich selbst noch nicht zuckerkrank sind, aber knapp an der Grenze liegen, und die Hormonveränderungen in der Schwangerschaft treiben die Werte dann übers Limit, der Zucker schwappt hinüber zum Baby: »Die vermehrte Zufuhr von Zucker über die Nabelschnur hat genau die gleichen Folgen, wie wenn wir zu viel Zucker essen. Wir werden fett.« Und mit jedem Gramm steigt die Gefahr für die Mutter, ihr Baby – und vielleicht sogar die nächsten Generationen, sagt Dr. Reister: »Schon bei der Geburt wird es schwieriger. Dadurch, dass sie dieses größere Kind, dieses vollgefressene Kind, gebären muss, hat sie ein höheres Risiko für einen Kaiserschnitt, für Wundheilungsstörungen, auch Harnwegsinfekte sind häufiger. Das größere Problem ist aber wahrscheinlich das Kind. Die Kinder werden sozusagen auf Zucker programmiert. Auch über Generationen hinweg. Vor allem, wenn das Zuckerangebot in der Umwelt erhöht ist. Die entsprechenden Gene werden aktiviert. Und wenn die wieder Kinder kriegen, geht das bei denen so weiter.«

So beginnt das süße Leben heute immer öfter schon, bevor die Kinder das Licht der Welt erblicken. Das klingt natürlich schöner, als es ist. Eigentlich ist es eher eine Belastung – und zwar fürs ganze Leben. Die Kindheit findet ja ohnehin unter erhöhtem Zuckerdruck statt. »Viele, viele bunte Smarties!« – »Haribo macht Kinder froh!« – »Kin-der-scho-ko-lade!«

Eigentlich brauchen Kinder keinen Zucker, keine Süßigkeiten, und wenn man sie lässt, ohne den Angebotsdruck, dann hält sich ihre Lust auf Süßes überraschenderweise sehr in Grenzen. Heute aber erscheint das Süße in der Kindheit wie eine höhere Gewalt. Die Verwandten, die Nachbarn, die Kindergartenfreunde, selbst der Portier im Hotel, alle erscheinen als Agenten des Süßen und strecken ihre Arme nach den Kleinsten aus, mit Lollis, Eis, Bonbons, Überraschungseiern.

Doch der kleine Mensch ist nicht ausgelegt für die Zuckerlasten, mit denen er jetzt konfrontiert wird. Der kindliche Körper muss kapitulieren. Die reine Energie des Zuckers überfordert die kleinen Gehirne, die Körperzellen. Zu allem Überfluss steigert sich das Ganze noch, das ständig vorhandene Süße stellt die Regler für das Geschmacksempfinden höher, süß, süßer, übersüß. Es muss alles immer süßer sein.

Durch die Übersüßung werden die Kinder auch auf Krankheiten programmiert. Zwar ist es meist genetisch vorgegeben, ob Kinder ein erhöhtes Risiko für die zuckerbedingten Leiden haben. Aber nach neuesten Erkenntnissen können diese Erbanlagen völlig wirkungslos bleiben – erst durch die Übersüßung werden sie aktiviert und lösen Krankheiten aus.

Der Zucker prägt auch das Gehirn, die Lernfähigkeit und die Intelligenz, das Verhalten – und weil vom Lernen sehr viel abhängt, in der Schule und auch später, hat das auch Auswirkungen auf den Beruf, die Karriere, natürlich das Einkommen. Der Zucker prägt auch die Gefühle, die Stimmung und damit auch Glück und Wohlbefinden.

Der Zucker wird zum Schicksal.

In der modernen Welt der Kinder von heute herrscht der Zucker-Overkill.

Ein deutsches Kind verzehrt pro Jahr mehr Süßes, als es wiegt: 50,9 Kilo Süßwaren insgesamt. Davon sind nur 0,4 Kilo purer Zucker und Süßstoffe. Aber 10,3 Kilo Kuchen, Kekse und Gebäck, 5,7 Kilo Eis, 3,6 Kilo Schokolade, Riegel und Pralinen, 3,3 Kilo Zuckerwaren wie Bonbons, Gummibärchen, Lollis, 3,2 Kilo süße Brotaufstriche wie Nutella. Und 23,3 Kilo süße Softdrinks.

Das kam bei der »Donald«-Studie des Dortmunder Forschungsinstitutes für Kinderernährung heraus. Weitgehend unbemerkt ist die Zuckerquote immer weiter gestiegen. Vor 30 Jahren naschten 74 Prozent der amerikanischen Kinder regelmäßig Süßgebäck oder Snacks, auch schon ziemlich viele. Jetzt aber sind es 98 Prozent. »Diese Befunde erregen Besorgnis, weil immer mehr Kinder gestörtes Ernährungsverhalten entwickeln, das zu Übergewicht führen kann«, sagt Barry Popkin, der diese Daten erhoben hat. Er ist Professor für »globale Ernährung« an der Universität des amerikanischen Bundesstaates North Carolina und hat das Konzept vom »Ernährungsübergang« entwickelt (»nutrition transition«), dem weltweit zu beobachtenden Übergang von der natürlichen Nahrung aus Kirschen, Kiwis, Kokosnüssen zu Cola, Keksen, Kinder-Schokolade.

Die Hersteller von solchen süßen Sachen begründen den Drang der kleinen Menschenkinder nach Süßem gemeinhin mit einem naturgegebenen Verlangen, schließlich sei schon die Muttermilch süß. Aber, Überraschung: Die Muttermilch ist gar nicht so süß. Zwar enthält auch sie verschiedene Zuckerarten, aber sie hat nur eine ganz leicht süßliche Note.

Auch später möchten die Kinder nicht unbedingt Süßes – wenn sie ohne den Druck des süßen Systems aufwachsen und selbst entscheiden können, was sie möchten. Das zeigte die kanadische Kinderärztin Clara Davis in ihren mittlerweile klassischen Untersuchungen. Sie ließ Kindern für ihre berühmte Studie, die 1928 im *American Journal of Diseases of Children* erschien, die freie Wahl zwischen 34 verschiedenen Lebensmitteln, darunter Äpfel, Bananen, Fisch, ja sogar Innereien und Knochenmark. Auch Getränke konnten sie sich aussuchen: Wasser, Orangensaft oder Milch. Alles völlig naturbelassen, ohne Geschmacksverstärker und auch nur so süß, wie die Natur es bietet.

Das erstaunliche Ergebnis, von weiteren Studien bestätigt: Die Kinder aßen nach ihren individuellen Bedürfnissen, auch mal vier Bananen nacheinander oder sieben Eier. Ein Dreijähriger verschlang am Abend ein Pfund Lammfleisch. Ein Kind mit wenig Magensäure aß vorzugsweise Saures, eines mit Rachitis nahm sogar freiwillig Lebertran – jedenfalls so lange, bis die Krankheit abklang. Nur vom Süßen wollten sie nicht übermäßig viel.

Nach mehreren Jahren und 37 500 servierten Mahlzeiten zeigte sich, dass sich das Verlangen der Kinder relativ ausgewogen verteilte auf frisches Obst, Eier, Fett und Fleisch, die Lust auf das Süße im Angebot sich aber in Grenzen hielt. Das bedeutet: Es gibt von Natur aus kein angeborenes kindliches Verlangen nach Süßem und schon gar nicht nach Süßigkeiten. Es gibt ja in der Natur auch nichts Süßes, außer den Früchten. Es gibt keinen Schokoriegelbaum, keine wild lebenden Gummibärchen, selbst am Südpol keinen Kinder-Pingui.

Inzwischen haben sich die Verhältnisse verkehrt. Das Süße ist jetzt der Normalzustand im Supermarkt. Vor allem beim Angebot für die Kinder. Ganz vorne dran ist natürlich der Konzern, der die »Kinder« bei seinen Produkten sogar im Namen führt: »Kinder«-Schokolade, »Kinder«-Pingui, »Kinder«-Milchschnitte.

Der Kinder-Konzern Ferrero war gleich mehrfacher Sieger beim Wettbewerb »Deutschland sucht die größte Zuckerbombe« der Verbraucherorganisation »Food-watch«: Kinder-Produkte belegte die ersten vier Plätze der Top Ten. Sieger war Kinder Choco fresh, ein Schoko-riegel in Nashornform, mit 39,7 Prozent Zucker. Auf den weiteren Plätzen folgten Kinder Maxi King, eine Milch-Schoko-Kombination im Handyformat, mit 34,5 Gramm Zucker; mit 33,1 Prozent kam Kinder-Pingui auf den dritten Platz, und die klassische Kinder-Milchschnitte brachte es noch auf 29,2 Prozent Zucker. Der Kinder-Konzern rechtfertigte sich mit einem besonders lustigen Argument: Es handle sich »nicht um Artikel, die nur für Kinder bestimmt sind«.

Nicht nur der italienische Familienkonzern zielt mit Zuckerbomben auf die Kleinsten, auch der nette Herr Hipp (»Dafür stehe ich mit meinem Namen«) vom gleichnamigen Babynahrungskonzern, den die Mütter so lieben, dass sie ihm die Ernährung ihrer Kinder an-vertrauen. Schon früh am Morgen: Seine Hipp Knusper-flakes Honey Moby kommen auf 41 Prozent Zucker-gehalt. Hipp immerhin reagierte und kündigte an, die stark zuckerlastigen Honey Mobys aus dem Programm zu nehmen.

Die Frühstücksflocken, die ja als gesunder Einstieg in den Tag gelten, sind nach »Foodwatch«-Untersuchun-gen ein besonders krasser Fall von Zuckerterror. 96 Pro-zent der untersuchten Produkte gehörten in die »rote« Kategorie, weil sie zu 25 bis 50 Prozent aus Zucker beste-hen. Ob Honigkugeln oder Froot Loops: Die vermeint-lich gesunden Frühstückscerealien seien nichts anderes als »süße Snacks«, schreiben die Kinderschützer von »Food-watch«.

Der Lebensmittel-Multi Nestlé hatte kein einziges
Flockenprodukt für Kinder mit weniger als 30 Gramm
Zucker im Sortiment. Die beliebten Smacks von Kellogg
enthielten 43 Gramm Zucker. Und der sympathische Bil-
ligheimer Aldi war gar unter den Rekordhaltern beim
Zuckergift: Aldis Honey Balls enthielten unglaubliche
45 Gramm Zucker pro 100 Gramm.

Wer glaubt, mit dem fertigen Brei fürs Baby aus dem
Gläschen auf der sicheren Seite zu sein, bekommt mit
Sicherheit – zu viel Zucker. Ein Babygläschen mit Apfel
und Banane kann bis zu 33 Gramm Zucker enthalten.
Schon von Gesetzes wegen wird überzuckert: Die Europäische Union hat in ihrer Richtlinie zur Säuglings-
nahrung den Kalorienbedarf von Säuglingen um 15 bis
17 Prozent überschätzt, weil der Energiegehalt von Muttermilch zu hoch angesetzt worden war. Nach einer *Öko-
Test*-Untersuchung enthält der Nestlé Alete Milchbrei
Joghurt-Erdbeere-Banane schon 95 Prozent der täglich
tolerierbaren Zuckermenge: 4,8 Stück Würfelzucker pro
Portion.

Und dabei preist Nestlé den Zuckerbrei als »leicht ver-
dauliche« Abendmahlzeit für Kinder ab sechs Monaten
an, besonders wertvoll dank diverser Gesundheitszusätze.
»Ein Hohn«, kommentiert *Öko-Test*. Bebivita Frucht &
Joghurt Pfirsich-Maracuja enthielt pro Portion 89 Prozent der Tageszuckermenge, und der Bebivita Früchtetee
pro 200-Milliliter-Portion 3,2 Würfelzucker – etwa zwei
Drittel der täglichen Maximal-Zuckerration.

Mit den Kinderprodukten aus Supermarkt und Dro-
gerie werden die Kleinen früh auf Zucker eingestellt. Ob
Dr. Oetkers Paula Schokoladen Pudding Vanille-Flecken,

Bauers Biene Maja Kinderjoghurt, Danones Fruchtzwerge: überall Zucker. Monster Backe Knister von Ehrmann, laut Werbung mit »gesundem Joghurt«, ist in Wirklichkeit eher ein süßes Monster. Zuckeranteil: 15 Prozent. Der 120-Gramm-Becher Joghurt & Smarties von Nestlé warte gar mit »sage und schreibe sechs Stücken Würfelzucker« auf, empört sich *Öko-Test* – Urteil: »mangelhaft«. Auch viele Säfte sind »reinste Zuckerbomben«, so der Kinderernährungsspezialist Professor Berthold Koletzko von der Ludwig-Maximilians-Universität München.

Wer schuld ist? Das weiß ein Mann namens Ingo Barlovic, denn er hat es einmal untersucht: »Vor einigen Jahren haben wir im Rahmen eines Markttests Kindern und Müttern sowohl ein Milchprodukt mit mehr Zucker als auch eines mit weniger Zucker angeboten«, erzählt Barlovic, der ein Fachmann ist für solche Sachen, als Geschäftsführer des Münchner Marktforschungsinstituts Iconkids & Youth. Er arbeitet für Firmen wie die Bonbonfabrik August Storck, die Schokoladefabrik Lindt & Sprüngli, den Softdrink-Riesen Coca-Cola, den Fruchtzwerge-Konzern Danone, den Kinder-Konzern Ferrero, die Fruchtgummifirma Katjes und viele andere, darunter Kraft Foods (Milka), Nestlé (Smarties), Unilever (Langnese). Die sind aber allesamt nicht schuld. Schuld sind die Mütter und die Kinder, die merkwürdigerweise das Ungesunde bevorzugten: »Gewonnen hat bei den Kindern und Müttern ganz klar die weniger gesunde Variante – vor allem wegen des Geschmacks.« Macht aber nichts, denn bei Kindern ist es sowieso egal, ob sie gesund sind: »Bei Kinderprodukten geht es primär nicht um den Gesundheitsnutzen«, sagt der Marketingmann.

Das ist nun schon sehr merkwürdig, dass die Mütter
sich für Ungesundes entscheiden, wenn es um ihre Kin-
der geht, dass es ihnen plötzlich egal ist, ob das Essen den
Kleinen schadet. Irgendetwas muss passiert sein, dass die
Mütter plötzlich ihre Instinkte ausblenden, dass natürliche Schutzmechanismen ausgeschaltet werden und die
Einstellungen sich so ändern, dass den Kindern plötzlich
massenhaft Schaden zugefügt wird.
Als ob eine höhere Macht eingegriffen hätte.
Es war natürlich keine höhere Macht. Es gab auch keine Gehirnwäsche. Es waren nur der nette Herr Hipp zum
Beispiel und die anderen Figuren aus der Werbung, denen die Mütter offenbar blind vertrauen, und die Kinder
sowieso. Insgesamt 700 Millionen Euro jährlich werden
ausgegeben für Werbung für Schokolade und Süßwaren.
Allein in Deutschland. Kinder sind einem wahren Trom-
melfeuer von Werbung ausgesetzt. 20 000 bis 40 000 Wer-
bespots erreichen sie jährlich, hat die Deutsche Gesellschaft für Kinder- und Jugendmedizin ermittelt. Spitzen-
reiter in Europa ist regelmäßig Ferrero; der italienische
Süßkonzern gibt allein in Deutschland 20 Prozent seines Umsatzes von 1,8 Milliarden Euro für Werbung aus,
macht 400 Millionen Euro im Jahr.

Bisher hatte Ferrero vor allem mit dem Gesundheits-
argument geworben, etwa der »Extraportion Milch« in
der Milchschnitte. Und war dafür von Verbraucherschüt-
zern heftig kritisiert worden; »Foodwatch« etwa verlieh
der Firma dafür den »Goldenen Windbeutel« für die
»dreisteste Werbelüge«. In den USA musste der Konzern
im Jahr 2012 an die Opfer seiner Werbung 3,3 Millionen
Dollar bezahlen (2,5 Millionen Euro), nach einer Klage

von Athena Hohenberg aus dem kalifornischen San Diego, Mutter eines vierjährigen Kindes, weil in der Werbung Nutella als »ausgewogenes und schmackhaftes Frühstück« angepriesen worden war.

Hierzulande sind solche Schadensersatzprozesse selten, weil nach Auffassung der Richter und auch der Öffentlichkeit die Menschen selbst schuld sind, wenn sie diesen Werbesprüchen glauben. Für die Food-Konzerne und ihre Werbepoeten ist das eine komfortable Position, denn so haben sie weitgehend freie Hand bei der Formulierung ihrer Versprechen, die sie natürlich in der Annahme verkünden, dass möglichst viele Käufer ihnen glauben.

In einem Fall allerdings war vielleicht der Kontrast doch zu groß zwischen dem Versprechen und den Folgen. Die Eltern klagten deshalb auf Schadensersatz – und gewannen sogar. Der Fall ging in die Rechtsgeschichte ein, als Milupa-Fall. »Sicherheit von Anfang an«. Das hatte der Babymilchkonzern den Eltern in der Werbung versprochen: Und: »Milupa sorgt für Babys Zufriedenheit und ruhige Stunden.« Doch die Kindermilch sorgte weder für Sicherheit noch für Zufriedenheit, sondern für hässliche schwarze Löcher im Gebiss: Karies.

Der kleine Daniel Kottenberg hatte den Milupa-Tee aus der Flasche genuckelt während seiner ersten vier Lebensjahre. Im sechsten Lebensjahr stellte der Zahnarzt fest, so der Bundesgerichtshof in seinem Urteil, »dass die vier oberen Schneidezähne (62, 61, 51, 52) und die unteren mittleren Schneidezähne (71, 81)« von einer »ausgeprägten Glattflächenkaries« befallen gewesen seien. Insgesamt mussten dem Buben drei Milchzähne ge-

zogen werden. Nach Schätzungen von Zahnkundlern
litten mehr als 100 000 Kinder damals unter dieser besonders schweren Form von Karies, die als »Nuckel-
flaschensyndrom« bekannt wurde. Viele von ihnen, sagte
ein Zahnarzt, sahen aus »wie kleine Vampire«.

Milupa stritt zunächst alles ab. Ein Zusammenhang
mit Karies sei »wissenschaftlich nicht belegt«. Dann
wollte die Firma den Fall außergerichtlich beilegen
und, es war noch vor Einführung des Euro, 40 000 Mark
(21 000 Euro) Schmerzensgeld zahlen. Schließlich verur-
teilte der Bundesgerichtshof die Firma zu Schadensersatz
(Aktenzeichen BGHZ 116, 60 – VI ZR 7 / 91).

Karies ist die erste, ganz offensichtliche Folge des
Zuckers, ein Zeichen sozusagen, das er schon beim ersten
Körperkontakt setzt, ein Signal, dass hier ein potenter
Schadstoff am Werk ist. Der Zucker lässt Bakterien wachsen vom Typ *Bifidobacterium dentium*, die den Zahn-
schmelz angreifen. Das gibt dann schwarze Stellen, die
deutlich zeigen, dass hier etwas faul ist.

In Amerika, dem Land der Schokoriegel und Softdrinks, kam Karies schon früh auf und sorgte für erregte
Debatten.

Karies ist der offensichtlichste Ausdruck der »giftigen
Umgebung«, und dass Zucker der Grund ist, das sei
»wissenschaftlich inzwischen sehr gut abgesichert«,
schreiben die Zahnmediziner Professor Dr. Dr. Hans Jörg
Staehle und Dr. Harald Strippel im Fachblatt *Zahnärzt-
liche Mitteilungen*. Der Kampf gegen die offensichtlichen
Zuckerfolgen im Gebiss der Kinder ist für die Industrie
besonders wichtig. Denn wenn die Kinder überall mit
schwarzen Stellen im Mund herumlaufen, bestünde die

Gefahr, dass die Risiken und Nebenwirkungen der Ver-
zuckerung deutlich werden – und Eltern auf die Barrika-
den gehen, Schulen, Behörden zu Gegenmaßnahmen
gezwungen und die schönen Geschäfte eingeschränkt
werden.

Die süße Branche arbeitet daher seit Jahren daran, den
Zusammenhang zwischen Zucker und Zahnschäden unsichtbar werden zu lassen und aus dem öffentlichen Bewusstsein zu tilgen. Das Mittel dazu ist eine Chemikalie:
Fluor. Fluor macht die Folgen des Zuckers unsichtbar.
Man muss es nur unter die Leute bringen, und zwar weltweit. Die Lobby gründete eine einflussreiche Vereinigung, den »Informationskreis Mundhygiene und Ernährungsverhalten« (IME), der auf Zahnärzte, Wissenschaftler, Schulen und Medien einwirkt. Im Vordergrund steht
die »Bedeutung von Mundhygiene« bei der Vorbeugung
gegen Karies.

Die Industrievereinigung International Life Sciences
Institute (ILSI) rief eine Sondereinsatztruppe (Task
Force) zusammen zum Thema Mundgesundheit, lusti-
gerweise unter dem Vorsitz von Südzucker. Sie veranstal-
tete Kongresse, veröffentlichte Studien, arbeitete auch
mit der Weltgesundheitsorganisation zusammen und den
zuständigen Fachgesellschaften, der Deutschen Gesellschaft für Zahn-, Mund- und Kieferheilkunde sowie der
Deutschen Gesellschaft für Kinderzahnheilkunde.

Zu den »wichtigsten Faktoren« im Kampf gegen Karies
zählten »regelmäßige Maßnahmen für die Mundhygiene
durch die tägliche Verwendung einer Fluor-Zahnpasta«,
so eine Publikation des holländischen ILSI-Wissenschaft-
lers Cor van Loveren, die unter der Obhut der Sonder-

einsatztruppe erschien. Auch Südzuckers Vertreterin Su-
sanne Ziesenitz betonte »die wichtige Rolle der Fluoride
bei der Vorbeugung gegen Karies«.

Auf allen Ebenen hämmerte die Zuckerlobby ihre
Botschaften ins Bewusstsein der Meinungsbildner und
der Öffentlichkeit. Mit großem Erfolg. In Deutschland
ist seit 1991 fluoridiertes Salz erhältlich. Kinder bekommen von Geburt an Tabletten, die Fluor enthalten, oft
zusammen mit Vitamin D. Zahnpasta ist zumeist fluoridiert. In vielen Ländern der Welt wird sogar das Trink-
wasser fluoridiert, etwa in den USA, in Australien, Brasilien, Chile, Irland, Malaysia und Vietnam. Mittlerweile
trinken 5,7 Prozent der Weltbevölkerung fluoridiertes
Wasser.

Karies gibt es trotzdem noch. Aber der »früher leicht
nachweisbare Zusammenhang zwischen Zucker und Karies« sei »heute durch den zunehmenden Gebrauch von
Fluoriden nicht mehr immer in gleicher Weise offensichtlich«, schreiben die Dentalwissenschaftler Staehle und
Strippel in den *Zahnärztlichen Mitteilungen.*

Der erfolgreiche Kampf der Lobby gegen die sicht-
baren Folgen des Zuckerkonsums im Gebiss hat die Verantwortung verschoben. Karies gilt jetzt nicht mehr als
Folge des Zuckers, sondern als Folge mangelnder Sorg-
falt beim Zähneputzen. Die Kinder sind selbst schuld,
wenn sie schlechte Zähne haben. Oder ihre Eltern. Die
schwarzen Stellen im Gebiss haben ihren Charakter als
Warnzeichen verloren.

Maßnahmen zum Schutz der Bevölkerung vor den
Folgen des Zuckerverzehrs sind damit entbehrlich geworden. Der Zuckerkonsum konnte weitergehen. Die

Warnzeichen wurden einfach ausgeschaltet und dem Zucker so der weitere Weg ins Körperinnere eröffnet. Dort nun allerdings richtet er weit schlimmere Schäden an. Beispielsweise bei jenen Frauen, deren Babys schon im Mutterleib der »Zuckermast« unterliegen und so schon programmiert werden auf lebenslange Zuckergier.

Diese Gefahr drohte auch dem ungeborenen Kind von Janette Willburger, als die Ärzte in der Ulmer Geburtsklinik die erhöhten Werte feststellten. Janette Willburger musste daher unmittelbar die Zuckerflut stoppen, auf ärztlichen Rat hin, um sich und das Baby nicht noch weiter zu gefährden. Je weniger Zucker, desto besser fürs Baby. Das ist die erste Maßnahme in der Therapie des Schwangerschaftsdiabetes, wie die werdende Mutter gleich erfahren hat: »Klar, man sollte keine Softgetränke trinken, Spezi und so Zeug, eher mal 'ne Saftschorle oder Wasser. Da haben wir schon drauf geachtet in der Ernährung.«

Sie ist längst wieder zu Hause auf ihrem Bauernhof, einem wahren Kinderidyll, umgeben von Wiesen und Wäldern, einem Sägewerk direkt daneben und anderen Höfen in der Nachbarschaft. Auf ihren Dächern glänzen Solaranlagen in der Sonne. Eine kleine Straße führt zu Willburgers Hof. Früher haben sie Kühe gehalten, jetzt halten sie vor allem Pferde. Ein Plastiktraktor steht neben dem Eingang, ein kleiner weißer Swimmingpool aus Kunststoff gegenüber, daneben ein Kinderliegestuhl, ein buntbemaltes Kinderhaus, neben der Tür zum Wohnhaus rennt ein Meerschweinchen in seinem Käfig herum. Die Treppe hinauf geht's in die Küche.

Als Frau Willburger in der Schwangerschaft auf den

Zucker achten musste, merkte sie sehr schnell, welche
Lebensmittel bei ihr den Blutzucker in die Höhe jagten.
»Orangensaft ging gar nicht. Egal, ob selbstgepresst oder
gekauft. Ich weiß nicht, auf was ich da so reagier, keine
Ahnung. Wenn der so extrem hochschnellt, der Zucker,
dann wird's mir schwindlig. Das merkte ich dann schon,
dann war nichts mehr mit Denken drin. Das waren richtig
Kreislaufprobleme. Das ging dann so rasend schnell hoch,
das merkte ich schon beim Essen. Reagiert hab ich auch
auf Kartoffelsalat, in den jemand noch eine Prise Zucker
reingetan hat. Das hat bei mir den Zucker hochschnellen
lassen. Wenn wir beim Grillen waren und ich den Kartoffelsalat probiert hab, da wusste ich, du hast hinterher
einen Blutzucker, dass es dem Teufel graust. Oder Hefe-
zopf. Da schießt es dann unendlich in die Höhe. Ich hab
dann hat solche extremen Lebensmittel gemieden.«

Sobald der Blutzuckerspiegel der Mutter in die Höhe
schießt, muss die Bauchspeicheldrüse mehr Insulin produzieren. Und das Insulin ist es, das für die Kettenreaktion sorgt, sagt Gynäkologe Dr. Reister: »Die Frau braucht
mehr Insulin, um den Zucker im Blut zu verarbeiten.
Dieses Insulin führt zum einen dazu, dass der Zucker
als Fett in den Körper eingebaut wird und das Baby dick
wird. Diese Zuckermast, denen diese Kinder unterliegen
in der Schwangerschaft, führt dazu, dass die als Babys
schon zu dick sind, wenn sie auf die Welt kommen, es ist
ein Risiko für die Zuckerkrankheit, auch für Herzkrankheiten, hohen Blutdruck. Wenn die aus dem Mutterleib
rauskommen, verlangen die nach mehr Zucker. Das zieht
sich dann durchs ganze Leben durch.«

Ein verhängnisvolles Programm setzt ein, wenn diese

Babys auf die Welt kommen und gleich nach Zucker gieren. Es ist ja nicht irgendein Stoff, sondern es ist der wichtigste Treibstoff für den Körper, auch fürs Gehirn. Und wenn auch dort gleich von Anbeginn Überdosen verabreicht werden, dann geraten die kleinen grauen Zellen gleich aus dem Takt. Das wirkt sich nicht nur auf Intelligenz und Lernvermögen aus, sondern auch auf Verhalten und die Gefühle. Kurz: Es prägt die ganze Persönlichkeit.

Es klingt unglaublich, dass so ein süßes Pulver ein ganzes Leben beeinflussen kann, von Geburt an sozusagen als weißer Schatten das Leben begleitet, nicht nur das Krankheitsrisiko bestimmt, auch die Gehirnleistung beeinflusst und damit womöglich sogar die Schulnoten der Kinder und so auch ihre Karrierechancen. Und vielleicht sogar das Risiko, auf die schiefe Bahn zu geraten: Der Zucker wird die Materie, die alles formt.

Eigentlich ist Zucker ja superwichtig, und daher hatte eine Firma wie Coca-Cola auch dringend geraten, dass Kinder ihre Produkte konsumieren – vor allem der Schulnoten zuliebe. »Wenn Kinder aktiv sind, sollten Erfrischungsgetränke immer mit von der Partie sein.« Denn »Zucker«, so das Informationsblatt der Brausefirma für Eltern, sei »für die Gehirn- und Nervenzellen die wichtigste Energiequelle und sorgt für erhöhte Aufmerksamkeit und Leistungsfähigkeit beim Lernen. Die häufig in Erfrischungsgetränken enthaltenen Mineralstoffe und Vitamine leisten zudem einen wertvollen Beitrag zur Deckung des Tagesbedarfs.« Dass das gut für Coca-Cola ist, versteht sich von selbst. Ob die Kinder damit klüger werden, ist allerdings sehr die Frage. Denn zumindest das

Verhalten, die Aufmerksamkeit, das Lernvermögen könnten eher beeinträchtigt werden, glaubt man den entsprechenden wissenschaftlichen Studien. Der Zucker kann zudem auch die Hirnleistung insgesamt stören, die Intelligenz, und kann womöglich sogar den Abbau des Gehirns fördern – und das schon im Grundschulalter. Das ist natürlich nicht gleich die ganz schlimme Form der Alzheimerkrankheit wie bei den Älteren. Aber es ist eine messbare geistige Minderleistung, zuckerbedingt in jungen Jahren.

Studien haben gezeigt, dass Kinder, die viel Zucker aßen, bei Intelligenztests schlechter abschnitten, schlechtere Noten bekamen und launischer waren. Der amerikanische Psychologe Larry Christensen von der Universität South Alabama fand heraus, dass eine Ernährung mit hohem Zuckeranteil über einen längeren Zeitraum ständige Müdigkeit und Depressionen fordern kann. Die hohe Zuckerdosis kann auch das Lernvermögen beeinträchtigen, die Konzentrationsfähigkeit und spielt womöglich auch eine Rolle beim sogenannten Zappelphilipp-Syndrom ADHS, der Aufmerksamkeitsdefizit-Hyperaktivitäts-Störung.

Mittlerweile wird Kindern mit dieser Diagnose routinemäßig das Medikament Ritalin verabreicht. Die Verschreibungen sind weltweit explosionsartig angestiegen. Dabei ist es womöglich die Überdosis an Süßem, die zappelig macht. Der Verdacht kam eigentlich schon früh auf. Und jetzt wissen die Forscher immer mehr über die Funktionsabläufe im menschlichen Gehirn, und nun rückt auch wieder der Zucker ins Blickfeld.

»Ist es an der Zeit, die Rolle des Zuckerverzehrs neu

zu bewerten?«, fragten Wissenschaftler der Universität Colorado im amerikanischen Denver. Denn der Zucker kann zu langfristigen Veränderungen im Gehirn führen: Die »exzessive Zuckeraufnahme« könnte Veränderungen bei der Übertragung des Botenstoffes Dopamin bewirken. Das ist jener Stoff, der bei der Suchtentstehung eine Rolle spielt, auch bei der Zitterlähmung Parkinson – und bei ADHS. Das Medikament Ritalin beeinflusst die Dopamin-Übertragung. Doch das Medikament ist umstritten wegen seines Suchteffekts, wegen seiner Wirkung auf die Psyche der Kinder, vor allem wegen seiner völlig ungeklärten Langzeitwirkungen.

Vielleicht wäre es heilsam, den Zucker in den Blick zu nehmen. Bei Cola-Trinkern wurde ein Zusammenhang schon festgestellt: So ergab eine Studie aus Oslo mit 5000 Jugendlichen von 15 bis 16 Jahren, dass jene Jugendlichen, die vier oder mehr Gläser am Tag trinken, überdurchschnittlich häufig hyperaktiv sind. Und sie sind aggressiv, sie greifen sogar häufiger zur Waffe. Eine Studie mit Schülern im amerikanischen Boston ergab: Jugendliche, die mehr als fünf süße Drinks pro Woche zu sich nahmen, zeigten deutlich auffälligere Gewaltbereitschaft als ihre Mitschüler und trugen häufiger Messer und Pistolen bei sich.

Natürlich ist es schwer, einen einzelnen Stoff als Verhaltensauslöser zu identifizieren. Möglicherweise spielen auch andere Inhaltsstoffe noch eine Rolle, das Koffein in der Cola etwa oder die Phosphorsäure. Die Softdrink-Lobby führt das Phänomen ohnehin nicht auf Cola, Fanta oder Red Bull zurück, sondern auf die Studienteilnehmer selbst, schließlich stammten sie »aus dem Bereich der

Innenstadt von Boston, der für seine erhöhte Kriminalitätsrate bekannt« sei, so die Wirtschaftsvereinigung Alkoholfreie Getränke e. V. in einer Stellungnahme.

Dass Zucker kriminelles Verhalten begünstigt, zeigten allerdings auch andere Untersuchungen, etwa die des Soziologieprofessors Stephen J. Schoenthaler von der Universität South Mississippi, unternommen mit 68 inhaftierten männlichen Jugendlichen an der Haftanstalt Tidewater. Dabei sank die Quote der ständig verhaltensauffälligen Jugendlichen um 80 Prozent – durch zuckerreduzierte Kost.

Ähnliche Erfahrungen machte Diana Fishbein, Professorin für Kriminologie an der Universität Baltimore im amerikanischen Bundesstaat Maryland, bei ihrer Studie mit den 104 Insassen einer Besserungsanstalt im 10 000-Einwohner-Städtchen Lantana in Florida, eine Stunde nördlich von Miami. Die wurden in zwei Gruppen aufgeteilt: Die eine erhielt die moderne US-Kost mit viel, die andere mit wenigen raffinierten Kohlenhydraten, ohne weißes Mehl, ohne Zucker. Das Ergebnis: Die zuckerlosen wurden friedlicher. Bei der Zuckergruppe gab es Gesetzesbrüche, Disziplinprobleme und Gewalttätigkeiten wie eh und je.

Professorin Fishbein führt die aggressionsfördernden Effekte des Zuckers auf die hormonellen Mechanismen im Gehirn zurück, das Zusammenspiel zwischen dem Zuckerhormon Insulin, dem »Glückshormon« Serotonin, Stresshormon Cortison. Diese hormonellen Mechanismen spielen offenbar auch eine Rolle bei der geistigen Leistungsfähigkeit – und beim Abbau, etwa bei Alzheimer. Die sei, so dachten die Mediziner bisher, eine unausweichliche Folge des Alterns, der Preis sozusagen, den die Menschen für ein längeres Leben zu bezahlen hätten. Falsch gedacht. Denn neuerdings tritt der Leistungsabbau immer früher auf – jetzt mitunter schon im Grundschulalter. Die geistige Leistungsfähigkeit hängt offenbar auch mit dem Treibstoff zusammen: dem Zucker. Wenn er nicht dort ankommt, wo er gebraucht wird, kann der Denkapparat nicht auf Touren kommen. Das ist nicht anders als beim Auto. Beim Menschen sorgt das Hormon Insulin dafür, dass der Zucker an seinem Einsatzort zur Verfügung steht. Normalerweise. Wenn es aber an Insulin fehlt, verhungern die grauen Zellen – selbst wenn der Zucker im Blut in hoher Konzentration vorhanden ist. Denn gerade die ständige Zuckerflut führt zu einer Überforderung der Bauchspeicheldrüse, die das Insulin produziert. Sie läuft ständig auf Hochtouren, kann irgendwann nicht mehr genug ausschütten. Und das bisschen Insulin, das dann noch da ist, kann nicht mehr wirken, weil die Zellen durch den ständigen Insulinschwall zuvor sozusagen abgestumpft, »resistent« geworden sind. So ist das bei der Zuckerkrankheit Diabetes. Und so ist das, nach neueren Erkenntnissen, auch bei der Alzheimerkrankheit, die Forscher schon als »Zuckerkrankheit des Gehirns« bezeichnen. Professor Siegfried Hoyer von der Universität Heidelberg hatte schon früh auf solche Zusammenhänge hingewiesen. Manche bezeichnen die Alzheimerkrankheit bereits als »Typ-3-Diabetes«.

Kristine Yaffe, Professorin an der Universität von Kalifornien in San Francisco, fand sogar eine direkte Abhängigkeit vom Zucker im Blut: Je höher der Blutzuckerwert dauerhaft ist, desto schlechter die geistige Leistungsfähigkeit. Bisher betrafen diese Erkenntnisse nur die Menschen im höheren Alter. Doch es kann überraschenderweise nicht erst gegen Ende des Lebens auftreten, sondern auch schon zu Beginn. Denn wenn bereits die Kinder zuckerkrank werden, dann zeigen sich sogar bei ihnen schon die Veränderungen im Gehirn, die nachlassende geistige Leistungsfähigkeit. Bereits in der Grundschule kann die Lernfähigkeit leiden – durch die frühen Formen von Diabetes. »Die geistige Beeinträchtigung kann bei Kindern wie bei Erwachsenen vorkommen«, sagt Rory J. McCrimmon von der Universität im schottischen Dundee, der dazu eine Studie im renommierten Medizinjournal *The Lancet* veröffentlicht hat. Titel: »Diabetes und geistige Fehlfunktion«. »Die Gehirne der Kinder können sogar empfindlicher sein für die Auswirkungen des Diabetes als die der Erwachsenen.«

Bei Frau Willburger haben die Ärzte die Situation noch rechtzeitig kontrollieren können, weil sie glücklicherweise schnell gegengesteuert haben, als die Zuckerwerte entgleisten. Dass die Behandlung hilft, sei mittlerweile wissenschaftlich gesichert, sagt Dr. Reister. »Speziell beim Schwangerschaftszucker ist inzwischen klar gezeigt worden, dass die Behandlung wirklich ein Vorteil ist. Für die Mutter und vor allem aber auch fürs Kind. Sicher ist, wenn man eine Ernährung führt, die mit dem Zucker maßhält, dass man dann das Diabetesrisiko und die Auswirkungen eines Diabetes reduzieren kann.« Denn für ihn ist offensichtlich, dass der Zucker der Ausgangspunkt ist: »Ich glaube schon, dass es inzwischen bewiesen ist, dass Zucker Zucker macht. Weil er die Insulinresistenz hervorruft. Je mehr Zucker man isst, desto mehr Insulin hat man im Körper, und je mehr Insulin da ist, desto mehr werden die Insulinrezeptoren heruntergeregelt. Und dann kann Insulin weniger gut wirken.«

Bei Frau Willburger und ihrem Baby ist schließlich alles gutgegangen. Sie sitzt in der Küche ihres Bauernhofs, draußen ist es hochsommerlich warm. Zwischendurch kommt Laurin, der größere Bruder, und küsst die Kleinste, die bei Mama auf der Brust schläft. Ein winziges kleines Wesen. Emelie. Die Geburt verlief ohne Komplikationen, per Kaiserschnitt, der Schritt ins Leben kam für die neue Erdenbürgerin allerdings etwas überraschend. »So was von stinkig war sie, als sie sie rausgeholt haben, Mann, war die stinksauer. Die hat gebrüllt und getobt. Wir hatten Glück, und es ist alles gutgegangen. Sie kam in der 35. Woche. Fünf Wochen vor dem Termin. 3670 Gramm und 53 Zentimeter groß. Aber sie ist ein Frühchen. Ihr geht's gut, sie ist insoweit schon fertig entwickelt, die Lunge ist jetzt auch okay, am Anfang hatte sie ein bisschen Startschwierigkeiten mit dem Atmen, die konnte den Sauerstoff nicht halten im Blut die ersten paar Stunden, sie hat so eine Atemmaske gehabt, die ihr geholfen hat, die Luft in die Lunge zu kriegen die ersten zehn Stunden. Und danach war alles in Ordnung. Bis auf das, dass sie trinkfaul war. Sie ist auch müde, sie schläft auch wesentlich mehr als ein normal ausgetragenes Kind, 22 Stunden am Tag. Am Anfang hat sie ein bisschen Unterzucker gehabt, da musste man sie einstellen mit acht Mahlzeiten am Tag, aber das hat sich alles super reguliert.«

So hat sich der Aufwand schließlich gelohnt. Für die Mutter und vor allem für ihr Baby. Da kann kein Aufwand zu groß sein, um zu helfen. Natürlich fragt in solchen Momenten niemand nach den Kosten. Glücklicherweise. Die Allgemeinheit trägt diese. Und das ist auch gut so. Dafür gibt es ja die Krankenkassen. Doch die Belastung für die Allgemeinheit steigt, auch der Aufwand, schon bei den natürlichsten Vorgängen, wenn ein Mensch auf die Welt kommt. Der Zucker zeigt seine Folgen überall im menschlichen Körper. Alle ärztliche Kunst muss zum Einsatz kommen, um die Schäden zu begrenzen.

Merkwürdigerweise werden aber die Verursacher nicht zur Kasse gebeten. Selbst wenn es um Milliarden geht. Wie bei den Kariesfällen, die die Firma Milupa zu verantworten hatte. Das war sogar gerichtlich festgestellt.

So wäre es also auch ein Leichtes gewesen, die Krankheitskosten von dem Verursacher zurückzufordern. Doch das ist nicht geschehen, wunderte sich der Rechtsanwalt Christoph Kremer aus Frankfurt, der damals die geschädigten Kinder vertreten hat. 400 Kinder waren es in einer zehn Jahre währenden Prozessserie. »Diese Kinder hatten nach dem Konsum von Kindertees ganz oder teilweise ihre Gebisse verloren. Das hat den Krankenkassen Behandlungskosten von mindestens drei Milliarden DM (1,5 Milliarden Euro) verursacht.« Und dabei blieb es auch: »Praktisch keine Krankenkasse hat den Versuch unternommen, sich die Behandlungskosten wiederzuholen – trotz teilweiser hervorragender Erfolgsaussichten«, empörte sich der Rechtsanwalt im Interview mit der alternativen Ärztezeitschrift *Dr. med Mabuse*. »Die Sozialversicherungsträger vergesellschaften die Schäden, ohne auch nur den geringsten Versuch zu unternehmen, sie nach dem Verursacherprinzip auf die abzuwälzen, die sie verursachen. Und das ist eine Katastrophe.«

Die einen haben mit den Folgen zu kämpfen, werden krank, die Kinder haben Löcher in den Zähnen. Die Kosten trägt die Allgemeinheit. Und auf der anderen Seite gibt es diejenigen, die die Erträge einsammeln. Eigentlich ungerecht, diese Verteilung von Lasten und Gewinnen. Das allerdings hat Tradition in der langen Geschichte des Zuckers. Schön ist es vor allem für jene, die Glück haben und zu den Gewinnern gehören. Weniger schön ist es für die anderen.

5. So schmeckt Glück

Sklaverei und Kinderarbeit:
die bitteren Seiten des süßen Lebens

Eine schrecklich nette Familie, und heutzutage
produzieren sie sogar fairen Zucker / Das Höllen-Inferno in der
Zuckermühle / Die Peitsche war die Uhr der Plantage /
Sadismus und Süßes: die Widersprüche auf den Sklaven-
inseln / Kinder schuften für den Zucker in Coca-Cola:
Eigentlich möchte die Firma das nicht / Ein prächtiger Palast,
in dem sich die Zuckerbarone treffen

Seine Villa liegt direkt am Ufer, auf einem weitläufigen Anwesen, die Firma in Sichtweite. Auch sein Bruder wohnt sehr geräumig. Die ganze Familie ist das so gewohnt, schon seit Generationen. Unter den Zuckerbaronen dieser Welt sind sie die reichsten. Das süße Leben, in ihrem Fall ist es wörtlich zu nehmen. Die harte Arbeit machten glücklicherweise immer die anderen. Selbst als die Familie damals fliehen musste, haben sie es schön getroffen und sind hier gelandet, wieder auf der Sonnenseite. Auch das ist hier wörtlich zu nehmen. Es ist warm das ganze Jahr über, strahlend blau der Himmel, türkisgrün die See, Palmen säumen die Boulevards.

Alles ist da, Golfclub, Yachtclub, Banken und Vermögensverwalter, die Deutsche Bank, JP Morgan, Merrill

Lynch und viele andere, im Royal Palm Way, gleich nach der Brücke. Die Einkaufsstraße heißt hier Worth Avenue, es gibt alle Geschäfte, die man so braucht: Hermès für die Taschen und Louis Vuitton für die Koffer, Jimmy Choo und Salvatore Ferragamo für die Schuhe, für Anzug und Abendkleid Valentino, Gucci, Chanel. In der Worth Avenue gibt es die Handtaschen für 60 000 und die Uhren für den Gatten zu 600 000 Dollar. Die Leute schlendern an den Geschäften vorbei, die meisten nicht mehr ganz jung, manche mit Hündchen.

Eben biegt, vom Ocean Boulevard, ein Rolls-Royce ein, am Steuer eine ältere Blonde. Vor Tiffany's, dem Juwelier, parkt ein weißes Bentley Cabrio, ein Herr steigt aus, Baseballkappe, Shorts, eine blaue Sonnenbrille in der Hand, und verschwindet im dunklen Eingang.

Willkommen in Palm Beach, Florida, dem Refugium der Reichen. Hier lebt nicht nur die reichste aller Zuckerfamilien, hier treffen sich auch die anderen Zuckerbarone dieser Welt, auch die deutschen Branchenkönige und die Repräsentanten der deutschen Zuckerbauern, in einem Hotel am Meer, das eher einem Palast gleicht.

Es gibt viele prachtvolle Villen, manche im toskanischen, andere im Kolonialstil, mit Balkonen und Balustraden, oder moderne, blendend weiß im Bauhaus-Look. Aber nur vor einer liegt so eine schöne Yacht, zuckerweiß und mehrstöckig, die 30-Meter-Yacht »Crili«, daneben noch ein kleineres Boot mit den Aufbauten für das Hochseeangeln. Hier wohnt Alfy, in seiner 1100-Quadratmeter-Villa. Sein Bruder Pepe lebt auch in der Stadt, auf 1200 Quadratmetern, und wenn der Platz nicht reicht, haben sie noch Reserven, zwölf Prozent der Flächen hier gehören der Familie, insgesamt sind es 630 Quadratkilometer Land in Palm Beach County, Florida, USA.

Alfonso »Alfy« Fanjul war einst mit Bruder José, genannt Pepe, und der ganzen Familie hierhergeflohen, heute herrschen sie über das größte Zuckerimperium der Welt, mittlerweile hat die nächste Generation schon die Führung übernommen. Auch in Europa sind sie präsent, ihr Zucker ist in Deutschland zu haben. Die Familie Fanjul besitzt Zuckerfirmen wie Florida Crystals in Palm Beach, die American Sugar Refining Inc., die größte Zucker-Company der Welt, sie kaufte 2010 die britische Zuckerfirma Tate & Lyle für 314 Millionen Dollar (240 Millionen Euro). Insgesamt produzieren die Familienunternehmen sieben Millionen Tonnen Zucker pro Jahr.

Sie gehören in der Geschichte des Zuckers, in der es auch viele Verlierer gibt, ohne Zweifel zu den Gewinnern.

Mit Andrea Stuart und ihrer Familie haben sie nichts zu tun. Sie repräsentiert sozusagen die andere Seite der Welt des Zuckers, die es früher gab und die es auch heute gibt, die Seite der Sklaven von einst und der Kindersklaven von heute, von denen es jetzt sogar wieder mehr gibt, was den Zuckerbaronen dieser Welt sogar ein bisschen unangenehm ist, wenn es an die Öffentlichkeit kommt.

Die Fanjuls sehen sich eher als Wohltäter, sie unterstützen Krankenhäuser, die Universität von Miami und Schulen. Sie sind große Tierfreunde, ihren Lieblingshund Mambo, einen Labrador Retriever, haben sie sogar in Öl malen lassen, 50 auf 60 Zentimeter. Oma Emilia, langjähriges Mitglied im Vorstand des Animal Medical Center in

New York, ist aufrichtig erstaunt, wenn jemand Hunde nicht mag.

Gerichtsverfahren wegen Verstößen gegen Arbeitsgesetze haben die Fanjuls gewonnen. Und doch hören die Vorwürfe nicht auf. »Haben Sie jemals Zuckerrohr geschnitten?«, fragt Marie Brenner, Reporterin des amerikanischen Magazins *Vanity Fair*, den Zuckerbaron Alfy Fanjul, der sie eingeladen hatte zum Lunch auf die »Crili«. »Ich habe Zuckerohr geschnitten«, antwortet Alfy, »und es war so brutal, dass ich es keine 20 Minuten ausgehalten habe.«

Für ihn war es natürlich ein Glück, dass er auf dieser Seite geboren wurde. Beim Zucker gibt es immer zwei Seiten, seit Jahrhunderten schon und heute wieder. Auf der einen Seite gibt es den märchenhaften Reichtum, bei den Zuckerbaronen, und immer noch relativen Wohlstand, wie bei den deutschen Zuckerbauern, die ja jetzt auch auf der ganzen Welt Geschäfte machen.

Auf der anderen Seite gibt es die bittere Armut. Sie scheint weit weg, die Sklaverei, die den Aufstieg des Zuckers zur Weltmacht ermöglicht hat. Doch plötzlich ist die Ausbeutung wieder ganz aktuell, jetzt klebt wieder Blut am Zucker, von der Kinderarbeit profitieren auch die Zuckerkonzerne in Europa, und Kleinbauern irgendwo auf der Welt müssen ihre Felder abgeben für den Zuckerkonsum in Europa. Schon sorgen sich die großen Konzerne wie Coca-Cola, Pepsi und Ferrero, Unilever und Kraft um ihr Image, weil der süße Genuss und auch die Kauflust leiden könnten, wenn für Milchschnitte und Milka, Magnum-Eis und Toblerone Kinder schuften müssen.

Das »weiße Gold« ist auch ein weißes Gift, das Millionen Menschen Armut, Krankheit und Tod gebracht hat – und immer noch bringt. Die Geschichte des Zuckers ist auch eine Geschichte von Arm und Reich – bis zum heutigen Tag. Es ist die Geschichte der Konzentration von Naturkräften, der Transformation von roher Natur in reine Energie, in reines Geld. Und die Sklaverei war es, die die Karriere des Zuckers überhaupt erst ermöglicht hat. »Jahrhundertelang war der Zucker Symbol von Ausbeutung und Abhängigkeit«, notierte der *Spiegel*. »Es existiert eine unselige Verbindung zwischen globalem Kapitalismus und alltäglichem Zuckerkonsum«, schrieb die *Neue Zürcher Zeitung*. Und der französische Philosoph Claude Adrien Helvetius meinte schon in der Mitte des 18. Jahrhunderts: »Keine Kiste mit Zucker kommt in Europa an, an der nicht Blut klebt.«

Für Andrea Stuart, die heute in Großbritannien lebt, war die Sklaverei sozusagen ein Teil der Familiengeschichte. »Meine Familie ist eine von Millionen rund um den Globus, die geformt wurde von Zucker und Sklaverei«, so beginnt ihr Buch mit dem Titel »Zucker im Blut« (»Sugar in the Blood. A Familiy's Story of Slavery and Empire«). Als Motto stellt sie ein Zitat des amerikanischen Schriftstellers und Nobelpreisträgers William Faulkner (1897 – 1962) voran: »Das Vergangene ist nicht tot. In Wahrheit ist es nicht einmal vergangen.«

Und sie trägt sogar beide Seiten in sich, die Seite der Herren und die Seite der Sklaven. Sie ist auf der Karibikinsel Barbados geboren, hatte aber immer den Verdacht, dass sie auch weiße Wurzeln hat. Sie studierte an der britischen Universität von East Anglia im britischen

Norwich und an der Sorbonne in Paris, machte sich schließlich auf die Suche nach ihren Wurzeln – und landete mitten im Alltag der Sklavenplantagen, auf denen der Zucker für Europa produziert wurde, auf jenen Karibikinseln, die noch heute »westindisch« genannt werden, weil Christoph Kolumbus, der Entdecker Amerikas, angenommen hatte, es handle sich um Indien.

Kolumbus hat bei seiner zweiten Reise im Jahr 1493 das Zuckerrohr nach Mittelamerika gebracht, von den Kanarischen Inseln, wo die neuzeitliche Sklavenhalterei sozusagen erprobt worden war. Das erste Zuckerrohr der Neuen Welt wuchs in der heutigen Dominikanischen Republik. Bald wurde die ganze Karibik zum Weltzentrum der Zuckerproduktion.

In jener Zeit begann die Familiengeschichte von Andrea Stuart. Ihr Urahn, der Brite George Ashby, kam in den späten 1630er Jahren auf der Insel Barbados an, die 500 Kilometer vor der Küste Venezuelas liegt. Er war Hufschmied, und er war dem Ruf des »weißen Goldes« gefolgt, wie viele Abenteurer seiner Zeit, und baute dort eine Zuckerplantage auf.

Es waren nicht nur die Spanier und die Briten, die damals in der Karibik Menschen versklavten und zur Zuckerproduktion zwangen, auch Holländer und Franzosen legten Plantagen an, ja sogar die Dänen – ihnen gehörten die heutigen Virgin Islands, St. Thomas, St. John und St. Croix.

Fast 300 Jahre lang dominierte dieser Wirtschaftszweig die Weltgeschichte, riesige Vermögen, ja ganze Reiche wurden auf den Gewinnen aus der Sklavenarbeit aufgebaut. Allein im Jahr 1805 gab es in der französisch kontrollierten Karibik und in Kuba zusammen 350 000 Sklaven, in der britischen Karibik weitere 715 000. Insgesamt wurden bis 1850 etwa zehn Millionen Afrikaner versklavt, damit die Europäer ihren Kaffee süßen und Konfekt genießen konnten. Der britische Historiker Noel Deerr schreibt: »Wenn wir sagen, dass 20 Millionen Afrikaner dem Sklavenhandel zum Opfer gefallen sind, liegt darin keinerlei Übertreibung. Allein zwei Drittel dieser Opfer sind dem Zucker zuzuschreiben.« Andrea Stuart erforschte nicht nur den Stammbaum ihrer Familie, sondern auch die rüden, oft menschenverachtenden Umgangsformen auf den Plantagen.

Wenn ein Mensch auf den Zuckerinseln in die Sklaverei eintrat, wurde als Erstes seine bisherige Identität ausgelöscht, er bekam einen neuen Namen. »Quarshee« beispielsweise, »Sonntag« auf Akan, der afrikanischen Sprache ihrer Herkunftsländer, das bedeutete auch »faul« und »dumm«. Oder »Montag«, das bedeutete »betrunken«. Andere Sklavennamen erinnerten an die Namen fürs Vieh. Manche Zuckerpatrone verboten ihnen auch, Schuhe zu tragen oder Schmuck. Sie durften ihre Sprache nicht mehr sprechen, ihre religiösen Bräuche nicht mehr pflegen.

Die Plantagenbesitzer lebten nach einem Bericht des französischen Priesters Antoine Biet, der die Insel im Jahr 1654 besucht hatte, zu jener Zeit wie »kleine Prinzen«, sie fuhren herum in großen Kutschen und kleideten sich in feinste Gewänder. Da die Arbeit von den Sklaven erledigt wurde, führten sie ein angenehmes Leben mit Jagen, Fischen, und sie gaben rauschende Feste.

Robert Cooper Ashby, einer der Vorfahren von Andrea

Stuart, hatte schon einen relativ entspannten Start in den Tag: »Des Morgens wurde er von seinem Leibsklaven aufgeweckt. Der Sklave öffnete im Zimmer die Jalousien, vom Fenster aus konnte er die gepflegten Grünflächen des großen Hauses übersehen. Dann trug der Sklave Bottich um Bottich kochenden Wassers vom Herd in der Küche nach oben, er füllte die Wanne, um schließlich Robert Cooper einzuseifen und seine Haare zu shampoonieren. Er trocknete ihn sorgfältig, half ihm beim Anziehen und frisierte schließlich sein Haar.« Die anderen Sklaven waren da schon seit Sonnenaufgang unterwegs, sie mussten sich beim Aufseher melden zum Zählappell. Die Abwesenden wurden notiert und später bestraft – mit furchtbaren Methoden.

Zuckerrohr zu schneiden ist eine anstrengende Arbeit mit einer speziellen Technik: Der »Cutter« geht voran, schlingt einen Arm um ein Bündel, beugt sich nach vorne mit der Schulter und haut durch einen schnellen Schnitt mit der Machete das Bündel. Dann schultert er es und legt es ab. Die schwere Arbeit formte die Körper der Arbeiter, Männer wie Frauen, zu einer charakteristischen Silhouette.

Schlimmer noch als die Arbeit im Feld war offenbar der Job in der Zuckermühle, wo das rohe Rohr ausgekocht wurde, einer von vielen Schritten von der Naturpflanze bis zum reinen weißen Pulver. Es war ein Prozess, der manche an Dantes Inferno erinnerte. Der Kolonist und Pflanzer Thomas Tryon (1634–1703) berichtete von den höllischen Zuständen in der Zuckermühle auf der Insel Barbados: »Es herrschen ein unablässiger Lärm und eine immerwährende Hitze, der Mensch kann gar nicht anders, als garstig und auch despotisch zu werden; es ist heiß, und die Arbeit reißt niemals ab, die Bediensteten (oder Sklaven) stehen Tag und Nacht in großen Siedehäusern, wo sechs oder sieben Kupferkessel ständig am Kochen gehalten werden, aus denen sie mit schweren Schöpfkellen und Schaumlöffeln die kotartigen Abfälle des Zuckerrohrs abschöpfen, bis es seine Vollkommenheit und Reinheit erreicht, während andere im Versuch, die Öfen in Gang zu halten, gleichsam bei lebendigem Leib geröstet werden.«

Kein Wunder, dass die Lebenserwartung der Sklaven eher gering war; die meisten überlebten nur wenige Jahre, im besten Fall ein oder zwei Jahrzehnte. Zu den vielen Gründen für die kurze Lebenserwartung gehörte auch der unmenschliche Arbeitsrhythmus. Denn was es nicht gab, war Erholung. Es gab kein »nach der Arbeit«, notierte der Historiker Joachim Meißner in seinem Standardwerk »Schwarzes Amerika. Eine Geschichte der Sklaverei«. Zwar hatten die meisten Sklaven am Samstag frei – aber nicht zur Erholung, sondern zur Arbeit auf eigene Rechnung und für ihre Familien. »Die Engländer lassen sie arbeiten ohne jedes Maß und schlagen sie gnadenlos für das kleinste Vergehen«, schrieb Jean Baptiste Labat (1663–1738), ein französischer Priester und Missionar, der selbst Plantagenbesitzer war: »Und sie scheinen sich weniger um das Leben eines Negers zu kümmern als um das eines Pferdes.«

Der Vergleich scheint typisch für die Einstellungen in den Zuckerkolonien. Wie die Pferde, so wurden auch die Sklaven mit der Peitsche angetrieben. »Die Peitsche ist die Seele der Kolonien«, schrieb der französische Sklavereigegner Victor Schoelcher (1804–1893): »Sie ist die Uhr der Plantage; sie war das Signal zum Aufstehen und fürs Zubettgehen, und sie rief auch zu den Ruhepausen. Der Tag seines Todes ist der einzige, an dem der Schwarze den Weckruf der Peitsche vergessen darf.« Und die Peitsche war auch das Instrument für eine der diversen unmenschlichen Bestrafungsvarianten, die sich nach der »Schwere« des Vergehens richteten, von der Abwesenheit beim Zählappell bis zur Flucht. Viele der Methoden zeugen von ausgeprägtem Sadismus.

»Die einschneidendste Schlagwaffe«, schreibt Andrea Stuart, »war jener Ochsenziemer, der die menschliche Haut mit einem einzigen Hieb aufritzen konnte.« Dann wurde die vorgeschriebene Anzahl von Schlägen ausgeteilt, der Sklave fiel in den Dreck und wälzte sich in seinem Blut. »Manchmal wurde Salz, Limone oder Pfeffer aufgetragen, um die Schmerzen zu verschlimmern.«

Und alles für den Zucker. Der Gegensatz kann kaum größer sein zwischen dem süßen Geschmack, der damals die Welt eroberte, und den Methoden, die bei seiner Erzeugung praktiziert wurden. Und es ist durchaus nicht so, dass in damaligen Zeiten einfach sehr rustikale Umgangsformen geherrscht hätten. Es war die Zeit, in der in Europa der Prozess der Zivilisation begann. Ausgerechnet in jener Zeit wurde dort die Epoche der Aufklärung ausgerufen, sogar die »Erklärung der Menschen- und Bürgerrechte« verkündet, von der die Zuckerinseln allerdings ausgenommen blieben. Die Französische Revolution proklamierte Freiheit, Gleichheit, Brüderlichkeit – allerdings nicht für alle.

Vor allem nicht für die Frauen unter den Sklaven. Die

Herren wussten das zu nutzen. Zum Beispiel jener Robert Cooper Ashby, der in der Ahnenreihe von Andrea Stuart einen besonderen Platz einnimmt. Er war mit der Britin Mary Burke verheiratet, hatte aber gleichwohl andere Beziehungen als Ausdruck seines Rechts, jede beliebige Frau auf seinem Anwesen zu nehmen. Robert Cooper hatte beispielsweise eine Beziehung mit Sukey Ann, einem Sklavenmädchen, das 14 Jahre alt war 1809, als die Beziehung begann. Mit ihr hatte er vier Kinder: Sarah Jane, John Richard, Thomas Edmund und Thomas Stephen. Zehn Kinder hatte er mit der Mulattin Mary Anne. Sie war die Leibsklavin seiner Frau, die 1826 starb. Von da an konnte Robert Cooper mit Mary Ann und den Kindern offiziell zusammenleben. Irgendwann hörte sie dann auch auf, ihn »Massa« zu nennen, und ging zu »Robert« über. Von welcher seiner schwarzen Frauen Andrea Stuart abstammt, ließ sich im Detail nicht mehr klären.

Auch in Kuba war die Sklaverei noch alltägliche Praxis, als der Ahnherr der Familie Fanjul, Andre Gomez Mena, als Teenager aus Spanien auf die Insel kam, in den 50er Jahren des 19. Jahrhunderts.

Eine seiner Töchter heiratete Alfonso Fanjul senior, einen reichen Zucker-Broker. Dann ging es aufwärts. In Kuba gehörten sie bald zu den größten Landbesitzern. Die Dynastie der Fanjuls auf Kuba lebte unter komfortablen Bedingungen und praktisch durchgehend auf der Gewinnerseite. Und als Alfy Fanjul und sein Bruder Pepe gut hundert Jahre später dort ihre Kindheit verbrachten, war alles schon vorbereitet für ein süßes Leben.

Das Haus, in dem sie aufwuchsen, glich einem Schloss. In der verzuckerten Oberschicht gab es schon damals

Home-Movies, sie zeigten, laut *Vanity Fair*, wie Alfy und Pepe als junge Zuckerprinzen lebten, am Swimmingpool herumhingen, in ihrem Strandhaus in Varadero an der Nordküste auf der Halbinsel Hicacos, 120 Kilometer von Havanna entfernt. Sie schmissen dort, nach Berichten der örtlichen Society-Chronisten, Partys für den Herzog und die Herzogin von Windsor. Auch Al Capone, der legendäre Gangsterboss, hatte dort eine Villa. Zum Schluss besaß die Familie Fanjul auf Kuba über 60 000 Hektar Land, zehn Zuckermühlen und drei Destillerien.

Der Zucker nahm auf Kuba immer breiteren Raum ein. 1946 war mehr als die Hälfte der landwirtschaftlichen Nutzfläche der Insel mit Zucker bebaut – und das fruchtbare Kuba musste 30 Prozent seiner Lebensmittel importieren. Der Reichtum konzentrierte sich immer stärker bei wenigen Familien. Und die 500 000 Zuckerarbeiter lebten unter erbärmlichsten Bedingungen. Die Abschaffung der Sklaverei im Jahrhundert zuvor hatte für sie kaum Verbesserungen des Lebens gebracht. Von den Reichtümern, die sie erwirtschafteten, fielen nur Krümel für sie ab, selbst in legendären Boomjahren: »Die Macheteros auf den Zuckerrohrfeldern«, notierte der *Spiegel*, nahmen zum Beispiel an dem »Tanz der Millionen«, wie man später die »goldene Ernte« von 1920 nannte, »nicht teil«. Sie erhielten einen Tageslohn zwischen 25 und 60 Cent und mussten froh sein, dass sie überhaupt einen Job bekamen in der Vier-Monats-Saison. Auf den Zuckerplantagen herrschte weiterhin »praktisch Sklaverei«, sagte Ernesto Che Guevara (1928–1967), der Kampfgefährte von Kubas Commandante Fidel Castro, der damals die Revolution vorbereitete.

An Silvester 1958, als die Brüder Fanjul das Feuerwerk im Havanna Yacht Club genossen, machte schon das Gerücht die Runde, dass General Fulgenico Batista, der kubanische Diktator, geflohen war. Kurz darauf knallten Castros Kämpfer ihre Maschinengewehre auf den Konferenztisch im Familienhauptquartier in der Avenida de Gomez-Mena, und Alfy, damals 21, wusste, dass sich die Zeiten geändert hatten. Sein Vater wurde verhaftet. 1959 enteignete Fidel Castro die Zuckerbarone, die er »Parasiten und Blutsauger« nannte. In diesem Sommer floh die Familie Fanjul nach Amerika. Eines ihrer ehemaligen Wohnhäuser in Kuba ist heute ein Museum, das Nationalmuseum der Dekorativen Künste (»Museo Nacional de Artes Decorativas«). Es soll den Kubanern zeigen, wie damals die Upper Class lebte.

Aus der Ferne äußern die Fanjuls jetzt sogar ein gewisses Verständnis für die Umwidmung ihrer Immobilien auf der Insel. »Wir verstehen, dass Fidel Castro in einem unserer Häuser wohnt und dass das alte Polofeld hinter dem Haus jetzt als Hubschrauberlandelatz benutzt wird«, sagt Pepe. Einige der anderen Häuser der Fanjuls sind Gästehäuser für Diplomaten, in einem wohnt Fidel Castro.

Die Familie floh zunächst nach New York, wo sie glücklicherweise schon Apartments an der Upper East Side besaß. Erst Alfonso senior, dann kam die Familie nach. Später siedelten sie nach Palm Beach über. Der Empfang durch das Gastland war mehr als freundlich.

Amerikanische Soldaten vom Army Corps of Engineers hatten die Sümpfe trocken- und Drainagen gelegt. Die US-Regierung war sehr an einer eigenständigen Zuckerversorgung interessiert, sie verhängte ein Embargo gegen alle kubanischen Waren inklusive Zucker und förderte massiv die eigene Zuckerindustrie.

Und schon wieder kam der Vorwurf auf, die Fanjuls betrieben »moderne Sklaverei« auf ihren Plantagen um Belle Glade. Das 17 000-Einwohner-Städtchen liegt eine Autostunde westlich von Palm Beach, erreichbar über eine schnurgerade Straße, die durch bis zum Horizont reichende Zuckerrohrfelder führt, bis zum Lake Okeechobee, dem riesigen See, der umgeben ist von einem hohen Deich, überwölbt von blauem Himmel mit weißen Wölkchen. Ein starker Wind pfeift.

Weil Amerikaner die gefährliche Arbeit auf den Feldern nicht machen wollten, ließen die Fanjuls Ausländer schuften, vorwiegend aus Jamaika, einer der traditionsreichen Sklaveninseln, gefördert von der US-Regierung. Jeden November reisten 10 000 Saisonarbeiter ein und blieben bis März. Weil die Arbeit mit den Macheten so gefährlich war, verloren viele Finger oder ein Auge. Bezahlt wurden sie nach Menge, manche schlugen zehn Tonnen Zuckerrohr am Tag.

Leicht war es, sie wieder loszuwerden: »Code one« lautete die Chiffre, wenn einer nicht schnell genug arbeitete – »Arbeitsverweigerung«. Und er wurde zurückgeschickt. Die Arbeiter konnten sich nicht wehren: Sie lebten in Lagern auf dem Feld und hatten keinen Rechtsschutz.

Sie hätten nichts anderes getan, als preisgünstige Arbeitskräfte von den »Westindischen« Inseln auf ihren Plantagen einzusetzen, rechtfertigten sich die Fanjuls. »Ich bin überzeugt, wir haben nichts Falsches gemacht«, sagte Alfy Fanjul zu der *Vanity Fair*-Reporterin.»Mein Gewissen ist rein. Wir glaubten, für die West-Indians war es der beste Job, den sie kriegen konnten. Er macht sie zur Mittelschicht in ihrem Land.« Die *Vanity Fair*-Reporterin fand seine Aussage »authentisch« und glaubwürdig.

Damals, in den 1990er Jahren, war das ein Fall für das Gewissen des Zuckerbarons. Heute ist die Welt zusammengewachsen, der Zuckermarkt ist längst globalisiert, und nun kommt immer häufiger Zucker aus moralisch zweifelhaften Quellen nach Europa. Der Zucker nimmt auch hierzulande einen bitteren Beigeschmack an, etwa wenn bei der Herstellung Kinder schuften müssen, irgendwo auf der Welt. In 16 Ländern gibt es Kinderarbeit in der Zuckerproduktion, so ein US-Regierungsreport (U.S. Department of Labor's List of Goods Produced by Child Labor or Forced Labor), der auch über die Arbeitsbedingungen, die schweren Lasten für die Kinder, Arbeit mit gefährlichen Werkzeugen, Kontakt mit Pestiziden berichtet.

Auch der Name Coca-Cola kommt in dem amtlichen Report vor. Auf den Philippinen, so der US-Regierungsbericht aus dem Jahr 2012, hat die Firma zusammen mit Vertretern der Zuckerindustrie eine Vereinbarung unterzeichnet, in der die Absicht bekundet wird, »zusammenzuarbeiten, um die Kinderarbeit zu reduzieren«. In El Salvador, so hatte die Stiftung Human Rights Watch in einem umfangreichen Bericht schon 2004 festgestellt, seien Kindersklaven auf Plantagen tätig, die unter anderem den Zucker für Coca-Cola produzieren. »Kinderarbeit grassiert geradezu epidemieartig in den Zuckerrohrplantagen von El Salvador«, kritisierte Michael Bochenek, Berater der Kinderrechtsabteilung von Human Rights Watch. 30 000 Kinder und Jugendliche unter 18 Jahren schuften nach Schätzungen der Internationalen Arbeitsorganisation (ILO) auf den Plantagen von El Salvador.

Coca-Cola sei nur indirekt verantwortlich gewesen – über einen Sublieferanten, wie die Firma beteuerte, als der Skandal bekannt wurde: Die »Coca-Cola-Company unterstützt nicht, ermuntert oder befürwortet irgendwie eine Form der Kinderarbeit in unserem Produktionsprozess«, beteuerte das Unternehmen. Doch das süße System ist grenzenlos, und jetzt sind alle betroffen.»Wenn eine Firma Zucker aus diesem Land kauft, sollte sie sich über diese Tatsache im Klaren sein und auch Mitverantwortung für die Lösung dieses Problems übernehmen«, sagt Bochenek.

Und plötzlich ist sogar die deutsche Zuckerbranche in die Praktiken im fernen El Salvador involviert. Denn auch Europas Branchenführer Südzucker ist in Südamerika aktiv, ebenfalls über eine Tochterfirma, die mit Zucker handelt. Die exportierte allein in einem Zeitraum von Juli 2007 bis Juni 2012, ausweislich von Dokumenten, 230 Schiffsladungen Zucker aus El Salvador. Am 30. Mai 2012 ging beispielsweise eine Schiffsladung mit 501 Tonnen weißen Zuckers vom Hafen Acajutla nach Los Angeles. Absender war die Firma Compania Azucarera Salvadorena S.A., eine Zuckerfirma, die große Zuckermühlen betreibt und eigentlich Kinderarbeit in ihrem Bereich verbietet. Allerdings lagen der Organisation Human Rights Watch Zeugenaussagen vor, nach denen bei

Zulieferern auf Plantagen, die in die Zuckermühlen der Compania Azucarera Salvadorena liefern, Kinder beschäftigt seien. Etwa von Ignacio S., einem 14-Jährigen, der angab, er selbst habe auf einer solchen Plantage gearbeitet, die in eine der Zuckerfabriken geliefert habe, der Central Izalco, der größten im Land.

Die globalen Lieferströme sind unübersichtlich. Dem Zucker ist nicht anzusehen, wo er herkommt. Ob er aus der Rübe oder aus dem Rohr gewonnen wurde. Zucker ist Zucker, weiß und immer gleich im Geschmack. Wenn am Zucker Blut klebt, dann klebt plötzlich überall Blut. So sind jetzt alle unter Verdacht. Nicht nur Coca-Cola. Auch Ferrero mit seiner Milchschnitte, mit der Kinder-Überraschung, auch die Schokolade von Milka und das Eis von Langnese (Slogan: »So schmeckt Glück«). So haben sie sich jetzt zusammengeschlossen, die Big Player in der globalisierten Welt des Zuckers, in einer Vereinigung namens »Bonsucro«, weil sie um das Image ihrer Produkte fürchten, darunter die Softdrink-Giganten Coca-Cola und Pepsi-Cola, auch Ferrero, der US-Multi Kraft (Milka, Toblerone), der Multikonzern Unilever (Langnese), der Rumhersteller Bacardi, auch jene Tochterfirma von Südzucker namens ED&F Man und Fanjuls europäische Tochter, der britische Traditionskonzern Tate & Lyle.

»Die Situation ist besorgniserregend«, räumt die Vereinigung »Ethical Sugar« (»Ethischer Zucker«), die Mitglied bei »Bonsucro« ist, in einem Bericht ein, der die Situation nicht beschönigt. Es ist eine nüchterne Bestandsaufnahme mit einem unerfreulichen Fazit: »Kinderarbeit im Zuckerrohrsektor ist immer noch eine der schlimmsten Formen der Kinderarbeit« wegen »zahlreicher Gefahren, gesundheitsschädlicher Arbeitsbedingungen, fehlender Schutzmaßnahmen und schlechter Lebensbedingungen«. Zudem gebe es »negative Implikationen für Gesundheit und Ausbildung« der minderjährigen Arbeitskräfte.

Wie etwa in Bolivien. In einem Fernsehbericht der britischen BBC über Kinderarbeit auf den Zuckerrohrfeldern dort sagt Ciro, 13: »Ich wache um vier Uhr morgens auf und muss raus zum Arbeiten bis sechs Uhr abends, manchmal bis elf in der Nacht. Die Arbeit ist wirklich sehr, sehr schwer.« An Lernen oder eine Ausbildung kann er gar nicht denken: »Ich würde lieber in die Schule gehen oder etwas Besseres arbeiten, etwas Leichteres. Aber ich muss für fast meine ganze Familie arbeiten, meine Familie ist wirklich arm, sie haben nichts, und ich muss meinen sechs kleinen Brüdern helfen.«

Kinderarbeit gibt es auch in Guatemala. In Brasilien. Und in der Dominikanischen Republik, wo die Familie Fanjul ebenfalls engagiert ist. »Dominikanische Zuckersklaverei« nennen es die Kritiker. Die Insel ist ja bei Deutschen sehr beliebt wegen ihrer günstigen All-Inclusive-Angebote. Wenn die deutschen Urlauber dort ankommen, landen sie schon im Reich der Fanjuls: Der Flughafen La Romana gehört ihnen, auch ein Luxusferienresort namens Casa de Campo Resort, zu buchen über Thomas Cook oder TUI oder Neckermann. Und ausgedehnte Ländereien, insgesamt 970 Quadratkilometer.

Die »Kindersklaven«, die auch auf den Zuckerrohrfeldern der Familie Fanjul schuften, müssen in Zimmern schlafen, die mit Stacheldraht gesichert sind, und das nicht zum Schutz vor Einbrechern. So stellt es jedenfalls die Human Rights Foundation dar, die einen Film finanzierte über die Verhältnisse auf den Plantagen. Oft fehle es an Toiletten, an sanitären Einrichtungen und an sauberem Wasser. Statt Geld bekämen die Kinderarbeiter Gutscheine für die firmeneigenen Geschäfte, die wiederum den Plantagenbesitzern gehörten, zum Beispiel der Familie Fanjul. Davon handelte der Film »Die Zuckerbabys«. Untertitel: »Die Misere der Landarbeiter der Zuckerindustrie in der Dominikanischen Republik«.

Die Dokumentarfilmerin Amy Serrana deckte auch auf, dass die Zuckerplantagen nur funktionieren, weil jedes Jahr 30 000 Haitianer ins Land gelockt werden, mit Hilfe der Regierung der Dominikanischen Republik. Ein »Netzwerk des Menschenhandels« im Dienste des Zuckers – im 21. Jahrhundert. Ein Fanjul-Vertreter verwies in einer Stellungnahme auf Verbesserungen wie freie Gesundheitsfürsorge und Schulunterricht für die 35 000 Beschäftigten und ihre Familien, die auf den Latifundien der Fanjuls leben.

Die Firmenpolitik passt sich natürlich den Entwicklungen an. Dabei scheint es doch immer so zu bleiben, dass die Familie zu den Gewinnern gehört und es gleichzeitig Verlierer gibt. Das scheint so etwas wie das Gesetz des Zuckers zu sein. Auch jetzt wieder. Jetzt besitzt die Familienfirma den größten Zuckerkonzern der Welt, und jetzt sind auch die europäischen Zuckerkonsumenten betroffen. Denn die Zuckerpolitik wurde liberalisiert, jetzt kommt Zucker von Plantagen irgendwo auf der Welt in die Länder der Europäischen Union. Die gehören wieder zum Fanjul-Imperium.

Und dafür müssen jetzt in Kambodscha Kleinbauern

weichen. Dort wurden nach einem Bericht der Nachrichtenagentur *AFP* Tausende von Kleinbauern enteignet, »um Zuckerrohrfeldern für die boomende Zuckerindustrie Platz zu machen«. Zehntausende Hektar übergab die Regierung nach Angaben von Nichtregierungsorganisationen einheimischen und ausländischen Zuckerunternehmen. Die Entschädigung, die die Kleinbauern dafür erhielten, bezeichnen Aktivisten als nicht ausreichend.

So musste nach dem *AFP*-Bericht die 68-jährige Witwe Yi Chhav ihr Land hergeben, auf dem sie bisher Reis anbaute. Nun arbeitet sie auf den Zuckerrohrfeldern – für einen Euro am Tag. »Was sollen wir essen, wenn wir uns weigern, auf den Zuckerrohrplantagen zu arbeiten?«, fragt die alte Frau, so der *AFP*-Bericht, die sich nach eigenen Worten dort wie eine »Sklavin« fühlt. »Es gibt keine Arbeit.«

»Es ist ein Skandal, dass die EU auf ihrem Gebiet den Verkauf unlauter hergestellten Zuckers erlaubt«, empörte sich David Pred von der kambodschanischen Kampagne für sauberen Zucker (Cambodian Clean Sugar Campaign) laut *AFP*. Solange die Europäische Union solche Produkte, die auf »geraubtem Land« angebaut würden, nicht verbiete, müssten sich die Verbraucher dagegen wehren, fordert er.

Der Zucker aus Kambodscha fällt bemerkenswerterweise unter die »Alles-außer-Waffen-Initiative«, mit der die Europäische Union die ärmsten Länder unterstützen will. Die Europäische Union hat sich nach Angaben ihres Botschafters in Kambodscha, des Franzosen Jean-François Cautain, in den Vorgang eingeschaltet – schließlich ist die Politik der Auslöser für die Umwandlung der

Ackerflächen für die Profite der Zuckerbarone. »Wir haben die Regierung gebeten, uns die Unterlagen zu geben, aus denen hervorgeht, wie die Konzessionen vergeben wurden«, sagt Cautain der Nachrichtenagentur *AFP.* Fast täglich werde über das heikle Thema gesprochen.

Menschenrechtsgruppen und Vertreter der betroffenen Gemeinden in Kambodscha haben jetzt eine Kampagne gestartet. Die europäischen Verbraucher sollen aufgeklärt werden und Druck auf die Zuckerfirma Tate & Lyle machen, damit das Unternehmen keinen »blutigen Zucker« mehr von Lieferanten aus Kambodscha kauft. Tate & Lyle, das ist die britische Zuckerfirma, die der Familie Fanjul gehört. Zucker von Tate & Lyle gibt es jetzt auch in Deutschland, sogar »fairen« Zucker, der ist braun, »Fairtrade Unrefined Demerara« steht auf der Packung, und er ist beispielsweise auf der deutschen Nordseeinsel Sylt erhältlich, im Supermarkt Feinkost Meyer in der Gemeinde Wenningstedt.

Die Welt ist zusammengewachsen, doch in der Welt des Zuckers gibt es weiter Gewinner und Verlierer. Die Verlierer sind weit verstreut über die Welt, und immer neue kommen hinzu. Die Gewinner sind die Glücklichen, sie rücken näher zusammen. Sie treffen sich regelmäßig, auch die Zuckerbarone aus Deutschland sind dabei, zusammen mit den anderen, denen durch den Zucker so viel Gutes widerfuhr.

Sie treffen sich natürlich auf der Sonnenseite, wo der Himmel strahlend blau ist und türkisgrün die See: in Palm Beach, in dem Hotel dort, das aussieht wie ein Schloss. Ein sehr mondänes Hotel, mit zwei Türmen rechts und links nach dem Vorbild der Villa Medici in

Rom, mit einer gut 300 Meter langen Zufahrt, vorbei an einem Wächterhäuschen, einer Fontäne nach einem Vorbild im Park der Villa Boboli in Florenz, dann ein Stück durch den Park, am Eingang, unter dem großen von Säulen gestützten Vordach, springen gleich mehrere Boys heran, öffnen die Autotüren, nehmen das Gepäck in Empfang, bringen die Koffer in die weitläufige Halle, gestaltet nach dem Vorbild eines Palazzo in Genua, Tapisserien an den Wänden, nach flämischen Vorbildern aus dem 16. Jahrhundert, und riesige Kronleuchter, Vorbild vermutlich Versailles. Mindestens. Willkommen im Hotel The Breakers, Palm Beach, Florida.

Vom Zimmer aus ist das Meer zu sehen und die beiden Golfplätze, die Pools und die Palmen, das ganze Gelände hat mehr als eine halbe Million Quadratmeter, was mehr als 50 Fußballplätzen entspricht. Es gibt diverse Restaurants, im Seitenflügel einen mediterranen und einen venezianischen Ballsaal, natürlich mehrere Bars. 1800 Beschäftigte kümmern sich um die Gäste, die in 540 Zimmern, davon 68 Suiten, logieren.

Das ist der Ort, an dem sich eine Vereinigung trifft, die der Öffentlichkeit völlig unbekannt ist, obwohl die Spuren ihres Wirkens weit reichen. Hier findet das Jahrestreffen der World Sugar Research Organisation (WSRO) statt, der Weltzuckerforschungseinrichtung.

Es ist ein ungewöhnlicher Ort für ein Forschertreffen. In Wahrheit ist es auch keine normale Forschervereinigung. In ihrem Vorstand sitzen keine Forscher, sondern die Chefs der großen Zuckerkonzerne dieser Welt. Alexander Fanjul zum Beispiel, der jetzt im Familienkonzern aus Florida an der Spitze steht. Und ein Deutscher namens Bernhard Greubel, auch er ist eigentlich kein Wissenschaftler, er kommt aus Köln, ist »Managing Partner« der deutschen Zuckerfirma Pfeifer & Langen. Pfeifer & Langen ist das größte deutsche Zuckerunternehmen in Familienbesitz mit knapp einer Milliarde Euro Umsatz im Jahr, gehört nach Recherchen des *Manager Magazin* einer der zwölf reichsten Familien Deutschlands. Greubel selbst liegt mit einem Vermögen von 400 Millionen Euro auf Platz 268 und zählt damit nach Einschätzung des Magazins zu den »ärmeren reichsten Deutschen«. Greubel sitzt auch, unter anderem, im Vorstand der Bundesvereinigung der Deutschen Ernährungsindustrie, der wichtigsten Lobbygruppierung der Food-Branche in Deutschland.

Auch die Repräsentanten der süddeutschen Zuckerbauern gehören dazu, der Südzucker-Chef Wolfgang Heer zum Beispiel. Sein Vorgänger, der verdiente Theo Spettmann, war jahrelang sogar der Vorsitzende der WSRO, auch er war kein Forscher im engeren Sinne. Die Organisation wird unterstützt von allen drei großen deutschen Zuckergesellschaften, Nordzucker, Südzucker, Pfeifer & Langen, außerdem von Coca-Cola und von British Sugar, dem Zuckerkonzern und Partner der britischen Rübenbauern. WSRO ist die Lobbyvereinigung, die die moderne Welt des Zuckers repräsentiert.

Wann die Jahresversammlung stattfindet? Die freundliche Dame am Schalter in der Hotelhalle will den Termin gleich erfragen. Sie greift zum Telefonhörer, spricht ein paar Worte, dann sagt sie okay, okay, okay und legt auf. »Das war unsere Konferenzabteilung. Und sie sagen, sie dürfen das nicht herausgeben.«

Die Weltzuckerforschungsorganisation ist ein bisschen geheimniskrämerisch. Die Veranstaltungen sind nicht öffentlich. Sogar die Termine sind geheim. Es gibt keine frei zugänglichen Forschungsberichte, und auf Anfragen, jedenfalls im Rahmen der Recherchen für dieses Buch, gibt es keine Antwort.

Die WSRO vertritt die Seite der globalen Zuckerindustrie. Es gibt noch eine andere Seite, die die Sache des Zuckers vertritt. Ihre Spuren sind leichter zu verfolgen, zum Beispiel in Protokollen des Deutschen Bundestages. Es ist die staatliche Seite, die sich ebenfalls sehr engagiert für die Sache des Zuckers einsetzt, mittlerweile gleichfalls auf globaler Ebene und auch sehr erfolgreich, und die so auch ihre Verdienste hat bei der Steigerung des Zuckerverzehrs auf dieser Welt – und damit womöglich auch an den Krankheiten, die damit einhergehen sollen.

Was die staatliche Seite natürlich energisch bestreitet.

6. Süße Macht

Von Krankheit keine Rede:
die Zuckerförderung als Staatsaufgabe

Deutschland sucht die Zuckerfrucht: Der König persönlich
kümmerte sich um die Rübe / Süße Gaben: Milliarden
für die Zuckerbranche / Sir Francis Drake, der Pirat der Königin
in den Schlachten um den Zucker / Der Zuckerbaron rief an,
mitten im Meeting des Präsidenten mit der Praktikantin /
Der Entdecker der Zuckerkrankheit schob alles auf die Biene

Er ist ein wohlbeleibter Mann, doch am Zucker liegt es nicht, den verteidigt er ganz offensiv und sozusagen in amtlicher Funktion. Er hat ein Zimmer mit Aussicht in jenem Teil der Stadt, nah am Fluss, wo früher die Schiffe anlandeten, die Kriegsschiffe mit ihren Kanonen, aber auch die Lastkähne mit den Reichtümern aus aller Welt.

Er ist Beamter, doch hier sieht es eher nach Business aus, mit all den Bankentürmen, JP Morgan, Northern Trust, HSBC, Citibank. Dazwischen ein weitläufiger Platz mit einem irritierenden Ensemble aus Bahnhofsuhren auf stählernen Stäben, wie ein Wald aus Zeit, vor der italienischen Bar. Tische und Stühle stehen draußen, obwohl es kalt ist und ein steifer Wind weht, mitten im Juni.

Er vertritt in der Sache des Zuckers sozusagen die

staatliche Seite: Dr. Peter Baron, deutscher Staatsbürger, Geschäftsführer der International Sugar Organisation (ISO), Dienstsitz: London. Eine respektable Adresse: 1 Canada Square, Canary Wharf, London E14 5AA. Gläserne Türen, im Erdgeschoss glänzt dunkler Granit, in der Mitte ein schwarzer Block, hinter dem die Damen von der Rezeption sitzen, ein paar Tage lang waren sie umgeben von den schönsten Automobilen, Ferrari, Lamborghini, Rolls-Royce, Aston Martin, dem Mercedes SLS AMG 6.3 Flügeltürer, eine Verkaufsausstellung kam zu ihren Kunden. Es ist ein eigener Kosmos, auch hier gibt es eine Filiale von Tiffany, dem Juwelier, einen Herrenausstatter, Alfred Dunhill, einen Church's-Schuhladen, französische Patisserie, eine Sushibar, die Weinhandlung hat Champagner in der Auslage.

Im fünften Stock liegen die Büros der staatlichen Zuckerförderung.

Herr Baron ist heute zurückgekommen, er ist häufig unterwegs, wenn er in dienstlicher Funktion seine Kontakte pflegt, er vertritt viele Staaten, auch die deutsche Bundesregierung, zuständig ist das Ministerium für Ernährung, Landwirtschaft und Verbraucherschutz, aber eigentlich dient er in erster Linie der Sache des Zuckers. In den letzten Wochen, erzählt er, war er in Rom, in Brüssel, in Havanna und zuletzt in Palm Beach, Florida.

»Ach, in Palm Beach?«

Baron: »Ja, da hatte die World Sugar Research Organisation ihre jährliche Versammlung, eine Woche lang. Da trifft man dann die Chief Executives, die obersten Chefs der wichtigsten Companies, weltweit. Das ist natürlich wichtig für mich, dass ich mit denen in Kontakt bleibe.«

»Und worum ging es da?«

Baron: »Da ging es um die Aufarbeitung neuer wissenschaftlicher Erkenntnisse bezüglich Zucker und Ernährung.«

»So?«

Baron: »Ja. Was ein heißes Thema ist. Sie wissen ja,
Zucker ist seit Jahrzehnten im Zentrum der Kritik.
Zucker wird verantwortlich gemacht für Übergewicht,
für Herzerkrankungen ...«

»... Alzheimer ...«

Baron: »...Kreislauferkrankungen, Hyperaktivität bei
Kindern, Karies, also ...«

»... alles. Diabetes nicht zu vergessen, die Zuckerkrankheit.«

Baron: »Wenn einer krank wird, ist Zucker schuld.
Quasi. Und das ist eben absoluter Nonsens, weil Zucker
als solcher, und dafür gibt es medizinische Beweise, die
ganzen medizinischen Institutionen in vielen Ländern
kommen in Studien zu dem Schluss, dass Zucker im
Grunde genommen ursächlich nichts von diesen Dingen
verursacht als Teil der Ernährung, wenn die einigermaßen ausgewogen ist. Wenn einer jeden Tag zwei Kilo
Zucker isst, dann ist das natürlich ungesund. Das ist ganz
klar. Aber wenn Sie zwei Liter Schnaps trinken oder ein
halbes Pfund Butter jeden Tag essen, dann ist das auch
nicht gut. Oder wenn Sie 50 Gramm vom Süßstoff Aspartam am Tag konsumieren.« Herr Baron hat da eine
ganz klare Position, und er ist sich völlig einig mit der
Zuckerindustrie.

Zuckerförderung in staatlichem Auftrag. Es scheint
wie ein Widerspruch, den Peter Baron verkörpert, der die

Sache des Zuckers vertritt, als Staatsdiener, im Auftrag jener Länder, die sich doch so engagiert der Bekämpfung der Krankheitsfolgen verschrieben haben, der Bundesrepublik Deutschland, der Republik Österreich, aller 27 Mitgliedsländer der Europäischen Union, und auch die Schweiz gehört dazu.

Die Internationale Zuckerorganisation ist eine machtvolle Instanz, ihre Mitgliedsstaaten repräsentieren die Welt des Zuckers, von Australien bis Simbabwe, Brasilien, Barbados, die Russische Föderation, Tunesien und Marokko, Indonesien, Vietnam, die Vereinigten Arabischen Emirate und die Fidschi-Inseln, Trinidad und Tobago, Indien und den Iran. Sehr viel gemeinsam haben sie nicht, nur ein gemeinsames Ideal: die Förderung des weißen Pulvers, das sie millionentonnenfach über die Menschheit bringen. Und Peter Baron ist der Executive Director. Er organisiert Treffen, Symposien und Seminare, lässt Statistiken erstellen, Zukunftsszenarien für die Welt des Zuckers. Die Staaten stimmen über seine Organisation ihre Politik der Zuckerförderung ab. Und wenn es hart auf hart kommt, dann kann er natürlich seine Truppen sammeln und ihre ganze staatliche Macht einsetzen für das gemeinsame Ziel.

Doch zugleich engagieren sich die Staaten gegen die neuen Epidemien, veranstalten Konferenzen, geben Millionen an Steuergeldern aus, um die Krankheiten zu bekämpfen, die zu Massenleiden geworden sind, ausgelöst allesamt durch die Überdosis Zucker, die über die Menschheit gekommen ist.

In Wahrheit ist es kein Widerspruch, sondern nur ein Missverständnis. Die Förderung des Zuckers von staatlicher Seite hat eine lange Tradition. Dass der Zucker Folgen hat, schädliche Folgen, ist lange schon bekannt, dass sie nicht so deutlich hervorgekehrt werden, hat auch eine lange Tradition und auch einen gewissen Sinn, es stünde ja dem Ideal der Zuckerförderung im Wege. Peter Barons Organisation sitzt da sozusagen im Zentrum des Geschehens.

Wenn es so etwas wie die Welthauptstadt des Zuckers gibt, dann ist es London. Hier hat diese Politik Tradition, mehr noch als in den anderen Hauptstädten der Zuckernationen. Hier landeten die riesigen Gewinne aus den Plantagen des wichtigsten Zuckerimperiums der Welt, von hier aus wurden die meisten Kriege geführt, um die Gewinne zu sichern. In London wurde die Zuckerkrankheit entdeckt und zugleich mit einem harmlosen Namen versehen. Auch die Zukunft des Zuckers wird von hier aus organisiert.

Es ist fast ein bisschen in Vergessenheit geraten: Seit Jahrhunderten, ja einem halben Jahrtausend, haben sich vor allem die Staaten Europas große Verdienste erworben um die Förderung der Volksdroge Zucker; erst die Kaiser und Könige, später die Politiker und Parlamente. Dass der Zucker vielleicht nicht ganz so günstig ist für die Gesundheit, war nicht zu übersehen, das hat aber seiner Karriere nicht geschadet. Die Risiken und Nebenwirkungen waren früh schon bekannt, doch die Doktoren, die Professoren mochten es nicht so überdeutlich herausstellen. So wurde das Leiden an den Folgen zur Privatsache. Auch die Verantwortung für die Erkrankung wird privatisiert, es gilt als Folge des »Lebensstils«.

Die Förderung der Verbreitung der Volksdroge ist

immer eine Staatsangelegenheit gewesen. Die Regenten haben alles getan, um die Produktion und den Konsum voranzutreiben. Zu groß war der Reiz für sie selbst. Sie bauten prachtvolle Paläste mit den Profiten aus dem weißen Pulver, führten Kriege, um ihre Position zu sichern. Die Regierungen förderten auch die Technologien zu seiner Gewinnung. Es ist ja nicht so einfach, aus den Rohstoffen der Natur die reine Droge zu gewinnen. Und lange war nicht bekannt, dass sogar mitten in Europa der Zucker wächst, selbst im kalten Deutschland. Auch diese Erkenntnis verdankt das Volk königlicher Voraussicht wie auch die schnelle Ausbreitung des Zuckeranbaus auf heimischen Feldern.

Was die Potentaten begannen, setzten Parlamente und Präsidenten fort. In der Politik, wenn es um das weiße Pulver geht, gibt es keine Parteien mehr, es gibt nur noch Parteigänger. Die Zuckerbauern und Zuckerbarone ihrerseits sahen es als ihre demokratische Pflicht, die Politiker zu unterstützen in den Ländern Europas, aber auch in Amerika, überall, wo ihnen so viel Gutes widerfährt. Günstige Gesetze erleichtern die Geschäftsausübung der Firmen im süßen System, es gibt ja auch keine Warnungen vor Gesundheitsgefahren, irgendwelche Vorschriften, die den Konsum einschränken könnten, so wie bei den Zigaretten. Es gibt sogar noch Geld vom Staat: Die Allgemeinheit zahlt Milliarden an jene, die für Zuckernachschub sorgen.

Und gefördert werden nicht nur die Zuckerproduzenten, auch die Konzerne, die das süße Pulver in ihre Produkte mischen, in die Softdrinks, in die Süßigkeiten, sogar in die Zigaretten. Die Summen sind in der Regel ein

Geheimnis, doch manchmal wird es ein bisschen gelüftet, und staunenswerte Dimensionen kommen ans Licht. Den reichhaltigsten Geldsegen genossen natürlich die Produzenten. In den USA lagen die Subventionen für die Zuckerbarone regelmäßig bei 560 Millionen Dollar pro Jahr. Allein die Firmen der Familie Fanjul aus Palm Beach bekamen nach Recherchen der Zeitung *Palm Beach Post,* auf Basis der Daten des US-Landwirtschaftsministeriums, innerhalb von zwölf Jahren stolze 1,7 Milliarden Dollar.

Auch in Europa wurde die Zuckerbranche mit Milliardensummen beglückt, durch staatlich festgesetzte überhöhte Garantiepreise, direkte und indirekte Subventionen, Exportbeihilfen. Acht Milliarden Euro gab es beispielsweise in einem einzigen Jahr, es war 2005. Nach Recherchen der subventionskritischen Organisation farmsubsidies.org waren es allein für den britischen Zuckerkonzern Tate & Lyle Europe über einen Zeitraum von zehn Jahren 827 Millionen Euro. 819 Millionen Euro Exportsubventionen gingen, nach Recherchen der Hilfsorganisation Oxfam, an sechs große Zuckerraffinerien, zum Beispiel im Jahr 2003. Europas Branchenprimus Südzucker erhielt damals 201 Millionen, die französische Firma Beghin Say 236 Millionen. Ein schöner Millionensegen, und nicht nur für die Konzerne, die den Zucker herstellen.

Auch wer Zucker unters Volk bringt, wird belohnt: Der Red-Bull-Abfüller Rauch aus Vorarlberg bekam in einem Jahr knapp zehn Millionen Euro. Auch für Coca-Cola gab es Exportsubventionen, für den Marmeladenhersteller Schwartau, die Bonbonfabrik Storck und für

Ritter Sport natürlich auch, ebenso für Haribo. Ferrero bekam in einem Jahr allein in Deutschland 1,2 Millionen. Sogar ein Zigarettenkonzern wie Philip Morris kam in den Genuss des Geldsegens; in einem Jahr waren es in Deutschland 540 000 Euro. Wegen des Exports von zuckerhaltigen Zigaretten.

Kaum eine Branche erfreut sich solcher Zuneigung bei den Entscheidungsträgern in Regierung und Parteien. Das ist Tradition, seit Kolumbus Amerika entdeckt hat. Die Branche hat allerdings auch einiges getan, um die Zuneigung stets lebendig zu halten. Die drei deutschen Zuckerkonzerne beispielsweise, Südzucker, Nordzucker und Pfeifer & Langen in Köln, hätten »die deutsche Politik weitgehend im Griff«, notierte die *Financial Times Deutschland*. Die Lobbyvereinigung der Branche, die Wirtschaftliche Vereinigung Zucker (WVZ), habe »bei fast allen für sie relevanten Volksvertretern den Fuß in der Tür«.

Und bei der Regierung sitzt die Branche sozusagen direkt in den Amtsstuben. »Es gibt praktisch kaum eine Distanz zwischen Politik und Industrie«, sagte Jörg-Volker Schrader vom Kieler Institut für Weltwirtschaft. Das Landwirtschaftsministerium sei durchsetzt mit Beamten, die selbst noch einen Hof betreiben und Zuckerrüben anbauen.

Die Zuckerindustrie, die Nahrungsindustrie, die Agrarindustrie, sie sind alle eng verbunden und machen gemeinsam Druck, wenn es um ihre Pfründe geht. Der »Zuckerindustrie eilt bei Bedarf der gesamte Agrarsektor zu Hilfe«, beobachtete das *Manager Magazin*. »Keine

Agrarministerkonferenz zum Zuckermarkt, vor der die
Rübenbauern nicht Spalier stehen.«

Alle politischen Akteure sind der Zuckerbranche eng
verbunden. Die Konservativen und Liberalen sind näher
bei den Zuckerbauern, das linke Lager steht an der Seite
der Werktätigen in den Zuckerfabriken:»Zuckerfabriken
sind Gewerkschaftsland«, weiß das *Manager Magazin*. In
der Branche liegt der Organisationsgrad bei 90 Prozent.
Und die Gewerkschaft wiederum gehört zur Konzern-
führung, jedenfalls beim Branchenführer: Der Chef der
für die Zuckerindustrie zuständigen Gewerkschaft Nahrung, Genuss, Gaststätten (NGG) amtiert bei Südzucker
traditionell als stellvertretender Aufsichtsratsvorsitzender.
Er»bearbeitet jenen Teil des politischen Spektrums, in
dem der Bauernverband nichts zu melden hat«, so das
Wirtschaftsmagazin.

In der Welt des Zuckers ist das überall so. In Großbritannien beispielsweise repräsentiert der Bauernverband
National Farmers Union (NFU) die Rübenbauern. Sie
sind partnerschaftlich verbunden mit dem größten britischen Zuckerkonzern AB Sugar, ehedem British Sugar,
mit seinen weltweiten Verbindungen. Und die Farmer-
lobby arbeitet traditionell so eng mit dem Agrarministe-
rium zusammen (Ministry of Agriculture, Fisheries and
Food, MAFF), dass es manchen schon als »politischer
Flügel« der Bauernvereinigung gilt.

In Amerika ist natürlich die Beziehung zum Präsidenten wichtig. Glücklicherweise sind die politischen Ansich-
ten beim größten Zuckerkonzern der Welt traditionell
ausgewogen verteilt: In der Eigentümerfamilie Fanjul
vertritt Alfy die Demokraten und Pepe die Republikaner.

Welche Partei auch immer den Präsidenten stellt: Die Zuckerfamilie steht hinter ihm.

In den USA wurde die enge Nähe der Familie Fanjul zur Spitze des Staates sogar für die Geschichtsbücher dokumentiert, in einem historischen Moment, festgehalten in einem amtlichen Report. Alfy Fanjul, Senior der Zuckerdynastie, rief beim damaligen Präsidenten Bill Clinton just in dem Moment an, als dieser eines seiner »Meetings« mit der weltberühmten Praktikantin Monica Lewinsky hatte. Es war genau um 12.24 Uhr. Er hatte ein Anliegen in Sachen Zuckerpolitik, musste nur ein Weilchen warten, bis die Praktikantin aus dem Zimmer war. Das Telefonat dauerte dann genau 22 Minuten, von 12.42 Uhr bis 13.04 Uhr, so der amtliche Report des Sonderbeauftragten Kenneth Starr über die Lewinsky-Affäre.

Als Ausdruck ihrer staatsbürgerlichen Verpflichtung spendet die Familie auch großzügig bei den Präsidentschaftswahlen für die Kandidaten beider Parteien. Alle bisherigen Präsidenten bekamen Wahlkampfhilfe von den Fanjuls. Hunderttausende Dollars sind es regelmäßig, manchmal ein paar Millionen. Auch in Deutschland überwies Südzucker regelmäßig Zehntausende von Euro an die wichtigsten Parteien, vor allem an die Christdemokraten.

Früher ging es noch um ganz andere Summen, und die Spitzen der Staaten waren persönlich und ganz direkt ins Zuckergeschäft involviert. Natürlich partizipierten die Führer der Nationen durch die Steuern und Zölle vom Zuckerverkauf, viele aber hatten sich auch selbst engagiert, im Anbau oder im Handel. Auch in Deutschland

erfreute sich der Zucker der Unterstützung von oberster
Stelle: Sogar der deutsche Rübenanbau ist das Ergebnis
königlicher Wirtschaftsförderung.

»Zucker bildete überall die Grundlage für Wohlstand
und nationale Größe«, sagt der amerikanische Zuckerkritiker William Dufty (»Zucker-Blues«). »Plantagenbesitzer, Pflanzer, Händler und Schiffseigner hatten sagen-
hafte Vermögen angehäuft, und die europäischen Kö-
nigshäuser waren einzig darauf bedacht, sich selbst ein
möglichst großes Stück vom Kuchen zu sichern.«

Der französische König Ludwig XV. hatte sogar das
riesige Kanada gegen ein paar winzige Zuckerinseln in
der Karibik getauscht, darunter Guadeloupe, Santa Lucia
und Martinique. In Frankreich war der Zucker um 1700
der wichtigste Exportartikel. Zugang zu den Zuckerquel-
len war ein übergeordnetes Ziel politischen Handelns,
auch im Nachbarland Spanien, das sozusagen bei der
Zuckerförderung Pionierleistungen vollbracht hatte –
so erfolgreich, dass König Philipp II. schon um 1560
von den Steuern aus dem Zuckerhandel die wunderbaren
Paläste in Madrid und Toledo bauen lassen konnte.

Am wichtigsten aber war der Zucker für England:
»Nichts konnte den Geldbeutel des Königs so bereichern
wie der Zucker«, konstatierte der Händler Thomas Tryon (1634–1703), der zeitweilig selbst eine Plantage be-
trieb. Um 1860 herum wurde das Wort »Sugar« in der
englischen Sprache sogar zu einem Synonym für Geld.
»Das Wohlergehen, der Ruhm und die Größe Englands
wurden vom Zucker stärker gefördert als von jeder anderen Handelsware«, behauptete Sir Dalby Thomas
(1650–1711), Händler und Chronist der karibischen

Kolonien. »Der Zucker war den Engländern unentbehrlich geworden, sie mit Zucker zu versorgen war ebenso eine politische wie eine ökonomische Notwendigkeit«, schreibt der amerikanische Anthropologe Sydney W. Mintz in seinem Standardwerk »Die süße Macht«, er »stärkte und stabilisierte das Empire und die Klassen, die dessen Politik bestimmten«. England war das Maß aller Dinge in der Welt des Zuckers. England führte die meisten Kriege, eroberte die meisten Kolonien, importierte die meisten Sklaven und war auch führend beim Ausbau des Plantagensystems.

Die Deutschen hinkten weit hinterher. Doch dank königlicher Förderung wurde Deutschland bald Technologieführer auf dem Kontinent. Preußens König Friedrich der Große (1712–1786), der »Alte Fritz«, hatte in weiser Voraussicht einen Forschungsauftrag erteilt an den Berliner Apotheker und Chemiker Andreas Sigismund Marggraf (1709–1782). Der untersuchte verschiedene Gewächse auf ihre Süßkraft. Deutschland sucht die Zuckerfrucht: Aus dem Casting der heimischen Pflanzen ging ausgerechnet die hässliche Runkelrübe hervor, die später zur »Königin der Feldfrüchte« aufstieg.

1747 erschien Marggrafs Schrift »Chemische Versuche, einen wahren Zucker aus verschiedenen Pflanzen die in unseren Ländern wachsen zu ziehen«. Im gleichen Jahr trug er seine Beobachtungen an der Königlich-Preußischen Akademie der Wissenschaften vor: »So kam ich gelegentlich auf den Gedanken, auch die Teile verschiedener Pflanzen, welche einen süßen Geschmack besitzen, zu erforschen, und nach mannigfaltigen Versuchen, welche ich angestellt habe, fand ich, dass einige dieser Pflanzen nicht nur einen dem Zucker ähnlichen Stoff, sondern in der Tat wirklichen Zucker enthalten, der dem bekannten aus Zuckerrohr gewonnenen genau gleicht.« Marggraf wurde dafür 1760 von seinem König zum Leiter der Physikalischen Abteilung der Akademie der Wissenschaften ernannt. Auch einer seiner Mitarbeiter im Chemielabor erhielt königlichen Lohn: Franz Carl Achard (1753–1821), ein Nachfahre französischer Hugenotten. Der hatte ein industrielles Verfahren für die Zuckerherstellung aus der Runkelrübe entwickelt, bekam vom König ein Darlehen über 50000 Taler, um das schlesische Gut Cunern zu kaufen und dort Rüben für die Zuckerherstellung anzubauen. Drei Jahre später baute er dort die erste Rübenzuckerfabrik der Welt.

Der Nachfolger des Alten Fritz, Friedrich Wilhelm III., hat die Zuckerproduktion noch forciert: Er verfügte, dass in der Umgebung von allen Zuckerfabriken auf preußischem Boden Rüben angebaut werden sollen. Ein Jahr später erteilte er die allgemeine Gewerbefreiheit für Sirup- und Rohzuckerzubereitungen. Das Recht auf Herstellung von Raffinade aus dem heimischen Rohzucker behielt der preußische König für sich.

Zum finalen Durchbruch allerdings verhalfen der deutschen Rübe die Engländer mit einer ihrer legendären Seeschlachten. Die Royal Navy war schon seit Jahrhunderten im Einsatz, um der Zuckerpolitik Großbritanniens den nötigen Nachdruck verleihen, zeitweilig mit Unterstützung namhafter Piraten, deren berühmtester sogar in den Adelsstand erhoben wurde: Sir Francis Drake (1540–1596). Seine Spezialität waren Überfälle auf die spanischen Konkurrenten in der Karibik: Seeräuber im

Dienste Ihrer Majestät Elisabeth I. Die Königin ging sogar mit ihm spazieren und ließ, weil alle Welt den Helden sehen wollte, in aller Eile ein Porträt anfordern, das heute in der National Portrait Gallery hängt, an der Ecke zum Trafalgar Square, jenem Platz in London, der an die Schlacht vom 21. Oktober 1805 erinnert, die den Kontinent schließlich von der karibischen Zuckerquelle abschnitt, weil Franzosen und Spanier vernichtend geschlagen worden waren von Admiral Horatio Nelson (1758–1805), an den die Säule auf dem Platz erinnert. Es ist ein riesiger, leicht abschüssiger Platz, auf dem sich die vielen Menschen fast verlieren, mit den ortstypischen altmodischen Taxis, den roten Doppeldeckerbussen, mit lautem Lärm, Mopedgeknatter, Menschengeschnatter.

Ganz in der Nähe wurde übrigens die Zuckerkrankheit entdeckt.

»Die City von London ist auf Zucker gebaut«, sagte Aubrey Sheilham, der als Professor für Zahngesundheit am University College eher ein Kritiker der Zuckerindustrie ist, zur Zeitung *The Guardian:* »Sehen Sie nur die Tate Gallery an!« Die Tate Gallery, jenes traditionsreiche Museum direkt an der Themse mit den monumentalen Säulen am Eingang: eine Stiftung des Zuckerbarons Henry Tate. Tate, wie Tate & Lyle, die jetzt für 211 Millionen Pfund (240 Millionen Euro) von der Familie Fanjul übernommen worden ist.

An der Themse schräg gegenüber hat sich mit 196 Millionen Euro Europas größter Zuckerkonzern eingekauft: Südzucker. Die Adresse: Hay's Lane. Es ist ein klotziges hellbeiges Hochhaus, direkt am Ufer, mit glasverspiegelter Front, innen eine Marmorhalle, sieben Stockwerke hoch, zwei Drehtüren, ein Schild: ED&F Man. Eine der wichtigsten Zuckerhandelsfirmen der Welt. Die Firma hat Verbindungen in alle Welt, besitzt unter anderem Anteile an Zuckerfabriken in Tansania und im südlichen Afrika. In gleich sechs Ländern dort ist AB Sugar engagiert, die Partnerfirma der britischen Rübenbauern: in Südafrika, Malawi, Sambia, Swaziland, Tansania und Mosambik. Die Firma, ehemals British Sugar, Marktführer in Großbritannien, hat außerdem Verbindungen nach Spanien und China.

Lauter Zuckernationen, und alle können mobilisiert werden, wenn er das Kommando gibt, der stattliche Mann im fünften Stock von 1, Canary Square, London. »Wir sind die größte zwischenstaatliche Regierungsorganisation im Rohstoffsektor weltweit«, sagt Peter Baron, und er ist ziemlich stolz darauf. »Bei uns sind die Regierungen Mitglieder, nicht die Industrie. Wir sind unter dem Dach der Vereinten Nationen. Unser Abkommen ist bei der UNO niedergelegt.« Baron ist Agrarwissenschaftler, er hat studiert an der Universität Hohenheim bei Stuttgart, promoviert an der Universität Weihenstephan im bayerischen Freising. Seit 1994 ist er dabei. Er hat die Mitgliederzahl mehr als verdoppelt, von 39 Mitgliedsstaaten auf 86.

In der Internationalen Zuckerorganisation haben Länder zusammengefunden, die sich nicht in vielen Dingen einig sind – aber in dem festen Willen, den Zucker zu fördern.

Kurz vor Ausbruch des Zweiten Weltkriegs hatten sich am 6. Mai 1937, natürlich in London, Staaten zur Zuckerförderung zusammengeschlossen, die sich wenige

Jahre später bekriegen sollten. Es ging um neue Regeln zur Begünstigung der Zuckerindustrie und der Sicherung des Nachschubs für ihre süßen Branchen. Übergeordnetes Ziel: die Steigerung des Pro-Kopf-Zuckerverbrauchs. Die vereinigten Zuckerstaaten legten, erstmals auf Regierungsebene, Exportquoten fest und vereinbarten Steuersenkungen für die Zuckerbranche. Zentrale Anlaufstelle für alle Vertragsangelegenheiten wurde das Hauptquartier in London.

Alle paar Jahre wieder wird das Abkommen erneuert, und auch der Deutsche Bundestag beschäftigt sich regelmäßig damit. »Wichtige Ziele des Übereinkommens«, so etwa die Bundestagsdrucksache 16/10760, seien die »Förderung und Intensivierung der internationalen Zusammenarbeit im Bereich der Zuckerpolitik«, auch »zwischenstaatliche Konsultationen über Möglichkeiten zur Förderung der Weltzuckerwirtschaft« sowie ganz allgemein die »Förderung der Zuckernachfrage«. Größere öffentliche Debatten oder gar Proteste gibt es nicht, auch nicht unter den Volksvertretern; es entspricht ja der Tradition und lang geübtem Brauch.

Die großen Zuckerkonzerne der Welt sind bei den Veranstaltungen der Zuckerorganisation der Staaten als Sponsoren beteiligt, Pfeifer & Langen, Südzucker, Nordzucker, die arabische Al Khaleej Sugar, Tate & Lyle Sugars. »Selbstverständlich haben wir engsten Kontakt mit den Industrien«, sagt Mister Baron. »Weil das Lebensblut natürlich in der Industrie läuft und nicht mehr in den Governments.« Heutzutage.

Baron: »Früher haben ja die Regierungen noch viel mehr die Zuckerpolitik definiert und exekutiert. Inzwischen ist praktisch alles privatisiert. Und von daher ist es natürlich für uns wichtig, wenn wir *up to date* sein wollen, dass wir die Industrie einbeziehen und in unserer Arbeit berücksichtigen, was die Industrie braucht. Wir wollen irgendwie ja schon Service anbieten, der für die von Nutzen ist.«

»Für Sie ist vom deutschen Staat aber das Verbraucherministerium zuständig.«

Baron: »Für uns ist das Verbraucherministerium zuständig, ja.«

»Müssen Sie sich mit denen abstimmen über Ihre Politik?«

Baron: »Ich? Nö. Ich bin unabhängig. Ich bin ja ein internationaler Beamter. Ich stimme mich mit meinem Rat ab. Die EU ist da Mitglied. Nicht Deutschland.«

»Ach so, Sie reden gar nicht mit Deutschland.«

Baron: »Nein.«

»Aha.«

Baron: »Also ich rede natürlich mit denen, weil es Kollegen sind.«

»Aber die haben Ihnen nichts zu sagen.«

Baron: »Nein.«

»Sie haben ja auch praktisch eher die übergeordnete Position.«

Baron: »Die Staaten, aber auch die Industrie, die kommen zu unseren Meetings. Und diese Symbiose aus Regierung und Industrie ist eigentlich das, was uns stark macht.«

»Sie sind sich ja auch einig, was die Unschädlichkeit des Zuckers betrifft, beim Übergewicht zum Beispiel.«

Baron: »Es gibt keine Forschungsergebnisse, die klar

Zucker mit einem dieser Krankheitsbilder in Verbindung bringen. Zum Übergewicht tragen viele Faktoren bei. Genetische. Umweltbedingte. Manche essen zu viel. Es hat aber nichts mit Zucker zu tun.«

»Und Ihre stattliche Figur, die kommt demnach auch nicht vom Zucker.«

Baron:»Nö.«

»Sie sind so auf die Welt gekommen?«

Baron:»Mein Großvater war so, meine Mutter war so. Und ich bin so.«

»Also waren es nicht die Spätzle oder der Kuchen.«

Baron:»Mag ich natürlich auch. Ich bin durchaus Genießer.«

Die Schattenseiten des Zuckerkonsums sind ein ganz sensibles Thema. Wenn die allzu sichtbar werden, ist es mit der Verkaufsförderung natürlich erst mal Essig. Um die von den Staaten angestrebte Erhöhung der Zuckernachfrage zu erreichen, dürfen die dunklen Seiten des weißen Pulvers nicht wirklich deutlich werden. Sie sind allerdings kaum zu übersehen, gerade hier in London sind sie sogar schon früh aufgefallen, als die Zuckerlieferungen aus den Kolonien zunächst die Upper Class beglückten. Und hier in London haben sie schon damals eine relativ elegante Form des Umgangs damit gefunden, als zum Beispiel die Zuckerkrankheit immer häufiger diagnostiziert wurde, in der St. Martin's Lane, ganz in der Nähe des Trafalgar Square, heute eine ganz normale kleine Straße in diesem touristischen Teil Londons, mit Kneipen praktisch in jedem Haus, einem Ristorante Bella Italia, einem McDonald's, einem Steak House, immer wieder Pubs, Pizza, einer Patisserie, auch zwei Theatern, einem Spaghettihouse, einer Sushibar und einem Starbucks.

Die St. Martin's Lane 114 ist heute ein schickes Bürogebäude. Damals praktizierte unter dieser Adresse der Mann, der als Entdecker der Zuckerkrankheit in die Medizingeschichte einging: der Arzt Thomas Willis. Ein paar Schritte nur sind es über den St. Martin's Square zur Kirche St. Martin in the Fields mit ihrer hellen Fassade, den Säulen am Eingang und dem spitzen Turm, wo er auf seine Kosten Messen lesen ließ; er spendete auch viel für die Armen. Der Arzt, der als Entdecker der Zuckerkrankheit gilt, war damals einer der reichsten und angesehensten seiner Zunft.

Er wurde in kurzer Zeit »so bekannt und hatte so unendlichen Zulauf«, dass »nie ein Arzt vor ihm ihn übertroffen« oder gar »mehr Geld im Jahr bekommen« hätte, wie ein Zeitgenosse schwärmte. Willis hat über Epilepsie, Hysterie, Neurosen geforscht und geschrieben. Seine Werke wurden viel gelesen, in England und auf dem Kontinent. Er war auch ein berühmter Hirnanatom, noch heute trägt ein Hirnareal seinen Namen, der *Circulus arteriosus Willisii.*

Und auch jenes Krankheitsbild heißt bis heute so, das er in seinem Spätwerk Pharmaceutice Rationalis (1674) beschrieben hatte, »zum ersten Mal in der neueren abendländischen Medizin«, so sein Biograph Hansruedi Isler: das Krankheitsbild des Diabetes mellitus. »Diabetes mellitus«, das bedeutet »honigsüßer Durchfluss«. Wobei »Diabetes« die ungewöhnlich starke Ausscheidung von Urin meint, und »Mel« ist der Honig. Die übermäßige Urinausscheidung war schon im alten Ägypten bekannt.

Der griechische Arzt Aretaios hatte im zweiten Jahrhundert nach Christus dafür den Begriff »Diabetes« geprägt. Aber erst Willis nannte den Geschmack des Urins bei diesem Krankheitsbild »honigsüß«. Warum sagte er nicht »zuckersüß«? Weil er damit seiner Karriere geschadet hätte, glaubt Zuckerkritiker William Dufty: »Dr. Willis' Patientenkreis entstammte ausschließlich der wohlhabenden Bevölkerungsschicht; nur diese Leute konnten sich seit zwei Jahrhunderten einen extrem hohen Zuckerkonsum leisten.« Willis war sogar der Leibarzt von König Charles II., der »wie alle Mitglieder des Hochadels« damals ein »lebhaftes Interesse am lukrativen Zuckerhandel hatte«.

»Was würden Sie tun«, fragt Dufty, »wenn Sie den König und zahlreiche andere hochgestellte Persönlichkeiten, die ihr Geld mit dem Zuckerhandel verdienen, als Patienten hätten? Wenn Willis behauptet hätte, die neue Krankheit würde durch den Verzehr von Zucker verursacht, wäre seine Klientel wahrscheinlich nicht begeistert gewesen. Möglicherweise hätte er seinen Beruf oder gar seinen Kopf riskiert.«

»Also gab er dem Problem einen griechisch-lateinischen Namen und schob damit alle Schuld auf die Bienen. Indem Willis die Angelegenheit auf die Bienen abwälzte und einen geheimnisvollen Namen für die ›Honigentzündung‹ fand, konnte er sein Ansehen als Mediziner vergrößern und sich risikolos seinen Platz in der Geschichte der Medizin sichern.« Seit jener Zeit ist die Neigung im wissenschaftlichen Establishment gering, die Rolle des Zuckers bei den einschlägigen Krankheiten klar zu benennen.

Und noch diese sanfte Kritik am Zucker stieß beim zeitgenössischen medizinischen Establishment auf Widerspruch. Dr. Frederick Slare, Mitglied des königlichen Ärztekollegs und der Royal Society, ebenfalls in London, veröffentlichte 40 Jahre später eine »Rechtfertigung des Zuckers gegen die Angriffe des Dr. Willis, andere Ärzte und allgemeine Vorurteile«. Er räumte ein: »Da Zucker von äußerster Nährkraft ist, können die Menschen, die ihn verzehren, mehr Leibesfülle ansetzen, als ihnen lieb sein mag.« Doch die »Furcht um den Verlust der schlanken Gestalt« werde »mehr als ausgeglichen durch den Umstand«, dass Zucker die »schlechte Stimmung, so sie einmal auftreten sollte, versüßt und vertreibt«.

Ähnlich euphorisch bejubelten noch Jahrhunderte später die Professoren an den staatlichen Universitäten die Vorzüge des Süßen. Unsterblich machte sich etwa der legendäre Göttinger Professor Volker Pudel (1944–2009) mit seiner öffentlichen Hymne auf die Gummibärchen: »Wenn man sich nur von Gummibärchen ernähren will – no problem.« Pudel war einer der Einflussreichsten seiner Zeit, der berühmteste Ernährungswissenschaftler der Republik, zeitweilig auch Präsident der Deutschen Gesellschaft für Ernährung (DGE), der wichtigsten Fachgesellschaft in diesem Feld. So jubelte auch gleich das Magazin der *Süddeutschen Zeitung:* »Die Sensation: Zucker macht nicht mehr dick!«

Pudel war auch Mitglied einer Konferenz in Freiburg, die nur dem Zucker und den Süßigkeiten gewidmet war, veranstaltet von der Deutschen Akademie für Ernährungsmedizin. Dabei kam heraus: »Weder Übergewicht, Diabetes mellitus oder andere ›lifestyle-related‹ Krankheiten noch eine Unterversorgung mit essenziellen Nährstoffen könnten heute dem Konsum von Zucker angelastet werden«, so die Tagungsleiter, die Professoren Reinhold Kluthe aus Freiburg und Heinrich Kasper aus Würzburg. Die Tagung in Freiburg wurde veranstaltet »mit freundlicher Unterstützung des Lebensmittelchemischen Instituts des Bundesverbandes der Deutschen Süßwarenindustrie«.

Die maßgeblichen Ernährungswissenschaftler arbeiten sehr vertrauensvoll mit der Zuckerindustrie zusammen. Ein späterer Präsident der Deutschen Gesellschaft für Ernährung, der Bonner Professor Peter Stehle, gründete zusammen mit Reinhard Matissek, dem Direktor des Lebensmittelchemischen Instituts des Bundesverbandes der Deutschen Süßwarenindustrie (BDSI), das »Bonner Forum Ernährungswissenschaft«, beide beklagten sich gemeinsam, dass »leider« einzelne Lebensmittel (»z.B. Süßwaren«) als »ungesund« eingestuft würden, und das nur wegen eines charakteristischen enthaltenen Nährstoffs (»z.B. Zucker«). Und wenn sich die wichtigsten Forscher Deutschlands in Sachen Fettleibigkeit (Adipositas) zu ihrer Jahrestagung treffen (Motto: »Wer gewinnt das Rennen gegen Adipositas?«), dann ist natürlich auch der Süßwarenfreund Matissek dabei, mit einem Symposium zum Thema »Genussfähigkeit ist eine Ressource für seelisches Wohlbefinden«. Süß gewinnt immer.

In einer Welt, in der sich die Staaten seit Jahrhunderten so engagiert für den Zucker einsetzen, möchten sich auch die Professoren der staatlichen Universitäten nicht unbedingt gegen den Stoff in Position bringen. So fiel das Urteil überraschend wohlwollend aus, als die wich-

tigste Institution zur Nahrungssicherheit in Europa ihre
Experten zusammenrief, um über die Gesundheitsfolgen
des Zuckers zu befinden: die Europäische Behörde für
Lebensmittelsicherheit EFSA (European Food Safety Au-
thority) im italienischen Parma. Die EFSA-Experten beschäftigten sich ausgiebig mit Zucker und anderen Kohlenhydraten. Sie mochte sich dann aber nicht zu direkten
Empfehlungen durchringen, einer Beschränkung des Zuckerverzehrs oder gar zu einem Höchstwert für Zucker.
Grund: »Dem Gremium liegen nicht genügend Belege
vor, um eine Obergrenze für Zucker festzulegen.« Es
gebe eigentlich auch gar keine direkten Folgen des
Zuckerverzehrs für die menschliche Gesundheit. Übergewicht? Herzkrankheiten? Diabetes? Kein zwingender
Zusammenhang, so das Urteil. Nur den Zähnen »kann«
Zucker vielleicht schaden – wenn sie schlecht geputzt
werden: »Häufiger Verzehr von zuckerhaltigen Nahrungsmitteln kann das Risiko für Zahnkaries erhöhen, vor
allem wenn Mundhygiene und Fluorid-Prophylaxe un-
genügend sind.«

Die wohlwollende Beurteilung solcher Sachverhalte
führen Kritiker darauf zurück, dass die EFSA-Experten
eine gewisse Nähe pflegen zu einschlägigen Industrie-
kreisen. So war es auch bei den Mitgliedern der Zu-
ckerrunde: Der Mailänder Professor für Kinderheilkunde
Carlo Agostoni war beraterisch für Ferrero tätig. Der
Pariser Ernährungswissenschaftler Professor Jean-Louis
Bresson bekam Forschungsförderung von Danone sowie den Pharmakonzernen Novartis und Sanofi. Die
britische Ernährungsforscherin Susan Fairweather-Tait
erhielt Forschungsförderung von Unilever, fungierte als

»Scientific Governor« bei der British Nutrition Foundation, die getragen wird unter anderem von British Sugar,
Tate & Lyle Sugars, der Ketchupfirma Heinz, dem Scho-
koriegelkonzern Mars, von Coca-Cola, Pepsi-Cola, Kellogg, Nestlé, Unilever.

Der nordirische Ernährungschemiker Professor Sean
(J.J.) Strain, war Mitglied im Aufsichtsrat bei der Indus-
trielobbyvereinigung ILSI, Berater beim Pringles-Kon-
zern Procter & Gamble, auch bei Danone, und er bekam
Forschungsförderung von Nestlé sowie vom holländischen Zusatzstoffkonzern DSM. Andere Gremiumsmit-
glieder waren tätig für Nestlé, Hipp, Danone, Unilever.
Der Vorsitzende, der irische Professor Albert Flynn von
der Universität Cork, gab eine ganze Reihe von Verbindungen zur Industrie an: Verwaltungsratsmitglied beim
Lobbyverband ILSI, Mitglied des Gesundheits- und Well-
ness-Beraterkreises beim Milka-Mutterkonzern Kraft, er
bezog Forschungsförderung von Danone, von Kellogg
und von Masterfoods. Der verdiente Chairman Flynn war
auch in Palm Beach dabei gewesen bei der Tagung der
World Sugar Research Organisation (WSRO).

Ihr Hauptquartier hat die Weltvereinigung der Zuckerindustrie, natürlich, auch in London. Es ist allerdings
überraschend unauffällig untergebracht, man könnte fast
sagen: versteckt. Die Adresse klingt eigentlich auch ganz
respektabel: World Sugar Research Organisation, 70 Col-
lingwood House, Dolphin Square, London, SW1V 3LX.
Es ist ein größerer Block, ein paar Schritte von der Themse, mit grünem Innenhof, Backsteingebäuden. Im Col-
lingwood House gibt es ein renoviertes Entree, mit Glas-
türen, einem Aufzug zu den vornehmen Apartments.

Aber kein Büro. Überhaupt keine Anzeichen für irgendeine Form von Geschäftstätigkeit. Erst die freundlichen
Leute von der Security geben den Tipp: Neben dem Eingang führt eine Rampe hinab in die Tiefgarage. Und
dort, tatsächlich, gibt es auch ein Büro, neben verstaubten Autos, einigen Minis, einem Ford Ka, einem Skoda
Fabia; weiter hinten steht auch ein alter Bentley, ein Ferrari, ein Aston Martin.

Hier findet sich die Weltzentrale der Zuckerlobby,
gleich neben der Rampe, an der Ecke, hinter einem
Schaufenster mit einer typischen Bürosichtblende, jenen
Vorhängen aus zehn Zentimeter breiten herabhängenden
Streifen, die Vertikalanlage genannt werden. Daneben
eine blaue Tür mit Messingbriefschlitz.»WSRO«, steht
da, und:»World Sugar Research Organisation«.

Die mächtige World Sugar Research Organisation, deren Chefs in den prächtigsten Hotelpalästen tagen: Die
Angestellten in ihrer Zentrale sehen kein Tageslicht. Fast
möchte man Mitleid mit ihnen haben, die fast wie La-
kaien für die Zuckerbarone die Wühlarbeit machen und
auch noch so hausen müssen, im Untergrund, in einem
verstaubten Ambiente, das aussieht wie ein Museum für
Bürokultur, Stahlschränke, Hängeordner, Schreibtische,
Freischwingerstühle. Ein paar Computer gibt es immerhin schon.

Oben auf dem Stahlschrank steht, in metallenen Let-
tern, ein Name:»Richard Cottrell«. Das ist der Geschäftsführer, der Mann, der die Interessen der größten Zuckerkonzerne dieser Welt vertritt. Er ist noch nicht im Büro.

Peter Baron wiederum, der die Zuckerförderung auf
staatlicher Seite vertritt, kennt ihn gut:»Cottrell hat die

Sitzung jetzt gemacht in Amerika. Also wenn der so ein Meeting vorbereitet, vorher und hinterher, da hat der kaum Zeit zum Schnaufen. Aber der ist sehr gut, die machen auch sehr solide Arbeit. Und da wird eben objektiv gearbeitet, wir hatten zum Beispiel Wissenschaftler aus verschiedenen Ländern, die ebendiese Fragen diskutieren.« Sie haben sich sozusagen die Arbeit aufgeteilt: Mr. Baron organisiert die staatliche Unterstützung. Wenn es um Gesundheitsfragen geht oder Fragen der Forschung, verweist er an die Kollegen von der Industrie: »Dafür haben wir die World Sugar Research Organisation. Forschung ist nicht unser Ding, also wir sind mehr die marktwirtschaftliche Seite und die wirtschaftliche Seite, aber nicht Forschung. Wir sind natürlich interessiert, was in dem Bereich passiert, aber wir sind da nicht originär tätig.«

Und sie arbeiten vorzüglich zusammen, für die gemeinsame Sache, die Förderung des Zuckers, und sehr effizient. Das haben sie auch schon unter Beweis gestellt. Beide sind global organisiert, und daher treten sie besonders wirkungsvoll auf, wenn es um Maßnahmen der Weltgemeinschaft geht. Dann bewährt sich das jahrhundertelang erprobte Zusammenspiel zwischen den Zuckernationen und ihrer Zuckerwirtschaft. Vor allem dann, wenn plötzlich weltweite Einschränkungen drohen, weil die Folgen des Zuckers immer mehr Menschen gefährden, so dass die Weltgemeinschaft sich zum Handeln aufgerufen sieht.

Es gibt ja nicht nur die Staaten, die seit Jahrhunderten profitieren von Zucker. Es gibt auch die anderen, in denen es jetzt um existenzielle Fragen geht, weil die Sozial-

systeme durch die neuen Epidemien wie die Zuckerkrankheit, Herzleiden und Krebs zusammenzubrechen
drohen, und die Wirtschaftskraft leidet, weil veritable
Teile der arbeitsfähigen Bevölkerung krankheitshalber
ausfallen. Da müssen sich jetzt die Institutionen der Weltgemeinschaft bewähren, die für die Abwehr von Epidemien und Katastrophen zuständig sind.

Die Zuckerförderer auf beiden Seiten aber fühlen sich
eher für die Abwehr gegen Maßnahmen zuständig, die
den Zucker treffen könnten. Und da ist es für die Sache
des Zuckers sehr hilfreich, wenn auf der einen Seite die
staatlichen Machtmittel eingesetzt werden können, dank
der Truppen von Mr. Baron, und auf der anderen Seite
Mr. Cottrells Leute die Wühlarbeit machen. Besonders
erfolgreich sind sie, wenn Beschränkungen drohen oder
missliebige Ernährungsempfehlungen, und sie können
das noch drehen, und am Ende steht eine hymnische Verteidigung des Zuckers mit dem Stempel der wichtigsten
Institutionen der Vereinten Nationen, der globalen Gemeinschaft.

Und die wichtigsten Experten der Weltgemeinschaft,
die in bester Absicht angetreten sind, die Zuckerschäden
zu begrenzen, können sich nur noch wundern, wer da im
Hintergrund am Werk war und den Zucker von einer Bedrohung in einen Glücksbringer verwandelt hat.

7. Graf Dracula in der Blutbank

Wie die Industrielobby die Zuckerpolitik der Weltgemeinschaft beeinflusst

Lob des Zuckers, von höchster Warte – dabei hatten
sie doch das Gegenteil beschlossen / Merkwürdig,
wer da im Hintergrund die Fäden zog / Die neuen Epidemien
sind auch ein schönes Geschäft / Nestlé kämpft jetzt
für das Gemeinwohl, und keiner will's glauben /
Sponsoring für die Weltgesundheitsorganisation:
Eigentlich ist das ja verpönt

Er trägt stoppelkurzes Haar, eine schicke Brille, einen dunklen Anzug mit weiß-blau gestreiftem Hemd und Krawatte. Lächelnd bahnt er sich seinen Weg durch das Gewimmel. In der Bar, groß wie eine Halle, mit einem grandiosen Blick auf den See, treffen sich die vielen Abgesandten aus der ganzen Welt zwischendurch immer wieder. Nachher hat er noch ein Treffen mit einer arabischen Prinzessin. Auch in ihrem Land sorgt jetzt der Zucker für Probleme, und selbst Prinzessinnen scheinen so machtlos wie der Rest der Welt.

Drinnen laufen schon die Verhandlungen. In dem großen Plenarsaal treten nacheinander die Vertreter der Länder dieser Erde ans Mikrofon. Es tagt die Generalversammlung der Weltgesundheitsorganisation (WHO),

im »Palais der Nationen«, dem Hauptsitz der Vereinten
Nationen in Europa, einem eindrucksvollen Gebäude-
komplex in einem weitläufigen Park oberhalb des Genfer
Sees.

Es geht um jene neuen Menschheitsgeißeln, an denen
35 Millionen Menschen im Jahr sterben sollen – in zwei
Jahren mithin mehr als im ganzen Zweiten Weltkrieg.
Und die zumeist auf das Konto der Nahrung gehen, vor
allem des Zuckers. Es sind die großen Krankheiten auf
der Welt, Herzkrankheiten, die Zuckerkrankheit Diabetes, Alzheimer, Krebs, die unter dem seltsamen Oberbe-
griff »nicht übertragbare Krankheiten« zusammengefasst
werden. »Nahrungsbedingte Krankheiten« wäre die tref-
fendere Bezeichnung für die meisten davon.

Es ist kalt an diesem Tag im Mai. Dunkle Wolken hängen über dem See und oben in den Bergen. Immer wieder geht ein Schauer nieder auf die Delegierten und die
Besucher aus dieser Welt, die noch in langen Schlangen
vor dem Eingang auf Einlass warten. Sie tragen zumeist
dunkle Anzüge, einige Frauen auch farbige Kostüme,
manche die traditionellen Gewänder ihres Volkes.

Im Plenarsaal, der aussieht wie ein übergroßes Opern-
haus, mit dem Wappen der Vereinten Nationen an der
Stirnseite, spricht gerade der Delegierte aus Frankreich,
danach der von Dschibuti. Jetzt Kolumbien. Dann der
Vertreter von Korea. »Kein einzelnes Land kann die Her-
ausforderungen allein lösen«, sagt er: »Wir müssen unsere Köpfe zusammenstecken und nach gemeinsamen
Lösungen suchen.« Portugal erinnerte an die Verantwortung des Staates, »den Gehalt von Salz, Zucker und
gesättigten Fetten zu senken«. »Danke Portugal«, sagt

die Versammlungsleitung und leitet über zu einem Appell aus Algerien: »Wir dürfen die Hoffnungen der Menschen in aller Welt nicht enttäuschen.« Beifall im Plenum und auf der Galerie. Dann Madagaskar, Malaysia, Panama und weiter durch die Welt.

In der Bar Le Serpent drüben im Nebengebäude herrscht ein lautes Sprachengewirr, die Delegierten sitzen an gläsernen Tischen in bequemen Sesseln, viele haben den Laptop aufgeklappt vor sich. Eine lange Schlange steht an der Theke, ganz vorne links, an der Fensterfront, wo es Kaffee gibt, Cola light in Dosen, Sandwiches in Cellophan, Salat unter Plastik.

Dr. Rüdiger Krech ist Direktor der Abteilung für Ethik, Gerechtigkeit, Handel und Menschenrechte der Weltgesundheitsorganisation. Krech möchte, dass die Menschen die Macht wiedergewinnen über das, was sie essen. Gerade beim Zucker.

Krech: »Die Menschen haben die Kontrolle verloren. Weil wir ja fast über 85 Prozent unserer Zuckerstoffe nicht selber entscheiden, sondern sie über industriell hergestellte Nahrung aufnehmen. Oft ist Zucker in den Lebensmitteln versteckt. Auch unter verschiedenen Bezeichnungen auf dem Etikett. Da wissen die Verbraucher oft nicht, dass sie Zucker zu sich nehmen.«

»Der entmündigte Verbraucher?«

Krech: »Heute haben Sie eben in vielen Bereichen einfach keine Wahl mehr. Und das nimmt zu. Nehmen Sie uns beide heute hier, wir sind auf einer Konferenz, da sind die Pausen kurz, und wir sind jetzt sozusagen gezwungen, das zu essen, was uns heute hier angeboten wird. Hier in der Bar gibt es jetzt …«

»Cola light ...«

Krech:»... Muffins und Käsesandwiches. Vorhin gab es noch ein paar Vollkornbrote, die waren aber als Erstes ausverkauft.«

»Die ›giftige Umgebung‹.«

Krech:»Natürlich. Wenn es für die Menschen keine Möglichkeit gibt, zum Beispiel an ihrem Arbeitsplatz, gesunde Nahrungsmittel zu kaufen, dann werden sie auf das zurückgreifen, was da ist.«

»Auch wenn es ungesund ist.«

Krech:»Der Konsum ungesunder Nahrungsmittel steigert das Risiko der chronischen Erkrankungen, wie Krebserkrankungen, Herz-Kreislauf-Erkrankungen, Diabetes oder chronische Atemwegserkrankungen, also aller Krankheiten, die nicht von Bakterien oder Viren verursacht werden.«

»Sondern von ›schlechten Ernährungsgewohnheiten‹, wie es heißt.«

Krech:»Richtig. Wichtig für die Politik: Es geht nicht nur um unsere eigene Entscheidung, sondern es geht immer auch um die Strukturen, in denen wir leben. Da wird die richtige Ernährung für viele Menschen zu einem Problem. Und deshalb müssen wir etwas tun.«

Das klingt plausibel. Doch leicht ist das nicht. Denn die Weltgemeinschaft ist angesichts der aktuellen Bedrohungen in einer völlig neuen Situation. Bisher führte sie einen Kampf gegen Katastrophen, Krankheitserreger, Gefahren, die aus der Natur kamen. Bakterien, Pest und Cholera, Aids. Die konnten angegriffen und mitunter sogar ausgerottet werden.

Die neuen Krankheitserreger haben einen ganz anderen Charakter. Schon von ihrem Ausmaß her. Sie fordern noch mehr Todesopfer. Ganze Nationen sind gefährdet, nicht nur wegen steigender Kosten im Sozialsystem. Wenn immer mehr Menschen im arbeitsfähigen Alter ausfallen, weil sie krank werden, oft an vielen Krankheiten gleichzeitig leiden, wie bei der Zuckerkrankheit Diabetes, dann ist nicht nur ihre Existenz gefährdet und die ihrer Familien, dann ist die wirtschaftliche Leistungsfähigkeit vieler Staaten bedroht.

Doch dieses Mal ist es keine Naturkatastrophe. Die neuen Krankheitserreger sind sozusagen hausgemacht. Von Menschen geschaffen, eine Katastrophe ganz neuer Qualität. Die Ursache für die neuen Epidemien ist die »giftige Umgebung«, die sich schon über die Welt verbreitet hat – sogar gezielt verbreitet wurde, um genau zu sein, denn es war ja planmäßiges Vorgehen, das den Zucker überall »in Griffweite des Verlangens« plaziert hat.

Und das führt jetzt zu einer ganz neuen Konstellation. Beim Kampf der Weltgesundheitsorganisation gegen die neuen Menschheitsgeißeln steht nicht mehr der Mensch gegen die Natur. Jetzt steht Mensch gegen Mensch. Wer die neuen Krankheitserreger bekämpfen will, kämpft gegen mächtige Gegner. Es sind ganze Industrien, die rund um den Globus aktiv sind, sie haben engagierte Interessenvertreter, die routiniert im Hintergrund agieren, und sie haben natürlich auch mächtige Unterstützer wie jene Staaten, mit denen sie seit langem vertrauensvoll zusammenarbeiten.

In Genf liegen das Gute und das Geld oft nahe beieinander. Und nicht immer siegt das Gute. Wenn die Weltgesundheitsorganisation den Kampf aufnehmen will, dann sitzen die Gegner manchmal schon im eigenen Haus, und plötzlich kann es passieren, dass der Kampf ganz unmerklich eine andere Richtung einschlägt.

Als zum Beispiel hochrangige Wissenschaftler aus aller Welt zusammenkamen, um über die Folgen des Zuckers für die menschliche Gesundheit zu beraten, da hatten sie, schon kurz nachdem sie aus dem Flugzeug gestiegen waren, ein merkwürdiges Gefühl. So auch Professor Jim Mann, ein hochangesehener Wissenschaftler aus Neuseeland: »Als wir ankamen, wurden einige von uns von einem der Beamten, die in die Organisation der Konferenz eingebunden waren, vorgeladen, und er sagte uns sehr deutlich, dass es unangebracht wäre, irgendetwas Schlechtes über Zucker in Bezug auf die menschliche Gesundheit zu sagen«, sagte Mann hinterher gegenüber dem britischen Fernsehsender BBC.

Das war natürlich eine merkwürdige Ansage bei einer solchen Expertenkonferenz, zu der die beiden wichtigsten Weltorganisationen auf diesem Feld eingeladen hatten, die Welternährungsorganisation (FAO) und die Weltgesundheitsorganisation (WHO). Die Veranstaltung trug den unscheinbaren Titel »Kohlenhydrate in der menschlichen Ernährung« (im internationalen Experten-Englisch: »Carbohydrates in human nutrition«) und handelte natürlich auch vom Zucker. Es ging darum, eine Stellungnahme zu erarbeiten, die dann sozusagen als amtliche Position der zuständigen Institutionen der Weltgemeinschaft gelten sollte, als Vorgabe für die globale Debatte im neuen Jahrtausend.

Für die Welt sind solche Vorgaben sehr wichtig, sie haben Auswirkungen auf jeden Einzelnen, überall auf dem

Globus richten sich die Praktiker danach, in Schulen, Krankenhäusern, Kantinen, natürlich auch die Wissenschaftler und die Ernährungsberater und selbst die Nahrungsproduzenten: Sie stellen ihre Rezepturen darauf ein, orientieren sich bei der Produktpalette daran. So hat es sogar Auswirkungen auf den heimischen Esstisch, was die Experten der großen Weltorganisationen bei so einer Tagung beschließen. Es sollte tatsächlich die wichtigste Konferenz zu diesem Thema im ausgehenden vorigen Jahrhundert werden und den Diskurs auf Jahre hinaus bestimmen – bis zum heutigen Tag.

Die Missklänge und Irritationen, mit der diese Zusammenkunft in der italienische Hauptstadt Rom schon begonnen hatte, begleiteten die ganze Tagung; immer wieder gab es aggressive Querschüsse, worüber sich die beteiligten Wissenschaftler wunderten, bis zum Schluss, als die Ergebnisse veröffentlicht worden waren.

Professor John Cummings von der berühmten britischen Universität Cambridge fand es ungewöhnlich, dass ein Vorsitzender bereits ausgewählt worden war, bevor der Ausschuss überhaupt seine Arbeit aufgenommen hatte. Und dass einer der Offiziellen die Debatte stets blockierte, sobald über Zucker diskutiert wurde. »Ich war sehr überrascht, dass er jedes Mal sofort zur Verteidigung des Zuckers einsprang, wenn er bei den Konsultationen zur Sprache kam«, sagte Professor Cummings. »Ich konnte wirklich nicht verstehen, warum er das tat.« Normalerweise sitzen diese Funktionsträger nur da, hören zu und machen sich Notizen. Diesmal war es ganz anders: »Das war schon sehr verwunderlich.«

Noch mehr irritiert waren die Professoren nach Abschluss der mehrtägigen Konferenz, bei der sie sich schließlich auf ein oberes Limit bei der Gesamtaufnahme der Kohlenhydrate von 55 bis 75 Prozent der täglichen Kalorienmenge geeinigt hatten. Doch in der publizierten Fassung fehlte diese Angabe plötzlich.

Wer es gestrichen hatte, war unklar. Klar war aber, wem das nützt:»Ich denke, es ist eindeutig zum Vorteil der Industrie, wenn es keine obere Grenze gibt«, sagte der neuseeländische Professor Mann gegenüber den Fernsehleuten von der britischen BBC. Denn»wenn es keine obere Grenze von Zucker gibt, kann man den ganzen Lebensmitteln ungestraft Zucker zufügen«.

Das war offenkundig das Ziel der merkwürdigen Vorgänge im Hintergrund, die schließlich in der Endfassung der Konferenzergebnisse gipfelten, die den Professoren einige Zeit später zugingen. Und es wunderte die Teilnehmer dann noch mehr, was der Weltpresse gegenüber als Fazit der Tagung ausgegeben wurde:»Kein Zusammenhang zwischen Zucker und Lifestyle-Krankheiten, sagen Experten«. Das war die Überschrift der offiziellen Pressemitteilung der Welternährungsorganisation:»Eine Expertenberatung über Kohlenhydrate in der menschlichen Ernährung hat zusammengefasst, dass es keinen Zusammenhang gebe zwischen dem Konsum von raffiniertem und anderem Zucker und Lifestyle-Krankheiten wie Diabetes, Herzkrankheiten und Übergewicht. Die Experten fanden auch, dass es keinen Beweis dafür gebe, dass Zucker bei Kindern Hyperaktivität verursacht.« Ein Freispruch für den Zucker auf ganzer Linie.

Teilnehmer der Konferenz wie die Professoren Mann und Cummings waren fassungslos. Es war so ziemlich das

Gegenteil von dem, was sie beschlossen hatten. Keiner konnte sich erklären, wie ihre Diskussionsergebnisse so verdreht und als offizielle Haltung der zuständigen Weltorganisationen verkauft werden konnten. Es klang eigentlich eher wie die Meinung der Zuckerindustrie, was nun als offizielle Position der beiden Weltorganisationen festgeschrieben war – und fortan stets als solche verkündet wurde.

Die plakative Zusammenfassung in einem FAO-Papier: Zucker macht die Menschen nicht dick; Zucker verursacht nicht Diabetes; Zucker verursacht keine Herzkrankheiten; Zucker verursacht keinen Nährstoffmangel; Zucker verursacht keine Hyperaktivität bei Kindern. Mehr noch: Zucker sollte als ein wertvoller Nährstoff rehabilitiert werden. Als Quelle galt stets jene FAO / WHO-Expertenkonferenz, auf der eigentlich eher das Gegenteil beschlossen worden war.

Aus Kreisen der Teilnehmer kam natürlich Protest gegen die Verdrehung ihrer Beschlüsse, zuständigerweise beim FAO-Verantwortlichen Hartwig de Haen, der die Konferenz eröffnet hatte. »Lieber Herr de Haen«, schrieb zum Beispiel Professor Cummings aus Cambridge in einem Brief, in dem er noch einmal ausdrücklich betonte, was für ihn eigentlich selbstverständlich war: »Zucker wurde von uns nicht als etwas besonders Gesundes herausgestellt.« Er wandte sich auch gegen absurde Konsequenzen, die aus der Umkehrung ihrer Positionen gezogen wurden. »Besonders beunruhigend« sei der Vorschlag, dass chronische Unterernährung in Entwicklungsländern mit erhöhtem Zuckerkonsum gelindert werden könnte: »Das scheint eine völlig unangemessene Ernährungsstrategie.«

Kurz darauf erhielt auch er Post, von einem anderen Professor, der sich über die Aussagen des Abschlusspapiers empörte:»Lieber John«, schrieb Professor Andrew Rugg-Gunn von der Universität im britischen Newcastle und wies darauf hin, dass manche der Feststellungen, die die Expertenkonferenz laut Abschlussbericht angeblich getroffen hätte,»völlig falsch« seien. Zum Beispiel das »zentrale Statement« in Paragraph 18 auf Seite 35, das da laute:»Es gibt keinen Beweis für eine direkte Mitwirkung von Zucker und Stärke in die Entstehung von Lifestyle-Krankheiten.«

In Wahrheit sei der Zucker sehr wohl verantwortlich für Krankheiten wie etwa Karies:»Es ist klar, dass Karies die am weitesten verbreitete Krankheit unter den Menschen ist − sie kostet allein in Großbritannien fast eine Milliarde im Jahr. Der kausale Zusammenhang zwischen Zucker in der Nahrung und Karies ist sehr klar nachgewiesen.« Und mit britischem Humor fügte er noch hinzu:»Wenn Du eine sehr langweilige 500-Seiten-Lektüre wünschst, könnte ich mein Buch empfehlen:›Ernährung und Zahngesundheit‹ (erschienen 1993, leider vergriffen).«

Eine Woche später antwortete Professor Cummings: »Lieber Andrew, oje! Warum ist es immer Zucker, der den ganzen Ärger macht?« Er äußerte den Verdacht, dass nach Abschluss der Verhandlungen an den verabschiedeten Stellungnahmen der Experten nachträgliche Veränderungen vorgenommen worden seien. »Es gab eine einhellige Übereinstimmung« bei der Konferenz, schrieb Cummings, dass Zucker ein »wesentlicher Faktor bei Karies« sei und auch beim Übergewicht, zumindest in

Entwicklungsländern, und so sollte dies natürlich auch im Abschlussbericht wiedergegeben werden: »Wir versuchten, das in den Report hineinzukriegen, und ich hatte gedacht, das wäre uns mehr oder weniger gelungen«, wobei es dann aber offenbar »einige nachträgliche Veränderungen gab an dem Text, über den wir uns verständigt hatten«.

An den Wissenschaftlern, meinte der Professor, lag das nicht: »Wir taten unser Bestes bei den Konsultationen.« Aber schon »während der Tagung« seien »bestimmte Kräfte am Werk« gewesen, die »ständig und nachdrücklich operierten und den Zucker in subtilster Weise förderten«. Diese Form der Einflussnahme reichte »bis hinauf ins höhere Management« der Organisation: »Wann immer wir auch nur zaghaft etwas über Zucker sagen wollten, sind manche der Mitglieder ja förmlich aufgebraust und wollten ihn schützen mit allem, was sie haben. Besonders herausragend in diesem Sinne« sei ein WHO-Offizieller namens Dr. Ratko Buzina gewesen, »der nicht den leisesten Hauch von Kritik einfließen lassen wollte«.

Was Professor Cummings nicht wusste: Buzina war gar kein WHO-Offizieller. So wurde er zwar vorgestellt, und so erschien es auch in der Teilnehmerliste. Dort stand: Ratko Buzina, Berater, Ernährung, WHO Genf.

In Wahrheit war Buzina sozusagen ein Agent der Nahrungsindustrie. Er arbeitete innerhalb der Weltgesundheitsorganisation für eine Lobbytruppe, die weltweit operiert im Auftrag von Firmen wie Coca-Cola, Pepsi-Cola, Südzucker, Red Bull: das »International Life Sciences Institute« (ILSI; siehe dazu Hans-Ulrich Grimm: »Vom Verzehr wird abgeraten«). Buzina war nicht der einzige Agent der Industrie. Es gab noch einen namens Riaz Khan, Generaldirektor der World Sugar Research Organisation (WSRO). Dieser zog offenbar bei der Konferenz, auf der sich die Haltung der wichtigsten Weltorganisationen zum Thema Zucker manifestieren sollte, im Hintergrund die Fäden. Im Vorfeld schon bekamen die Lobbyisten die Papiere zur Durchsicht, sie durften bei der Auswahl der Experten mitwirken und den Vorsitzenden vorschlagen.

Die Professoren hatten also zu Recht den Verdacht, dass hier nicht alles ganz korrekt läuft. Und auch ihr Verdacht, dass ihre Beschlüsse nachträglich frisiert wurden, war begründet. Tatsächlich war das, was die Wissenschaftler auf der Konferenz beschlossen, noch lange nicht das letzte Wort. Nach Abschluss der Konferenz wurden die Beschlüsse ein bisschen zurechtgestutzt. Und auch dabei war wieder ein Parteigänger der Food-Industrie beteiligt, Professor David Benton von der Universität im britischen Swansea. Benton ist ein langjähriger ILSI-Partner, bewährter Zuträger bei ILSI-Konferenzen, er hat, so seine ILSI-offizielle Biographie, zusammengearbeitet mit vielen multinationalen Nahrungs- und Zusatzstoffherstellern in Belgien, Frankreich, Deutschland, Japan, der Schweiz, in Großbritannien und den USA. »Zuckersucht ist ein Ernährungsmärchen«, das war eine Schlagzeile, unter der die Vereinigung der Süßwarenindustrie eine Benton-Studie weiterverbreitete.

Beim Überarbeiten der Statements der Wissenschaftler war auch noch ein Manager der Food-Industrie behilflich, Mark Bieber vom US-Konzern Best Foods, der später im Unilever-Konzern aufging. Das ist natürlich schön für die Nahrungsindustrie, dass sie noch einmal den Korrekturstift ansetzen kann, wenn die wichtigsten Weltorganisationen ihre Position bestimmen. Verwunderlich ist nur, dass die Weltorganisationen das zulassen. Jedenfalls auf den ersten Blick. Weniger verwunderlich ist es, wenn man weiß, dass die Lobby dafür bezahlt hat. 40 000 Dollar kamen von ILSI, 20 000 Dollar von der WSRO. Die Professoren aus dem Expertengremium wussten das natürlich nicht, weil das ganz normal war und mithin sozusagen nicht der Rede wert, sagte hinterher John Lupien, der Direktor der Ernährungsabteilung bei der FAO: »Die Quellen dieser Mittel wurden den Experten nicht bekanntgegeben und auch nicht im Schlussbericht, weil das gängige Praxis bei WHO und FAO war.«

Mittlerweile ist Sponsoring bei der WHO verpönt, auch die offiziellen Beziehungen zum Lobbyclub ILSI wurden modifiziert. Die Zusammenarbeit mit der Industrie ist jetzt ganz neu geregelt – aber Geld fließt neuerdings auch wieder, ganz direkt von Coca-Cola, Nestlé, Unilever, und mehr noch als damals.

Immerhin distanzierte sich Hartwig de Haen, Abteilungsleiter für Wirtschaft und Soziales bei der Welternährungsorganisation FAO, damals von den Praktiken: »Wenn mit der Finanzierung auch ein Einfluss auf die Wahl des Experten oder den Wortlaut des Berichts akzeptiert wurde, dann ist das unannehmbar, das ist wahr«, sagte er.

Doch die Proteste der Teilnehmer halfen nichts. Fortan galt diese Entschließung als offizielle Position der wichtigsten Weltorganisationen in Sachen Zucker – und war in Wahrheit ein Meisterstück des Lobbyismus. Mit

Freude bezogen sich die Lobbyisten auf Jahre hinaus auf dieses entlastende Attest von höchster Stelle. Für relativ geringen Einsatz hatte die Industrie einen jahrzehntelang gültigen Persilschein erworben, einen Freibrief für den Zucker, mit den Stempeln der weltweit höchsten Autoritäten, jahrzehntelang gültig, maßgeblich auch für künftige Beschlüsse, etwa von der Europäischen Lebensmittelbehörde EFSA, die sich auch sehr wohlwollend zum Zucker geäußert hatte – und sich dabei auf das gesponserte Entlastungspapier von FAO und WHO berufen konnte.

Wann immer Experten, Behörden oder Risikoinstitute über die Gefahren des Zuckers zu befinden haben, müssen sie sich mit den Ergebnissen der FAO / WHO-Konferenz befassen. Und natürlich spielte es auch eine Rolle, als die Weltgesundheitsorganisation ein paar Jahre später den Kampf gegen die neuen Bedrohungen der Weltgemeinschaft verstärken wollte und sogar eine Begrenzung des Zuckerverzehrs plötzlich im Raum stand.

Diesmal hatten sich die Experten sogar durchgesetzt – vorübergehend. Sie hatten eigentlich nur getan, was angesichts der stetig gestiegenen Zuckerlast in der Welt ganz vernünftig schien: Sie hatten eine Obergrenze angegeben, die aus gesundheitlichen Gründen gerade noch zu tolerieren sei. Zehn Prozent des täglichen Kalorienverzehrs. Der Vorschlag stand in einem eigentlich unauffälligen Strategiepapier mit der Bezeichnung »Technischer Report 916«, Überschrift: »Ernährungsgewohnheiten und die Verhütung chronischer Krankheiten«.

Zehn Prozent Zucker, das bedeutet bei 2000 Kalorien also 200 Kalorien aus Zucker, macht 50 Gramm Zucker am Tag, also etwa 10 Teelöffel. Eigentlich genug für das süße Leben im Alltag. Der durchschnittliche Europäer schluckt allerdings 90 Gramm, der Amerikaner sogar 170 Gramm. Wenn die Empfehlungen also weltweit verbreitet worden wären, hätte das bedeutet, dass die Leute womöglich weniger Zucker verzehren. Weniger Zucker, das bedeutet aber auch: weniger Eis, weniger Coca-Cola, weniger Schokoriegel. Und das bedeutet für die betroffenen Firmen: weniger Dollars. Klar, dass ihnen das weniger gefällt. Was dann passierte, beschreibt eine WHO-Abteilungsleiterin in der Sprache des Krieges: »Es war wie eine Bombe.«

In Genf liegt alles sehr nahe beieinander, viele Institutionen der Vereinten Nationen zum Beispiel sind in einem großen Park angesiedelt, den Hügel hinauf, und ganz oben thront die Weltgesundheitsorganisation, mit einer alleeartigen Zufahrt, einer Fahnengalerie, einem herausragenden Vordach vor dem gläsernen Eingang zu dem etwas in die Jahre gekommenen achtstöckigen, langgestreckten Bürokomplex.

Das Nachbargebäude, nur wenige Meter entfernt hinter einem Wäldchen, wirkt wie ein Hochsicherheitstrakt, mit hohem Stahlzaun, stacheldrahtbewehrt, einer Fassade aus dicken Betonplatten, auf dem Dach eine riesige Satellitenschüssel, auch vorn, am Eingang ein stabiler Zaun. Dort steht ein Mann mit gelber Signalweste und fuchtelt mit den Armen: »Hey«, ruft er, »keine Fotos!« Am Eingang steht ein Schriftzug: »Mission of the United States of America«. Die Botschaft der Vereinigten Staaten von Amerika bei den Vereinten Nationen in Genf. Hierher wurde Professor Philip James einbestellt, ein verdienter Forscher, der unter anderem Direktor des Medizinischen Forschungsrats (Medical Research Councils) im britischen Cambridge war und Vorsitzender einer Internationalen Übergewichts-Task-Force. Er war auch Mitglied jener 30-köpfigen Expertengruppe, die im Auftrag der Weltgesundheitsorganisation in zweijähriger Arbeit das 160-seitige Strategiepapier verfasst hatte, in dem es in einer unscheinbaren Tabelle auf Seite 56 heißt: »Freie Zucker« sollten höchstens zehn Prozent der täglichen Kalorienaufnahme des Menschen ausmachen.

Die Leute in der amerikanischen Botschaft berichteten ihm, was die Tabelle samt Fußnote auf Seite 56 ausgelöst hatte, und erklärten, »warum sie plötzlich so einen enormen Druck aus dem State Department bekamen, um zu erreichen, dass unser Report zurückgezogen wird«. Die Zuckerindustrie, entdeckte er, hatte eine von Washingtons Top-Lobbying-Firmen engagiert. Und er wurde dringend ersucht, von irgendwelchen weiteren Aktivitäten im Zusammenhang mit Zucker Abstand zu nehmen: »Ich wurde gebeten, keine weiteren E-Mails mehr zu schicken über irgendeinen Ernährungsaspekt, der mit Zucker zusammenhängt. Mir wurde gesagt, keine 24 Stunden nachdem ich eine Note abgeschickt habe, fängt die Industrie an zu telefonieren und Dinners zu arrangieren.«

Die US-Zuckerbarone, organisiert in der »Sugar Association«, drohten, die US-Regierung dazu zu bringen, ihre Mitgliedsbeiträge für die WHO zu stoppen. »Die Dollars der Steuerzahler sollten nicht dazu verwandt werden, irreführende, unwissenschaftliche Berichte zu unterstützen.« Man werde »jeden gangbaren Weg nutzen, um die unseriöse Machart dieses Reports zu enttarnen«.

Die World Sugar Research Organisation (WSRO) schickte Briefe, ließ die Verluste errechnen, die durch die Empfehlung zu erwarten seien. Das Übrige erledigte die »International Sugar Organisation« (ISO), die ja in der Zuckerfront die staatliche Seite repräsentiert. 40 Botschafter der Zuckernationen schrieben an die WHO, dass die Empfehlung die Wirtschaft der sich entwickelnden Welt schädige. Die WSRO monierte ebenfalls wissenschaftliche Defizite. »Der Technische Report 916 ist weithin kritisiert worden«, so die Organisation, weil er den Standards für eine wissenschaftliche Übersicht nicht genüge und »weil er die Erkenntnisse einer Reihe von Konsenskonferenzen über Ernährung und Gesundheit ignoriert«.

Der norwegische Professor Kaare Norum, Senior unter den beteiligten Wissenschaftlern, war außer sich: »Sie sagen, unser Bericht sei unwissenschaftlich? Das ist Bullshit. Der ist einwandfrei.« Bei solchen Auseinandersetzungen geht es natürlich nicht um wissenschaftliche Qualitäten, sondern um Interessen. Hier macht sich die Spezialität der staatlichen Zuckerlobby bezahlt: Sie kann direkt auf die Weltorganisation einwirken, schließlich sind die ISO-Mitglieder Staaten, jeder Staat hat eine Stimme, sie können in der Hauptversammlung auftreten, im Plenum, können die WHO sozusagen von innen beeinflussen.

Bei der Weltgesundheitsversammlung wurde die Empfehlung modifiziert. Die zehn Prozent verschwanden, auf Betreiben der Mitgliedsländer. WHO-Direktor Rüdiger Krech weiß um die Versuche der Einflussnahme der Lebensmittelindustrie: »Wir sind ja hier bei der Weltgesundheitsversammlung, und Gesundheit ist in manchen Ländern der stärkste Wirtschaftszweig. Und sobald Geld eine große Rolle spielt, steigen auch die politischen Interessen. Als WHO haben wir die Aufgabe, uns um die Gesundheit der Bevölkerungen zu kümmern. Chronische Erkrankungen sind bei uns hoch oben auf der Agenda. Zu hoher Zuckerkonsum ist ein Risikofaktor für diese Erkrankungen. Sie können sich sicher vorstellen, dass die Beschlüsse, die hier gefasst werden, manchmal zu Interessenkonflikten führen.«

Krech stammt aus Hamm in Westfalen. Er war Lehrer, hat anschließend Medizin an der Universität Bochum und Gesundheitswissenschaften in Bielefeld studiert, dann aber gemerkt, dass Ärzte nur begrenzt helfen können, weil es ja oft die Verhältnisse sind, die die Menschen krank machen. Jetzt ist er für die Verhältnisse zuständig, in seiner Abteilung bei der WHO geht es auch um die »sozialen Determinanten« von Gesundheit. Also die sozialen Bedingungen, die bei den Krankheiten eine Rolle spielen. Rüdiger Krech steht sozusagen im Zentrum des Geschehens, es ist sein Beruf, den Kampf für die Gesundheit zu organisieren unter Berücksichtigung der real existierenden Verhältnisse und der Mächte des Geldes, die jetzt auch auf ihn einzuwirken beginnen.

Krech: »Ich bekomme jetzt häufig Einladungen, mit Vertretern der Ernährungsindustrien zu sprechen oder auf Konferenzen mit ihnen in Kontakt zu kommen.«

»Und, gehen Sie hin?«

Krech: »Ich hab das bisher noch nicht getan. Aber ich finde es insgesamt sehr wichtig, mit der Industrie in einen

Dialog zu kommen. Wir können nicht sagen, das sind alle die Bösen, mit denen sprechen wir nicht.«

»Sondern?«

Krech: »Na ja, wir sind im Moment im Überlegungsprozess. Wir haben gesehen, dass die Tabakindustrie sehr unschöne Mittel angewandt hat. Da haben wir dann eine Rahmenkonvention zur Tabakkontrolle verhandelt, die bis heute von 168 Mitgliedsstaaten ratifiziert worden ist. Wir freuen uns, dass die EU jetzt ihre Richtlinien gegen den Tabak verschärft. Die WHO arbeitet nicht mit der Tabakindustrie.«

»Aber mit der Nahrungsindustrie?«

Krech: »Niemand muss rauchen, aber wir alle müssen essen. Deshalb müssen wir mit der Nahrungsmittelindustrie arbeiten. Auf welche Weise das geschehen wird, steht derzeit zur Diskussion.«

»Damit sie sich freiwillig bessert?«

Krech: »Wir müssen besser verstehen, welche Strategien die Lebensmittelindustrien haben. Ist denn die Strategie der Industrie, immer ungesündere Nahrung zu verkaufen? Ich kann mir nicht vorstellen, dass eine Industrie schädliche Produkte vermarkten will. Und ich kann mir nicht vorstellen, dass Regierungen immer weiter zuschauen, welchen volkswirtschaftlichen Schaden das anrichtet. Wenn nichts passiert, werden die Krankenkassen auch der reichsten Länder das nicht mehr lange stemmen können. Es besteht Handlungsbedarf.«

Der Dialog hat schon begonnen, auch bei dieser Konferenz, es haben sich sogar schon Allianzen gebildet, die gemeinsam mit der Weltgemeinschaft den Kampf aufnehmen wollen. Die machtvollste von allen ist sicher die

»Allianz gegen die nicht übertragbaren Krankheiten«
(NCD Alliance), gegen jene Krankheiten, an denen angeblich jedes Jahr 35 Millionen Menschen sterben. Die
»Mission« der Allianz ist, »die Epidemie zu bekämpfen,
indem die Gesundheit in den Mittelpunkt aller Politik
gerückt wird«. Im Zentrum stehen vier Gesellschaften,
die für vier Krankheiten zuständig sind: die Zuckerkrankheit Diabetes, die Herzkrankheiten, Krebs und Tuberku-
lose, sie sind verbunden mit vielen Vereinigungen auf der
Welt, und so sind es insgesamt 2000 Organisationen in
170 Ländern, die die Allianz bilden. Sie genießen auch
freundliche Unterstützung von finanzkräftigen Firmen,
wie etwa den amerikanischen Pharmafirmen Merck und
Pfizer, dem französischen Konzern Sanofi, von Eli Lilly,
Novo Nordisk, Roche Diagnostics, Takeda Pharmaceuti-
cals.

Für deren Quartalsberichte ist es natürlich sehr von Interesse, wo die Reise hingeht bei der weltweiten Bekämpfung der Krankheiten, nicht dass den Leuten plötzlich
geraten wird, einfach den Zucker wegzulassen, und nach
einer Woche ist dann die Krankheit geheilt, wie das bei
jener Studie aus Großbritannien demonstriert wurde, die
in der Zeitschrift *Diabetologia* erschienen ist und die ganze Branche weltweit hat aufhorchen lassen. Nach einer
Woche geheilt, das würde für Big Pharma bedeuten: Das
schöne Diabetesgeschäft ist beendet.

Ähnlich sieht das wohl auch die andere Seite, die Nahrungsindustrie. So unterstützt zum Beispiel der Nahrungskonzern Unilever (Langnese, Du darfst) die World
Heart Federation, Gründungsmitglied im Anti-Krank-
heits-Bündnis NCD Alliance. Und mit einem anderen

NCD-Partner, der International Diabetes Federation, hat sich der weltgrößte Nahrungskonzern Nestlé (Smarties, Kitkat) vertraglich verbunden. Einerseits ist das ja sehr schön, wenn sich große Konzerne für eine gute Sache einsetzen. Andererseits kommen jetzt schon wieder Kritiker und vermuten rein eigennützige Motive auf Konzernseite.

So machten die Aktivisten von der internationalen »Baby Milk Action« sogleich darauf aufmerksam, dass Nestlés Produkte voller Zucker seien: Milo, ein Babydrink für die Dritte Welt, bestehe zu 46 Prozent aus Zucker. Nicht sehr freundlich kommentierte auch die Kolumnistin des *British Medical Journal (BMJ)*, Deborah Cohen, den Pakt zwischen Nestlé und der International Diabetes Federation unter der Überschrift: »Angenehme Bettgenossen?«. Dass Firmen wie Nestlé zugunsten des Kampfes gegen die Zuckerkrankheit von den eigenen Produkten abraten, glaubt sie eher nicht: »Sie würden nie sagen, beschränken Sie die Menge von Junk-Lebensmitteln.« Eher schon, dass die Nahrungskonzerne die Ernährungsaufklärung in vielen Ländern der Welt beeinflussen könnten. Dass sie zum Beispiel Unterrichtsmaterialien mit ihrem Logo versehen, so dass jedes Kind den Eindruck gewinnen muss: Nestlé ist gut gegen Diabetes. »Bildungs-Marketing« nennt das die *BMJ*-Kolumnistin. »In einigen Ländern würden sie nicht in der Lage sein, Lehrmaterialien mit ihrem Logo zu versehen, in anderen Ländern schon.«

Tatsächlich entfernte Nestlé nach einer Beschwerde von Aktivisten in Russland eine Seite aus einem Unterrichtswerk. Das »Programm zur richtigen Ernährung«

zeigte eine Mutter, die ihrem Kind vor einer Prüfung
Schokolade gab mit der Begründung, das würde ihm
bei der Bewältigung der schwierigsten Übungen helfen.
Nestlé sieht das natürlich ganz anders, auch gar nicht als
geschäftliche Maßnahme, eher so gesellschaftspolitisch,
als »Teil unseres Engagements für Ernährung, Gesundheit und Wellness«, sagte Janet Voûte, Managerin mit
dem schönen Titel »Global Head of Public Affairs« in
Nestlés Welt-Hauptquartier in Vevey am Genfer See. Die
Zusammenarbeit mit der International Diabetes Federation »unterstreicht unsere Kompetenz und unser
Know-how bei der Bewältigung von nicht übertragbaren
Krankheiten«, fügte sie hinzu. »Ein Gegeneinander oder
Schuldzuweisungen, ein Ihr-seid-böse-wir-sind-gut-An-
satz ist überholt«, sagte die Nestlé-Managerin: »Was ich
suche, ist ein kooperativer Ansatz, für den in anderen Teilen der Vereinten Nationen Pionierarbeit geleistet wurde
und der hier schon angewendet werden sollte.«

Der kooperative Ansatz wird seit langem praktiziert in
jenem einflussreichsten Gremium der Weltgemeinschaft,
das die Regeln setzt für die Nahrung, die überall auf dem
Globus gelten sollen: beim sogenannten Codex Alimen-
tarius, einer gemeinsamen Institution von Welternährungsorganisation (FAO) und Weltgesundheitsorganisation (WHO). Der »Codex«, wie er kurz heißt, ist sozusagen die Weltregierung in Sachen Lebensmittel, er ist für
alles zuständig, was mit der Nahrung zu tun hat, von der
Gentechnik bis zu Giftrückständen, von Hormonen bis
zu Zusatzstoffen und natürlich auch für Zucker und Süß-
waren.185 Staaten der Welt sind Mitglied im Codex (siehe Hans-Ulrich Grimm: »Vom Verzehr wird abgeraten«).

Schön für die Konzerne ist, dass sie direkt zwischen den offiziellen Gesandten der Staaten dieser Welt sitzen. Bei der Sitzung des Codex-Komitees für Zusatzstoffe im chinesischen Hangzhou vom 12. bis 16. März 2012 beispielsweise war einer der beiden Delegierten der Bundesrepublik Deutschland ein Vertreter von Südzucker. In der deutschen Delegation sitzen häufig Vertreter von Firmen aus der Welt des Süßen, Südzucker vor allem, aber auch Schöller Eiskrem, Kraft Jacobs Suchard, Nestlé, der Verband der Süßwarenindustrie sowieso, mitunter geraten da die Regierungsvertreter in eine Minderheitsposition, etwa bei einer Sitzung 2009 in Düsseldorf. Manchmal ist unter den deutschen Delegierten auch ein Vertreter von der Firma Ferrero, die sonst traditionell Italien vertritt, so wie Danone Frankreich, Nestlé die Schweiz. Österreich wird regelmäßig paritätisch repräsentiert von einem Delegierten der Regierung und einem von Red Bull, so etwa in der Sitzung vom 9. bis 13. Mai 2011 im kanadischen Québec.

Coca-Cola sitzt normalerweise in der Delegation der Vereinigten Staaten von Amerika, oft aber zusätzlich in mehreren anderen Delegationen, etwa von Deutschland, Nigeria, Chile oder Mexiko. Auch Nestlé ist ein multinationaler Konzern und daher oft in vielen Delegationen vertreten, mitunter mit gleich zwei Leuten in der offiziellen Delegation der Schweizerischen Eidgenossenschaft, aber auch in den Delegationen von Deutschland, Frankreich oder der Türkei.

Die neue Politik der Bürgerbeteiligung in der Weltgemeinschaft hat die Einflussmöglichkeiten der Konzerne noch erweitert. Weil Bürgerinitiativen neuerdings auch von der Politik als Gesprächspartner ernst genommen werden, gelten jetzt die Multis als Bestandteil der »Bürgergesellschaft«, die in der Weltgemeinschaft »Civil Society« genannt wird. Perfektioniert hat das System der Bürgerbeteiligung die UNO in New York. Die Bürger können sich, in ihrer Eigenschaft als Abgesandte von sogenannten Nichtregierungsorganisationen (NGO), eintragen lassen und ihr Anliegen in die Vereinten Nationen einspeisen. Für sie gibt es einen Pass, mit dem sie an UNO-Events teilnehmen können.

In der Weltbürgergesellschaft ist auch die Zuckerindustrie vertreten, beginnend mit der Arab Sugar Federation, dem European Committee of Sugar Manufacturers, diversen Zuckergesellschaft aus einzelnen Ländern und natürlich der World Sugar Research Organisation (WSRO). Die zählt auch bei der Welternährungsorganisation (FAO) zur Bürgergesellschaft, neben Greenpeace und diversen Düngemittelfabrikanten. In der Weltgesundheitsorganisation (WHO) gehören Caritas oder Oxfam dazu sowie die Welt Blinden Union, aber auch die Agro-Lobbytruppe »Croplife International« mit Mitgliedern wie BASF, Bayer, Monsanto. Und ILSI, die global aktive Lobbytruppe von Big Food.

Für die Organisationen der Weltgemeinschaft ist es selbstverständlich angenehm, wenn sie die globale Geschäftswelt mit hereinnehmen, als Partner ihrer Politik. Immer noch besser als der Lobbyterror, den diese veranstaltet, wenn sie draußen bleiben muss, wie damals, beim »Krieg« um den Technischen Report 916.

Auf die anderen Bürger wirkt es allerdings ein bisschen befremdlich, wenn plötzlich Coca-Cola und Pepsi-Cola und Nestlé als Partner der Weltgemeinschaft auf dem Podium sitzen. Wie bei jener Konferenz in Moskau, die als modellhaft gelten kann für das neue Miteinander, mit 300 Teilnehmern aus aller Welt, die Vorarbeiten leisten sollte für das unmittelbar folgende Treffen mit dem klangvollen Titel »Erste Globale Ministerielle Konferenz über Gesunde Lebensstile und Nicht Übertragbare Krankheiten«. Es gab da verschiedene Sitzungen mit Beteiligten aus verschiedenen Bereichen der Bürgergesellschaft, sie sollten Wege aufzeigen zur Bekämpfung der neuen globalen Epidemien. Eine dieser »Sessions« wurde geleitet von einem Vertreter der Pharmaindustrie, eine andere von Jorge Casimiro, dem Direktor für Internationale Öffentliche Angelegenheiten bei Coca-Cola, unter den Sprechern war natürlich auch wieder Janet Voûte von Nestlé. So ist eigentlich alles bestens geregelt beim Bürgerdialog. Doch die Kritiker lassen nicht locker. Sie wollen nicht einsehen, dass internationale Nahrungsmittelkonzerne wie Bürgerorganisationen behandelt werden.

Für Kritiker besteht die Gefahr, dass die Zusammenarbeit mit solchen Partnern eher die Geschäfte fördert und weniger die Weltgesundheit. Schon ihre Produkte fördern ja nicht direkt die Weltgesundheit, meint etwa Professor David Stuckler von der Universität im britischen Cambridge, Mitglied einer Autorengruppe des Mediziner-Fachblatts *The Lancet*, die sich mit den neuen Massenkrankheiten beschäftigt (»NCD Action Group«). Die Autorengruppe aus renommierten Wissenschaftlern empfahl, »einen klaren ethischen Rahmen« zu verabschieden, um »Interessenkonflikte« zu identifizieren, wenn es um die Bekämpfung von solchen Krankheiten geht.

Es geht natürlich um Geld, um viel Geld: »Für die Hersteller von Snacks, Getränken, Zigaretten und Medikamente steht ein Markt mit einem kombinierten Jahresumsatz von mehr als zwei Billionen Dollar im vergangenen Jahr weltweit auf dem Spiel«, hat die Wirtschaftsnachrichtenagentur *Bloomberg* errechnet. Die Einbeziehung der Food-Lobby in die Politik sei kontraproduktiv, meint auch Jorge Alday, stellvertretender Direktor Politik bei der World Lung Foundation. »Es ist, wie wenn man Graf Dracula in der Blutbank als Sicherheitsberater einstellen würde.«

»Ich bin nicht gegen Lobbyarbeit«, sagt Robert Beaglehole, Vorsitzender der Koalition für ein rauchfreies Neuseeland und ehemaliger Direktor für Chronische Krankheiten und Gesundheitsförderung bei der WHO in Genf: »Ich bin dagegen, wenn die Regierungen sie ernst nehmen.«

Professor Boyd Swinburn, Direktor des WHO Collaborating Centre for Obesity Prevention an der Deakin University im australischen Melbourne, kritisiert die neuen Partnerschaften, weil sie zu fehlgeleiteten Gesundheitsstrategien führten – ganz im Sinne der Quartalsbilanzen – und die »Ausgaben für Behandlungen bevorzugten, anstatt ihre Ursachen zu bekämpfen«. Sie »fördern so das Wirtschaftswachstum«, aber führten zur »Blockierung guter Präventionsmaßnahmen«.

Und die Weltorganisation liefere sich immer weiter den Interessen der Konzerne aus, die nach neuen Enthüllungen der Nachrichtenagentur *Reuters* jetzt auch schon als direkte Sponsoren auftreten: Coca-Cola gab 50 000 Dollar (38 000 Euro), jeweils 150 000 Dollar (115 000 Euro) gaben Nestlé und Unilever der amerikanischen WHO-Regionalorganisation PAHO (Pan American Health Organisation) mit Sitz in Washington.»Die WHO wird gekapert«, kommentierte Swinburn.»Das ist sehr gefährlich.«

Solche Partnerschaften seien »zum Scheitern verurteilt« prophezeit auch die New Yorker Ernährungswissenschaftlerin Marion Nestle in einem Aufsatz mit dem Cambridge-Professor Stuckler. Die Motive der Zusammenarbeit auf Seiten der Industrie seien völlig klar: »Jede Partnerschaft muss Gewinn bringen für die Industrie, die den gesetzlichen Auftrag hat, Reichtum für ihre Aktionäre zu maximieren.« Und weil die Industrie ihren »Profit aus ungesunder Nahrung« beziehe, sei ein Vorteil für die Volksgesundheit durch eine Zusammenarbeit nicht zu erwarten.

UNO und WHO sollten »Brandmauern« errichten zwischen ihren politischen Entscheidungsprozessen und den Alkohol- und Food-Konzernen, »deren Produkte chronische Krankheiten befördern«, und den Pharma- und Medizinkonzernen, »deren Reichtum mit jedem diagnostizierten Fall steigt«, forderte der Kanadier Bill Jeffery vom Internationalen Verband der Verbrauchervereinigungen (International Association of Consumer Food Organisations).

Die Verbraucherorganisation Baby Milk Action regt folgerichtig eine klare Trennung der verschiedenen Gruppierungen aus der Bürgergesellschaft an. Sie hat 138 Organisationen zusammengebracht zur Conflict of Interest Coalition (COI), die Tausende von Non-Profit-Gesundheitsgruppen weltweit repräsentiert – und sich abgrenzt von den profitorientierten Lobbygruppen, die bislang gleichermaßen als Nichtregierungsorganisationen (Non Governmental Organisations, kurz NGOs) behandelt werden. Sie wollen, dass künftig unterschieden wird zwischen BINGOs (Business Interest NGOs) und PINGOs (Public Interest NGOs), und wenden sich dagegen, dass die Weltgemeinschaft den Interessen der Konzerne »Vorrang gegenüber dem Gemeinwohl« einräumt. Sie befürchten, dass der Einfluss der Nahrungsmittel- und Getränkeindustrie auf Vorbeugung und Bekämpfung von nicht übertragbaren Krankheiten zu groß ist und Politik sowie Richtlinien »verwässert und den Interessen der einflussreichen Unternehmen untergeordnet werden«.

Rüdiger Krech, der bei der Weltgesundheitsorganisation ohne Zweifel auf der Seite des Guten steht, will es dennoch mit der Zusammenarbeit versuchen – zugleich aber die Weltgemeinschaft sozusagen an der Basis einbeziehen in den Kampf fürs gesündere Leben – und gegen den allgegenwärtigen Zucker in seinen vielen Verstecken.

Die Welt ist ja groß. Und während die Lobby ganz oben ihren Einfluss sichert, will Krech zugleich ganz unten dafür sorgen, dass die Entscheidungen nicht zugunsten des Geldes gefällt werden, sondern zugunsten der Gesundheit.

Denn die Milliarden von Menschen, die die Weltgemeinschaft bilden, sind eigentlich eine mächtigere Masse. Und so können sie dort, wo sie leben, auch mehr Einfluss ausüben, in ihrer Stadt, in ihrem Viertel, in der Betriebskantine, im Kindergarten. Und wenn dort überall die Gesundheit eine größere Rolle spielt, dann könnte der

Kampf gegen die neuen, menschengemachten Krankheiten vielleicht doch erfolgreich sein.

Wenn die Menschen überall darauf achten, dass die Krankheitserreger keinen Platz mehr haben, die Cola-Automaten in den Flughäfen, Bahnhöfen, die Snickers und Smarties im Schulkiosk. Bisher spielte das Gesundheitskriterium dort keine sehr große Rolle. Aber das will Rüdiger Krech jetzt ändern, der Mann in der Weltgesundheitsorganisation, der für die gesellschaftlichen Bedingungen für Gesundheit zuständig ist.

Krech: »Wir müssen die unterschiedlichen politischen Ebenen miteinander verbinden. Sie kennen vielleicht den Slogan aus der internationalen Umweltpolitik: »Global denken und lokal handeln«. In der Gesundheitspolitik muss man, glaube ich, beide Seiten im Bewusstsein haben, also auch lokal denken und global handeln. Ein Beispiel: Viele Lehrer und einige Eltern stellen fest, dass Kinder häufig gar nicht frühstücken oder statt eines guten Frühstücks mit Fertigprodukten in die Schule kommen. Sie initiieren ein gesundes Schulfrühstück. Und die WHO richtet ein globales Netzwerk gesundheitsfördernder Schulen ein, damit die einzelnen Initiativen ihre Erfahrungen austauschen können.

»Die Politik unterstützt zurzeit weltweit eher das Ungesunde, indem es Subventionen gibt beispielsweise für Zucker, aber keine Unterstützung für Gärtnereien, frisches Obst, frisches Gemüse.«

Krech: »Das ist es, was wir unter guter Regierungsführung verstehen, die eben genauer beobachten und auch eingreifen muss, wenn Entscheidungen getroffen werden, die gesundheitliche Auswirkungen haben. Deswegen setzen wir uns für sogenannte Health Impact Assessments ein.«

»Das bedeutet, dass bei politischen Entscheidungen immer die gesundheitlichen Folgen abgeschätzt werden müssen?«

Krech:»Genau darum geht es. Und da müssen wir in den unterschiedlichen Bereichen, während solche Entscheidungen getroffen werden, mit am Tisch sitzen und die entsprechenden Politiker darüber informieren, welche Folgen ihre Beschlüsse für die Gesundheit haben.«

»Wenn also in einzelnen Ländern, Deutschland, Italien, Botswana, Entscheidungen fallen, hebt die WHO den Finger und sagt, Achtung, das hat Gesundheitsrelevanz?«

Krech:»Das kann die WHO sein, das können auch andere sein, aber die globale Gesundheitsgemeinschaft muss das als Entscheidungskriterium in die politischen Entscheidungsprozesse hineinbringen.«

»Sie sitzen ja nicht überall mit am Tisch.«

Krech:»Eben. Deswegen kann es auch nationale Komitees dazu geben. Es muss aber sichergestellt sein, dass diese Gesundheitsfolgenabschätzung institutionalisiert wird in den Entscheidungsprozessen.«

»Also eher eine Form von Bewusstseinsarbeit.«

Krech:»Das ist eine politische Aufgabe, und das ist eine Rechtsaufgabe, wenn Sie so wollen. Das wird dann auch eine Verwaltungsverpflichtung, wenn Sie das institutionalisieren. Wir müssen global an einem Konsens arbeiten, damit es dann national unter den gleichen Spielregeln umgesetzt werden kann.«

»Aber Sie wollen nicht, dass demnächst alles Süße verboten wird?«

Krech: »Nein, das wollen wir ganz und gar nicht, denn niemand von uns will doch wohl zu einem Gesundheitsdogmatiker werden. Es geht darum, ein gesundes Maß zu halten und sich schlauzumachen. Dann können wir auch weiterhin die Schokolade und die Erdbeertorte mit Sahne genießen. Aber eben so, dass es die Ausnahme wird und nicht die Regel.«

Doch während er mit der Weltgemeinschaft nach Wegen sucht, die Zuckerflut zu begrenzen, ohne die Erdbeertorte zu verbieten, haben die Konzerne dieser Welt, die Chemiker aus Big Food und Big Sugar, schon ganz neue Wege gefunden, den Zucker unter die Völker zu bringen. Das geht ganz ohne Erdbeertorte, auch unter ganz anderen Namen, so dass die Menschen Zucker essen, auch ohne dass sie das wollen. Sogar wenn die Menschen den Zucker meiden wollen und im Supermarkt nach Ersatz suchen, bekommen sie wieder – Zucker. Auch wenn etwas anderes draufsteht – ihr Körper merkt das und reagiert verstimmt.

8. Im falschen Film

Der Fall des Fruchtzuckers: vom Hoffnungsträger zum Bösewicht

Die Süße aus Früchten: Macht sie alles nur noch schlimmer? / Rohstoff Holz: die seltsamen Quellen für den Zuckerersatz / Die Angst vor Früchten war früher ganz alltäglich / Krankenhausreif durch Kaugummi: die nicht ganz harmlosen Alternativen zum Zucker / Expedition zum Kühlschrank: Was war noch mal im Gurkenglas? / Aber bitte essen Sie weiter Obst!

Seit Monaten sind sie jetzt schon auf der Suche nach irgendwelchen verborgenen Quellen des Süßen, seit diesem Frühstück im Urlaub, und nachher, wenn sie nach Hause kommen, müssen sie noch mal den Kühlschrank durchforsten.

Ihr geht das schon längst auf die Nerven. »Uns läuft die Zeit davon. Wir leben nicht mehr ewig. Mein Stückchen Leben, das ich noch vor mir habe, jetzt mal ganz egoistisch gesprochen, ist mir zu schade, es nur noch damit zuzubringen, wie war's, wo du auf der Toilette warst, verträgt er das, ist es Glukose, ist es Fruktose?«

Glukose, Fruktose: Sie kennen die Fachbezeichnungen für die verschiedenen Zuckerarten, doch geholfen hat es auch nichts. Jetzt sitzen sie schon wieder hier im Sprechzimmer, bei der Ernährungsberaterin. Sie soll ihnen helfen, dem Rätsel auf die Spur zu kommen, das irgendwie mit diesem Zuckerzeug zusammenhängt.

Ihr Willi ist kaum noch wiederzuerkennen, hat kaum noch Energie. Willi hat abgebaut, sagen die Leute, und ihr setzt das auch schon zu, sagt Agnes, seine Frau: »Ich denk, ich bin im falschen Film. Ich lese, ich bin interessiert, ich komm ja gar nicht mehr dazu, ein Buch in die Hand zu nehmen. Grad noch in die Fernsehzeitschrift, und dann schläfst du vorm Fernseher ein. Das kann's nicht sein, das ist keine Lebensqualität.«

»Die Symptome sind schon typisch, die er hat«, sagt Christina Frevert, die studierte Ernährungswissenschaftlerin (»Ökotrophologin«), die hier die Patienten wie Willi Rust berät. Bei ihm schlägt es auf die Verdauung, deswegen ist er hier in der Darmklinik in Exter, eine halbe Autostunde nordöstlich von Bielefeld. »Die Symptome sind meistens Durchfälle und Blähungen. Es gibt auch Leute, die Schmerzen haben.« Oder sogar Depressionen. Und sie werden schwächer, weil sie die Nahrung nicht mehr richtig aufnehmen können, so wie Willi.

Vom Fenster ihres Sprechzimmers sieht man die sanften Hügel des Weserberglandes. Eine Pferdekoppel mit Holzzaun, weiter hinten ein Wäldchen, ein Windrotor, im Hintergrund die Autobahn A2. Es ist ein klarer Morgen, blauer Himmel, die Sonne scheint, die Vögel zwitschern, um neun Uhr hatten sie den Termin, pünktlich waren sie da, Agnes und Willi Rust, das Ehepaar aus dem Westfälischen. Willi verträgt Fruktose nicht mehr, den Fruchtzucker. Das hat die Diagnose zweifelsfrei ergeben.

Doch Früchte isst er schon lange nicht mehr, und sein Darm rebelliert weiter.

Willi muss jetzt von seinen Verdauungsvorgängen berichten, wie oft er wieder rausmusste in der Nacht (»so um vier, halb fünf«), von Konsistenz und Farbe seiner Ausscheidungen, und Agnes gibt ihre Protokollnotizen wieder (»im Laufe des Tages wieder etwas flockiger«).

Willi Rust hat eine Krankheit, die eine rasante Karriere gemacht hat. Medizinische Bezeichnung: Fruktosemalabsorption. Fruktose, das ist Fruchtzucker. Bei dieser Krankheit kann der Körper den Fruchtzucker aus der Nahrung nicht richtig aufnehmen, bestimmte Bakterien im Darm machen sich darüber her, die eigentlich draußen im Garten am Werk sind, wenn die Äpfel verfaulen, und deren Aktivitäten, deren Abgase unter anderem sorgen für die Beschwerden.

Es ist eine seltsame Krankheit. Denn Früchte sind ja eigentlich gesund, Äpfel, Birnen, Zwetschgen. Wenn man sie nicht im Übermaß verschlingt. Doch die Fruktose, die jetzt zum Problem geworden ist, stammt häufig eben nicht aus Äpfeln, Birnen, Zwetschgen, sondern aus den Labors, gewonnen mit chemischen Mitteln, aus Mais und anderen Quellen. Sie wird massenhaft eingesetzt in den Produkten der Nahrungsindustrie, und damit zum Problem. In Amerika ist Fruktose schon zum allgemeinen Bösewicht erklärt worden. Denn vor allem in Softdrinks wirkt sie massenhaft, insbesondere auf die jungen Leute.

So ist die Menschheit also in der Geschichte des Zuckers in eine neue Epoche eingetreten. Erst gab es den Zucker nur im natürlichen Zusammenhang, in Äpfeln,

Beeren, süßen Früchten. Dann gab es den Zucker pur, das weiße Pulver, und die dazugehörigen Nebenwirkungen. Jetzt gibt es eine Vielzahl von zuckerähnlichen Substanzen, mit chemischen Mitteln gewonnen, und eine Vielzahl von schädlichen Folgen.

Es ist nicht nur die Fruktose, es sind auch andere zuckerartige Zusätze in der industriellen Nahrung, auf die sich die unangenehmen Eigenschaften des Zuckers sozusagen verteilt haben. Manche verursachen Karies, andere nicht. Einige jagen den Blutzuckerspiegel in die Höhe, mit all den schädlichen Begleiteffekten, andere nicht. Und viele von ihnen richten im Darm die Verwüstungen an, an denen Leute wie Willi leiden.

Schon die Bezeichnungen klingen nicht mehr nach Zucker und schon gar nicht nach Essen, sie sind eigentlich nur etwas für Kenner der chemischen Materie, sie heißen Xylit, Mannit, Maltit oder modifizierte Stärke, Maltodextrin oder FOS, das sind Fructooligosaccharide, oder Inulin.

Eigentlich ist es überhaupt ein Wunder, dass die Menschen so etwas essen, ohne zu wissen, was es ist, und auch noch darauf vertrauen, dass es ihnen nicht schadet. Oft genug täuschen sie sich da auch: Schon 30 bis 40 Prozent der Bevölkerung in der westlichen Welt sollen an dieser Fruktosekrankheit leiden, bei der auch viele dieser Zusätze eine Rolle spielen können.

Sicher ist: All die Zusätze sind in erster Linie von Vorteil für die Nahrungsindustrie. Für die Konsumenten sind sie höchst verwirrend und eher schädlich. Es gibt niemanden, der den Überblick hätte über die Zusätze, über die Mengen, die zum Einsatz kommen, und die Nahrungsmittel, in denen sie verarbeitet werden. Deswegen sind nicht nur die Konsumenten verstört, wenn sie nicht mehr wissen, was sie essen sollen, sondern auch diejenigen einigermaßen hilflos, die ihnen eigentlich helfen sollten, die Ärzte und Ernährungsberater. Und es nützt nicht einmal, Chemiker oder Mediziner oder Ernährungsberater zu sein: Auch sie sind vor Fehlurteilen nicht geschützt, wie im Falle des gefallenen Engels Fruktose.

Die Sache mit der Fruktose ist einer der verhängnisvollsten Missverständnisse in der Geschichte der modernen Ernährung. Seit der gewöhnliche Zucker in Misskredit geraten ist wegen seiner schädlichen Nebeneffekte, galt sie als Alternative, sozusagen als der bessere Zucker mit besserem Charakter, weniger schädlichen Neigungen. Vor allem für jene, die am Zucker schon litten, die Dicken und Kranken. Ihnen wurde Fruktose als gesunde Süße verkauft zum Abnehmen, in Diätprodukten, in Süßigkeiten für Zuckerkranke. Eine ganze Industrie hatte sich darauf spezialisiert – und damit Millionen von Menschen, Generationen von Kranken wohl eher noch geschadet.

Dabei hat der Fruchtzucker seinen Charakter ja nicht geändert, er ist nur früher nicht negativ aufgefallen, weil die Menschen nie so viel davon zu sich genommen haben. Die Dosis macht das Gift, und in der Natur gibt es nicht so viel Fruchtzucker. Vor allem nicht pur. Jetzt aber hat er sich, auch dank der Künste der Chemiker und der Industrie, explosionsartig vermehrt, und nun zeigen sich die Auswirkungen plötzlich und massenhaft. Und die Reaktionen im Verdauungstrakt sind nur die ersten Abstoßungsreaktionen auf einen Stoff, auf den der Körper in solchen Massen nicht eingerichtet ist. Viel schlimmer wird es, wenn er sich einschleicht in den Körper, in Überdosis.

Die industrielle Fruktose kann die hormonellen Steuerungsabläufe im Körper stören. Dieser Stoff macht nicht nur dick, sondern auch krank, greift ganz direkt ein in die Körperfunktionen und bringt die Mechanismen im Körper durcheinander. Die Zuckerkrankheit, das Übergewicht, Herz-Kreislauf-Leiden, nach neuesten Forschungsergebnissen ist all dieses vor allem eine Folge der industriellen Fruktose-Überschwemmung.

Und ausgerechnet dieser Zucker steht immer noch im Ruf, der bessere Zucker zu sein. Für Kinder zum Beispiel. Oder für Gesundheitsbewusste. Weil es so schön klingt, wenn der Zucker aus Früchten kommt. Der weltgrößte Schokoladenhersteller Barry Callebaut aus der Schweiz wirbt für seine neue Schokolade, »deren Süße ausschließlich aus Früchten gewonnen wird«. Im Bioladen gibt es die »Werz Reis-Vanille-Zungen«, für Diabetiker geeignet: »Mit Fruchtzucker gesüßt«. Auch der Heidelberger Zusatzstoffhersteller Wild wirbt mit der »natürlichen Süßung«, die »zu 100 Prozent aus Früchten gewonnen wird«, für sein neues Produkt Fruit Up®. Das habe »eine gesundheitsförderliche Wirkung auf den Blutzuckerspiegel und damit in Beziehung stehenden Krankheiten«.

Die Schweizer Ovomaltine (»Verfeinerte Rezeptur«, »weniger Zucker«) enthält ebenfalls Fruktose. Südzucker verkauft »Fruchtzucker« pur in der 500-Gramm-Plastikpackung, (Aufschrift: »… weckt den frischen Fruchtgeschmack«). Auch von »Schneekoppe« gibt es den puren »Fruchtzucker« (»Ideal zum Backen, Einmachen und

Süßen«). Die Spezialisten für Diätnahrung bleiben ihrem Lieblingszucker treu, auch wenn er jetzt solch schlechte Presse hat. Die Reformhaus-Kultfirma versteht sich sozusagen als Hauslieferant für Zuckerkranke. Klar, die Gesetzeslage hat sich geändert, aufgrund der neuen Erkenntnisse dürfen die fruchtzuckergesüßten Produkte »nicht mehr mit den vertrauten Hinweisen auf Diät oder Diabetes versehen werden«.

Früher wurden die Diabetikerwaffeln »Milch-Vanille« oder die »Pralinen-Auslese Confiserie-Qualität« von Schneekoppe mit dem ausdrücklichen Hinweis verkauft: »Geeignet zur besonderen Ernährung bei Diabetes mellitus im Rahmen eines Diätplanes«. Das ist jetzt verboten, weil Fruktose ja mittlerweile den Status eines Schadstoffes hat. Darauf hat Schneekoppe reagiert. Aber keineswegs die Fruktose verbannt. Nur die Aufschriften: »Auch wenn sich die Kennzeichnung ändert – die Qualität bleibt.« Das klingt wie eine Drohung, ist aber natürlich als Versprechen gemeint an die Zuckerkranken, die auch weiterhin zu Schneekoppe halten sollen: »So bekommen Diabetiker bei Schneekoppe trotz dieser Umstellung nach wie vor ihre bewährte Portion Süßes.«

Sie werden daher jetzt nur noch »mit den für Diabetiker relevanten Angaben« wie »ohne Zuckerzusatz« versehen. »Zuckerbewusste Produkte« nennt die Firma ihre Reihe »Alternativ gesüßte Süßwaren«. Zum Beispiel die Fruchtaufstriche: »Mit Fruchtzucker gesüßt schmecken sie extra-fruchtig, haben aber 30 Prozent weniger Kalorien.«

Der Zwiebackhersteller Brandt, Generationen von Kindern und Eltern bekannt wegen des properen Kleinkindes auf der Packung, versieht seinen Diät-Zwieback weiterhin mit dem Hinweis:»Zur besonderen Ernährung bei Diabetes mellitus sowie Laktose-Intoleranz«. Denn der »Fruchtzucker« werde »vorteilhafter verwertet als gewöhnlicher Zucker – so muss selbst im Rahmen eines Diätplanes nicht auf Brandt Genuss verzichtet werden«. Leider ist, im Lichte der neueren wissenschaftlichen Erkenntnisse, ziemlich genau das Gegenteil richtig.

Danone, immerhin, hat schon reagiert. Danone warb jahrelang für seine »Fruchtzwerge« mit der Neuschöpfung »Traubenfruchtsüße«. Danone stolz: »Traubenfruchtsüße verfügt über eine ganz besondere Süßkraft.« Traubenfruchtsüße bestehe »hauptsächlich aus Wasser, Fruchtzucker und Traubenzucker«. Jetzt hat die Firma stillschweigend wieder umgestellt – auf normalen Zucker. Doch auch dieser enthält ja – Fruktose. Exakt zur Hälfte. Der normale Haushaltszucker, Saccharose oder auch Sucrose genannt, besteht aus Glukose und ebendieser Fruktose. Und viele seiner schädlichen Eigenschaften verdankt er genau diesem Fruktoseanteil.

Am Anfang war es vor allem die Gewichtszunahme, die auffiel nach Genuss von Fruktose. Zunächst waren es Mäuse, die dick wurden und so die Forscher auf die Spur brachten, auch in Deutschland. »Neuer Zusammenhang zwischen Fruktose-Konsum und Gewichtszunahme entdeckt«, meldeten zum Beispiel Wissenschaftler vom Deutschen Institut für Ernährungsforschung in Potsdam-Rehbrücke. Sie hatten ihren Versuchsmäusen verschiedene Getränke gegeben, eines mit Fruktose, eines mit Rohrzucker, eines mit Süßstoff oder einfach schlichtes

Wasser. Ergebnis: Die Mäuse, die die Fruktoselösung tranken, nahmen im Vergleich zu den anderen Mäusen stärker an Gewicht und Körperfett zu und zeigten zudem einen Anstieg der Leberfette. Obwohl sie gleich viel Kalorien zu sich genommen hatten wie die anderen.»Da die Gewichts- und Fettzunahme der Tiere, die die Fruktoselösung tranken, nicht auf eine gesteigerte Kalorienaufnahme zurückzuführen ist, ist anzunehmen, dass Fruktose die Stoffwechseltätigkeit beeinflusst und auf diese Weise die Anreicherung von Körperfett begünstigt«, so die Ernährungsforscherin Hella Jürgens.

Fruktose pur, das gibt es in der Natur nicht. Dank der Künste der Chemiker gibt es sie jetzt aber massenhaft – und wirkt sich daher auch massenhaft aus auf Figur und Konstitution der Menschen. Forscher um den Mediziner Gerald Shulman von der Universität Yale im US-Bundesstaat Connecticut sehen einen klaren Zusammenhang zwischen der weltweiten Zunahme des Fruktosekonsums und der Ausbreitung der Zuckerkrankheit sowie dem erhöhten Risiko für Herz-Kreislauf-Krankheiten. Fruktose spiele da »eine wichtige Rolle«.

Die Fruktose wirkt so verhängnisvoll, weil sie die Funktionskreise im Körper stören kann. Sie macht zum Beispiel dick, weil die Menschen nicht mehr rechtzeitig zu essen aufhören. Denn sie wirkt auf verschiedene Hormone – und drosselt den Ausstoß des Sättigungshormons Leptin. Das ergab eine Gemeinschaftsarbeit verschiedener amerikanischer Forschungseinrichtungen, die im Fachblatt *Journal of Clinical Endocrinology and Metabolism* veröffentlicht wurde. Leptin informiert das Gehirn über die Vorratslage im Körper. Wenn es manipuliert wird, bekommt die Steuerungszentrale falsche Nachrichten – und der Mensch isst mehr, als er braucht.

Studienleiterin Karen Teff beobachtete mit ihrem Team die Wirkung eines mit Fruktose gesüßten Getränks, zur Mahlzeit getrunken, auf 17 übergewichtige Frauen und Männer. Sie bekamen, zu einer jeweils exakt gleichen Mahlzeit, einmal einen Fruktosedrink, ein anderes Mal ein mit Glukose, also Traubenzucker, gesüßtes Getränk. Wenn die Testpersonen zur Mahlzeit Fruchtzucker tranken, schüttete ihr Körper deutlich weniger vom Sättigungshormon Leptin aus als nach dem Traubenzuckerdrink. Auch ein weiterer Appetitdämpfer, der Botenstoff Ghrelin, wird nach Fruktosegenuss reduziert. Das beobachtete Teff in einer Untersuchung an jungen Frauen. Gerade die figurbewussten unter ihnen entwickelten an Tagen mit einer Extraportion Fruktose mehr Hunger.

Dass der Körper seine Appetitbremse ausschaltet, ist durchaus sinnvoll: Früher gab es ja nur selten Früchte. In Ländern, in denen es kalte und warme Jahreszeiten gibt, gab es Früchte nur im Sommer. Erdbeeren, Himbeeren, Kirschen, dann Trauben und Zwetschgen – und im Winter nichts. Wenn es also Früchte gab, war es sinnvoll zuzuschlagen. Es brauchte auch keine eingebaute Bremse, kein Stoppsignal, es gab sie ja ohnehin nur kurz. Und den überschüssigen Zucker, den kann der Körper einlagern für schlechtere Zeiten, er kann ihn einfach in Fett verwandeln und später, bei Bedarf, wieder zurückverwandeln in Zucker.

Den überschüssigen Fruchtzucker lagert der Körper dann sinnvollerweise in sein wichtigstes Speicherorgan ein, die Leber. Ein gesunder Mensch kann täglich 25

Gramm Fruktose verkraften. Alles, was darüber geht, wird als Fett eingelagert, erst in die Leber, dann in die anderen Körpergegenden.

Mit Obst ist das kein Problem: In einem Apfel stecken nur rund sieben Gramm Fruktose pro 100 Gramm Frucht, die Maximaldosis pro Person entspricht also knapp 400 Gramm Apfel am Tag, etwa vier Äpfeln. Eine Birne kommt auf annähernd acht Gramm pro 100 Gramm, da ist die Grenze bei 300 Gramm erreicht, bei Weintrauben mit ihren 7,6 Gramm pro 100 Gramm liegt das Limit bei 330 Gramm. Wer allerdings einen halben Liter Coca-Cola herunterkippt, nimmt schon 25 Gramm Fruktose auf. Wenn dann noch andere Süßquellen dazukommen, ist das Limit schnell überschritten. In den USA zum Beispiel liegt die durchschnittliche Fruktoseaufnahme bei 55 Gramm, bei Jugendlichen sogar bei 73 Gramm am Tag. Daten für Deutschland gibt es nicht. Nach Berechnungen der Verbraucherzentrale Hamburg kann allerdings ein Mensch, der morgens gern Schokomüsli isst und Cola und Limonade trinkt, auf bis zu 115 Gramm Fruktose pro Tag kommen.

Der Körper schafft das frohlockend in die Leber – als Notvorrat, nicht ahnend, dass am nächsten Tag schon wieder Cola und Schokomüsli kommen. Und übermorgen wieder. Der Fruktosedruck, den die Nahrungsindustrie auf den Körper der Menschen rund um den Globus ausübt, ist gewaltig. Der Körper kann sich nicht dagegen wehren. Er kann nur alles in sein Depot aufnehmen. Genau das macht er. Und damit beginnt die Kettenreaktion. Der US-Professor Robert Lustig, schärfster Kritiker des

Zuckers, sieht genau das als Ausgangspunkt einer Krankheitskaskade: »Fruchtzucker geht direkt in die Leber und kann sie überladen und vergiften. Wenn das passiert, kommt es zu verschiedensten Stoffwechselstörungen. Am Ende steht dann eine Erkrankung, die wir metabolisches Syndrom nennen.«

Das metabolische Syndrom: jenes Symptomenbündel, das darauf hinweist, dass der Körper mit der ihm einverleibten Nahrung nicht zurechtkommt, der sogenannte Stoffwechsel entgleist, weil der »Stoff«, die Nahrung, eigentlich für den menschlichen Verzehr in diesen Mengen nicht geeignet ist.

Das bedeutet: Fruktose kann dick machen, sie kann auch das Risiko für Herzkrankheiten erhöhen, für die Zuckerkrankheit Diabetes und viele andere sogenannte Zivilisationsleiden. Es ist überraschenderweise auch die Fruktose, die die Fettwerte im Körper verändert. Weil der Körper den Fruchtzucker zwecks Vorratshaltung in Fett verwandelt.

Dr. John Bantle von der Universität im US-Bundesstaat Minnesota untersuchte die Folgen in einer Studie mit 24 gesunden Versuchspersonen. Ergebnis: Vor allem die Männer reagierten auf die mit Fruchtzucker überladene Diät. Sie produzierten 32 Prozent mehr von den sogenannten Triglyzeriden, die sozusagen die Blutadern verstopfen und daher als Risikofaktor für Herzkrankheiten, Schlaganfall und sogar Lungenembolien gelten.

Schon im Jahr 2000 machten Wissenschaftler der Universität von Toronto Versuche mit Hamstern, denen sie einen Fruktosesirup gaben, wie er in Softdrinks verwendet wird. Innerhalb weniger Wochen stiegen die Triglyzeridwerte im Blut der Tiere, und sie entwickelten Insulinresistenz: Der Körper reagierte nicht mehr auf Insulinausschüttung, eines der Symptome für Diabetes.

Ausgerechnet der Fruchtzucker, der so gesund klingt, bringt mithin den Körper aus dem Konzept und führt zu Fernwirkungen, mit denen kein Mensch rechnen würde. Und je mehr Fruchtzucker, desto größer das Risiko. All die Krankheiten, die eigentlich erst so ab 50 plus eingeplant sind, werden sehr früh vorbereitet. Zum Beispiel bei Jugendlichen, wegen ihrer verbreiteten Vorliebe für Softdrinks.

Forscher um Professor Norman K. Pollock von der Universität für Gesundheitswissenschaften im US-Staat Georgia hatten 14- bis 18-jährige Jugendliche auf ihren Fruchtzuckerkonsum untersucht. Ergebnis: Je mehr Fruktose sie aufgenommen hatten, desto höher war ihr Blutdruck, desto mehr Entzündungsmarker hatten sie, auch mehr Fett im Körperinneren (das gefährliche »viszerale Fett«) und schlechtere Cholesterinwerte – alles Risikofaktoren für Herzkrankheiten und Diabetes. Eine Studie mit Schweizer Kindern kam zu ähnlichen Ergebnissen.

Und damit nicht genug: Fruktose kann auch Nierenkrankheiten verursachen, wie verschiedene Untersuchungen ergaben. Nach Ansicht von Professor Richard J. Johnson vom Zentrum für Nierenkrankheiten an der Universität von Colorado im gleichnamigen US-Bundesstaat Colorado sollte Fruktose als »Umweltgift« angesehen werden, das große gesundheitliche Auswirkungen hat.

Robert Lustig und andere Wissenschaftler fordern

schon, Fruktose von Gesetzes wegen auf eine Stufe zu stellen mit Tabak und Alkohol. Lustig sagt: »Fruktose wird völlig anders im Körper umgesetzt als zum Beispiel Traubenzucker, eher wie Alkohol. Fruktose kann deshalb auch die gleichen Erkrankungen verursachen wie Alkohol. Das sind zum Beispiel Leber- oder Herz- und Kreislaufschäden.« Fruktose mache zwar nicht abhängig, sei aber allgegenwärtig in Fertiglebensmitteln, sein Konsum praktisch unvermeidbar. Ein erster Schritt könne sein, das Süßungsmittel von der Liste der als sicher angesehenen Zutaten (GRAS-Liste, s. S. 248) zu streichen. Dann dürfte die Industrie ihren Produkten nicht mehr beliebige Mengen Fruktose zusetzen.

Den Apfel will natürlich auch er nicht von der Liste sicherer Lebensmittel streichen. Auch Lustig kritisiert nur die industrielle Variante, nicht aber den echten Fruchtzucker aus dem Obst: »Wenn Sie Obst essen, dann nehmen Sie den Fruchtzucker immer zusammen mit pflanzlichen Fasern auf. Diese Ballaststoffe sorgen dafür, dass nicht so viel Zucker verstoffwechselt wird und ins Blut übergeht. Die Fasern sind wie ein Gegengift: Sie verhindern eine Überdosierung von Fruktose im Körper. Wir haben sehr spezifische Daten, die zeigen: Wenn man Zucker zusammen mit Ballaststoffen einnimmt, dann ist das nicht schädlich.« Jedenfalls dann, wenn man die Früchte nicht im Übermaß isst. Davor sind wir eigentlich von Natur aus geschützt, weil jeder irgendwann der Früchte überdrüssig wird.

Früher herrschte, was heute überraschend klingt, sogar eine generelle Skepsis gegenüber dem Obst. Interessanterweise waren die Menschen von einer »alten Angst vor

Früchten« geplagt, sagt der US-Anthropologe Sydney W. Mintz: »Die einfache Bevölkerung fürchtete die Auswirkungen von frischem Obst« sehr, es galt sogar, »in großen Mengen verzehrt, als gefährlich«. Die Obstangst erstreckte sich sogar noch auf die Marmelade. Die Abneigung gegen frisches Obst ging offenbar auf die alten Römer zurück, den berühmten Arzt Galen (129–199). Und die im Sommer häufigen Durchfallerkrankungen bei Kleinkindern, die noch im 17. Jahrhundert nicht selten tödlich verliefen, verstärkten die Furcht vor Frischobst sicherlich noch.

Mittlerweile ist die Furcht überwunden, manche Menschen essen sogar mehr Obst, als ihnen guttut – nur weil es die Ernährungsberater so empfohlen haben. So kommt die Fruktosekrankheit, an der auch Willi Rust leidet, unter anderem bei solchen Menschen vor, die sich besonders richtig ernähren wollen und sich dabei nicht nach Lust und Appetit richten, sondern nach den Empfehlungen der Ernährungsberater. Das jedenfalls behauptet die Hamburger Ernährungsberaterin Christiane Schäfer im Zentralorgan ihrer Zunft, der *Ernährungs-Umschau*. Die »gängigen Ernährungsempfehlungen« hätten dazu geführt, dass in den letzten Jahrzehnten »die Fruktoseaufnahme gestiegen« sei. Vor allem der gesteigerte Obstverzehr, aber auch die übrigen Ernährungsdogmen wie etwa die fettarme Kost begünstigten die Entstehung von Blähungen und eine schlechte Fruktoseaufnahme.

Zu den Gesundheitsaposteln hatte Willi Rust eigentlich nicht gehört, zu den Softdrink-Kids natürlich erst recht nicht. Bei ihm war es vermutlich jenes Frühstück im Urlaub, bei dem er ein paarmal zu oft zugegriffen hat.

Vermutlich war sein Körper auch zuvor schon angegriffen. Vielleicht hat es nur noch einen Auslöser gebraucht, und das war dann das, was er in jenem Restaurant bestellt hatte, im Urlaub auf Gran Canaria.

Willi:»Gran Canaria, ja, was war da? Wir hatten drei Wochen gebucht. Eine Woche Januar und zwei Wochen Februar. Wir sind nach etwa einer Woche hellhörig geworden, in Playa del Ingles, dass es doch immer mehr flott wegging und öfter.«

Agnes:»Du hast zum Frühstück sehr viel Backpflaumen gegessen.«

Willi:»Backpflaumen, Honig.«

Agnes:»Die waren auch irgendwie so toll angemacht, eingelegt. Schmeckten phantastisch, ich hab drei oder vier gegessen, aber mein Mann hat acht oder zehn gegessen. Vielleicht hat es das in Gang gebracht. Es steht überall, ist nicht gut, Trockenpflaumen. Und das hat sich dann auch gesteigert. So sind wir nach Haus gekommen. Und dann haben wir erst abgewartet, dann sind wir zu unserer Heilpraktikerin nach Osnabrück immer. Und da das auch nichts geholfen hat, fahren wir nach Exter.«

Die Darmklinik in Exter sieht aus wie ein kleines Schlosshotel auf dem Lande. Rote Klinker, blaue Markisen, grüner Rasen. Bäume am Eingang und Säulen auf der Rückseite, an der Terrasse. Im Erdgeschoss liegen die Räume für die medizinischen Behandlungen. Überall im Haus hängen Bilder an den Wänden, entspannende Motive, ein Sonnenuntergang am See, ein Segelboot in der Dämmerung. Die Wände in freundlichen Pastelltönen; im Ruheraum im Obergeschoss läuft Entspannungsmusik.

Alles sieht sehr nach Wellness aus, nur bei Agnes wächst die Wut. Backpflaumen haben sie ja schon lange keine mehr gegessen, und trotzdem hört es nicht auf, das Rumoren in Willis Bauch. Jetzt trägt sie ihre Verzehrprotokolle vor. Am Sonntag gab es Putenschnitzel, Blumenkohl und Kartoffeln, abends Brot, Schinken, Käse. Im Laufe der Woche gab es dann Lachs, tiefgefroren, im Speckmantel gebraten, dazu Kartoffeln, ein kleines Glas Weißwein. Wein steht auch auf der Liste der verbotenen Lebensmittel. Enthält auch Fruktose und dazu noch Konservierungsstoffe, die dem Darm schaden können. Und dann gab es mal diese Gurken aus dem Glas. Vielleicht war da was drin, meint Frau Frevert, die Ernährungsberaterin in Exter: »Ganz am Anfang hatte ich Ihnen diese Liste gegeben mit den Zusatzstoffen, was drin sein darf und was nicht. Das ist nicht nur Fruktose und Glukose, Fruchtzucker, Fruktosesirup, auch Fruchtaromen, Honig, Sorbit, Sorbitol, Mannit, Maltit, Isomalt, Xylit. Sollte alles nicht da auftauchen. Und das ist oft in den Gurken drin. Gucken Sie da mal rein. Kann sein, dass Sie es deshalb nicht vertragen.« Mannit, Sorbit, Xylit und all so Sachen. Es ist kompliziert geworden in der neuen Welt der Nahrung, mit der jetzt auch schon Agnes und Willi zu kämpfen haben, die doch glauben, sie würden ganz normale Sachen essen.

Doch die normalen Sachen sind nicht mehr normal. Überall sind diese neuen zuckerähnlichen Substanzen enthalten, die aus den Labors stammen und die Supermärkte geflutet haben. Niemand merkt es, weil keiner die Bezeichnungen versteht. Es sind die anderen Zuckerarten, wie die Fruktose, aber auch sogenannte Zuckerersatzstoffe mit Bezeichnungen wie Xylit, Mannit, Maltit, manche sind nur Zutaten und Zusatzstoffe, wie die modifizierte Stärke oder das Maltodextrin, und manche gelten sogar als gesunde Zusätze, wie die Fructooligosaccharide (FOS) oder das sogenannte Inulin. Das muss aber gar nicht auf dem Etikett stehen. Da kann auch nur stehen:»Ballaststoffe«. Was ja supergesund klingt. Außer für Willi und seine Leidensgenossen.

Auch wenn Fruktose drin ist, muss nicht Fruktose draufstehen. Sie ist auch enthalten, wenn da»Glukosesirup« steht. Oder»Invertzucker«, auch»Invertzuckersirup«. Oder»Oligosaccharide«. Oder»Oligofruktose«. Wenn da»Reissirup« steht oder»Weizensirup«, kann das Produkt Fruktose enthalten – oder auch nicht. Es ist jedenfalls keine Garantie für Fruktosefreiheit. Zur weltweiten Ausbreitung des Leidens am Fruchtzucker hat vor allem jenes industrielle Süßungsmittel beigetragen, das als»Glukose-Fruktose-Sirup« bezeichnet wird oder als »Fruktose-Glukose-Sirup«, je nachdem, ob mehr Glukose oder Fruktose drin ist. Das ist beispielsweise in Kölln Müsli Knusper Klassik enthalten. Oder im Kühne Rotkohl Das Original. In Kellogg's müslix Classi. Und in den berühmten Haribo Goldbären.

Dieser Industrie-Sirup ist in den USA besonders in Verruf geraten. Dort werden Softdrinks damit gesüßt. HFCS ist das Kürzel, das dort jetzt die Konsumenten zusammenzucken lässt. HFCS bedeutet»High Fructose Corn Sirup«, zu Deutsch stark fruktosehaltiger Maissirup. Es handelt sich um chemisch verwandelten Mais. Mais ist ja sehr billig, wird sogar subventioniert, vor allem in den USA, und wurde daher ein beliebtes Ausgangspro-

dukt für die Zuckergewinnung und auch gleich massen-
wirksam, da in Softdrinks enthalten. Allein in den USA ist
der Verzehr des fruktosehaltigen Maissirups dramatisch
angestiegen, innerhalb von 30 Jahren von nahe null auf
zehn Millionen Tonnen, zusätzlich zum normalen Zu-
ckerverbrauch von mehr als zehn Millionen Tonnen. Vor
allem er gilt als Ursache für das steigende Übergewicht
von amerikanischen Teenagern.

In Deutschland gibt es in der Cola keinen High Fructose Corn Syrup, sondern Zucker, versichert die Firma
Coca-Cola. Das macht die Sache allerdings auch nicht
besser, meint der Zuckerkritiker Robert Lustig: »Die Frage, was besser ist für uns, ist Unsinn. Beides ist gleich
schlecht für die Gesundheit.«

Mittlerweile steigt auch der Konsum der neuen Zuckerarten in Europa. Mit der Liberalisierung des Zucker-
marktes wird mehr Fruktose zugelassen: Das Plus von
300 000 Tonnen entspricht dem Fruktosegehalt von fünf
Millionen Tonnen Äpfeln – mehr als dem Fünffachen der
deutschen Apfelernte im Jahr. Insgesamt wird in Europa
eine Menge von 700 000 Tonnen Fruktose pro Jahr produziert. Und es ist nicht so, dass Fruktose den normalen
Zucker ersetzt. Fruktose kommt obendrauf. Die Zuckerlast steigt. Und wenn die Menschen jetzt in zunehmen-
der Zahl umsteigen auf diverse Ersatzstoffe, dann sind sie
damit leider auch nicht auf der sicheren Seite. Denn viele
der Ersatzlösungen haben ganz ähnliche Wirkungen auf
den Körper. Etwa die sogenannten Zuckeraustauschstof-
fe. Das sind keine künstlichen Süßstoffe, sondern Süßungsmittel, die häufig ebenfalls aus Zucker gewonnen
werden. Dank der Phantasie der Chemiker können auch

völlig überraschende Quellen zur Versüßung des Lebens herangezogen werden. Etwa der Wald: Das sogenannte Xylit etwa wird aus Holz gewonnen. Auch die Inhaltsstoffe von Chicorée oder Artischocken sollen Zucker ersetzen – aber erhöhen die Menge des Süßen insgesamt. Die neuen Süßungsmittel, mögen sie auch aus der Natur stammen, können in isolierter Form dann allerdings unerwartete Nebenwirkungen haben.

Zum Beispiel Sorbit, E420 (auch Sorbitol genannt), von Natur aus beispielsweise in Aprikosen, Pflaumen oder auch im Bier enthalten, kann als Zuckerersatz in Kaugummis erheblichen Schaden anrichten. So berichtete die *Süddeutsche Zeitung* über eine 21-jährige Frau aus Berlin, die ins Krankenhaus kam, weil sie seit acht Monaten unter Durchfall und Unterleibsschmerzen litt. Sie hatte schon elf Kilogramm an Gewicht verloren, wog gerade noch 41 Kilo. Die Spezialisten der Berliner Charité um Jürgen Bauditz und Herbert Lochs, so die *SZ*, »konnten im Darm nichts Krankhaftes finden. Dafür fiel ihnen etwas anderes auf: Die Patientin produzierte eine unglaubliche Menge Stuhlgang – 1,9 Kilogramm pro Tag; normal wären 250 Gramm. Bald stellte sich die Ursache für das Unglück der Frau heraus: Sie kaute ständig zuckerfreie Kaugummis – im Schnitt 16 Stück pro Tag. Damit nahm sie rund 20 Gramm von dem Zuckeraustauschstoff Sorbit auf – viel zu viel, befanden die Ärzte. Im *British Medical Journal* warnten sie nun vor einem derart starken Konsum an Zuckerersatz. Der scheint nämlich gar nicht so selten zu sein: Kurz nach der Frau mussten die Internisten einen 46-jährigen Berliner behandeln, der ebenfalls schwer kaugummikrank war; er kaute täglich 20 Streifen mit dem zahnfreundlichen, aber wenig darmfreundlichen Sorbit.«

Wenn Sorbit mehr als zehn Prozent des Lebensmittels ausmacht, muss auf dem Etikett vor solchen Nebenwirkungen gewarnt werden: »Kann bei übermäßigem Verzehr abführend wirken.« Das hatten die Sorbit-Opfer wohl übersehen. Oder nicht lesen können, es ist ja meist sehr winzig geschrieben. »Dass Stoffe wie Sorbit zu Durchfall führen, ist schon länger bekannt«, sagt der Charité-Arzt Herbert Lochs. »Aber eine Mangelernährung dieses Ausmaßes haben wir nun erstmals beschrieben.«

Sorbit kommt nicht nur in Kaugummis vor. Oft wird er Lebensmitteln zum Feuchthalten zugesetzt, dadurch halten sie länger und wirken dauerfrisch. Brot zum Beispiel. Als Trägerstoff sorgt Sorbit dafür, dass zugesetzte Vitamine und Aromen sich nicht verflüchtigen. In Bier und manchen Obstsorten kommt es sogar natürlich vor. Es darf ohne Mengenbegrenzung in fast allen Lebensmitteln eingesetzt werden. Genutzt wird es vor allem für Diätlebensmittel und bestimmte kalorienreduzierte Produkte. Auch manche Desserts ohne Zucker, Fruchtzubereitungen, Marmelade, Kuchen, Kekse oder Eiscreme können mit Sorbit gesüßt werden, außerdem Saucen und Senf.

Bei den Fruktosekranken steht Sorbit auf dem Index. Ebenso die anderen Zuckerersatzstoffe auf Frau Freverts Liste, wie Maltit (auch Maltitol genannt, E965) und Isomalt (E953). Oder Xylit (auch Xylitol genannt, E967). All das kann ebenfalls »abführend wirken«. Wer den Zucker also ersetzt durch einen dieser Stoffe, schluckt damit keineswegs ein Nichts, einen Stoff ohne Eigenschaften, der sich zum Körper neutral verhält. Diese Stoffe, auch wenn sie kein normaler Mensch kennt, haben sehr wohl Eigenschaften – und manche wirken auf den Körper sogar ganz ähnlich wie Zucker. Sorbit, Mannit und Xylit stehen auch als ADHS-Auslöser im Verdacht, beim sogenannten Zappelphilipp-Syndrom also, wie der gemeine Zucker. Und die Zuckerersatzstoffe Sorbit oder Xylit können sogar die Cholesterinwerte verschlechtern, wie eine Studie der Emory Universität in Atlanta im US-Staat Georgia ergab. Genau wie der normale Zucker.

Selbst wenn die Menschen also dem Zucker entgehen wollen, erscheint er plötzlich wieder aufs Neue, wie bei der Hydra mit den vielen Köpfen, jenem schlangenähnlichen Ungeheuer aus der griechischen Mythologie, und wenn einer ihm einen Kopf abschlug, dann wuchs an anderer Stelle ein neuer nach.

Die Zuckerbelastung der Bevölkerung wächst dadurch natürlich weiter. Insgesamt werden es immer mehr Zuckersorten, es sind ja auch nicht nur die Rüben und das Rohr, die zu Zucker werden, es ist auch der Mais, der Weizen, der Reis, alles lässt sich mit den Mitteln der Chemie in Zucker verwandeln, in süßen oder weniger süßen. Oder der Chicorée, sogar die Zichorienwurzel, die ursprünglich für den Ersatzkaffee (Muckefuck) verwendet wurde. Die kommen jetzt bei Südzucker zum Einsatz, dem Branchenführer in Europa.

Viele dieser chemisch erzeugten Zuckervarianten dienen nicht in erster Linie dem Genuss. Sie haben auch »technische Vorzüge«, lobt Südzucker. Manches klingt dann ein bisschen nach Tankstelle oder Autowerkstatt, zum Beispiel die »erhöhte Lagerstabilität« oder die »optimale Viskosität« oder die »verbesserte Stabilität gegenüber Hitze, Säuren, Enzymen«.

Südzucker ist nach eigenen Angaben »Weltmarktführer« bei solchen Sachen, etwa bei »Inulin« und »Oligofruktose«. Auch das kennt kein Mensch. Auch das gibt es auf dem Wochenmarkt nicht zu kaufen. Hat also mit normalem Essen nichts zu tun. Soll aber gut sein, versichert Südzucker und verweist auf die »ernährungsphysiologischen Vorteile« seiner Erzeugnisse, die als »Ballaststoff« gelten und sogar »prebiotisch« wirkten. Das klingt nun wirklich sehr gesund. Jedenfalls für die, die mit dem Darm keine Probleme haben. Wenn dort allerdings ohnehin schon Aufruhr herrscht, weil etwa bestimmte Bakterien sich über die Fruktose hermachen und dabei Gase und üble Gerüche und mehr verursachen, bei Leuten wie Willi Rust etwa, dann wird es durch »Inulin« oder »Oligofruktose« nicht besser.

Aus Sicht der Fruktosekranken ist Inulin eigentlich nichts anderes als »versteckte Fruktose«, so der Innsbrucker Mediziner Maximilian Ledochowski. »Von der Nahrungsmittelindustrie«, sagt Ledochowski, werden solche »präbiotischen« oder »prebiotischen« Substanzen als günstig dargestellt, »da in einzelnen Studien gezeigt werden konnte, dass sie zu vermehrtem Wachstum von Lactobazillen und Bifidusbakterien führen können«. Wenn Inulin als wachstumsfördernder Faktor für »gute Bakterien« gilt, trifft das natürlich für die »schlechten Bakterien« in gleichem Maße zu, sagt Ledochowski: Das bedeutet, dass bei Leuten wie Willi, die an der sogenannten Fruktosemalabsorption leiden, bei denen sich Bakterien im

Bauch über den Fruchtzucker hermachen, auch bei
Oligofruktose und Inulin »eine Verschlechterung der
Beschwerden zu erwarten« ist.

Die Natur wiederum kann auch hier keinen Schaden
anrichten, meint Fruktose-Experte Ledochowski: »Die in
der Natur vorkommende Menge an Inulin und Oligofruktose ist im täglichen Verzehr fast zu vernachlässigen, da
heutzutage kaum jemand täglich Rucola, Löwenzahn,
Chicoréewurzel oder Artischocken in größeren Mengen
zu sich nimmt. Lediglich bei den Lauchgewächsen (Zwie-
bel, Lauch, Knoblauch) sollten Patienten mit Fruktosemalabsorption vor allem in der anfänglichen Phase der
diätetischen Therapie Zurückhaltung üben.«

Der »überwiegende Teil« dieser Zusätze werde »heutzutage durch künstlich angereicherte Müslis, Ballast-
stoffriegel und Joghurts« zu sich genommen, die an
wohlklingenden Bezeichnungen wie »präbiotisch«, »sym-
biotisch«, »bioaktiv« oder »ballaststoffhaltig« zu erkennen sind. Die Südzucker-Tochter Beneo hat Tochterge-
sellschaften in den USA und in Singapur. 350 Produkte
enthalten schon diese Zusätze, in Europa und Südamerika, in Asien und den USA. 320000 Tonnen Inulin werden davon jährlich verkauft in der Europäischen Union.
Die Artischocken fallen demgegenüber tatsächlich nicht
so ins Gewicht mit einer Welt-Jahresproduktion von
1,3 Millionen Tonnen und einem Inulingehalt von
6,8 Prozent – insgesamt 88400 Tonnen. Ein Hauptvor-
zug sei der »Clean Label«-Effekt. Das bedeutet, das Etikett wird sauber. Es muss nur »Ballaststoffe« draufstehen.

Für jene 30 bis 40 Prozent der Bevölkerung, die wie
Willi Rust an der Fruktosekrankheit leiden, wird das

Leben dadurch natürlich nicht leichter. Bei ihnen stehen
ja viele dieser neuen Stoffe auf dem Index. Jetzt, da er
und seine Frau wieder zu Hause sind, müssen sie weiter
sehen, dass Willi nichts bekommt, wogegen sein Verdauungstrakt protestiert. Agnes und Willi haben eigentlich
zeitlebens das Normale gegessen. Doch nach und nach
hat sich das Normale verändert, und Agnes und Willi
haben das irgendwie nicht gemerkt. Jetzt müssen sie zu
Hause erst mal den Kühlschrank und die Vorräte durchforsten.

Sie leben im 25 000-Einwohner-Städtchen Lübbecke,
von der Darmklinik Exter eine halbe Autostunde Richtung Norden. Sie wohnen am Stadtrand, in einem properen Einfamilienhäuschen mit viel Platz in der Garage für
den Wohnwagen, der früher hier stand, und 1000 Quadratmeter Garten. Doch auch auf dem Land bei älteren
Leuten wie Agnes und Willi Rust finden sich in der Küche
Nahrungsmittel mit den modernen Zutaten, die für den
menschlichen Körper eine besondere Herausforderung
darstellen. Im Kühlschrank fanden sich an vielen und oft
überraschenden Stellen Zucker. Der enthält ja auch Fruktose, und es ist umstritten, ob er auch bei Fruktosekranken zu meiden sei. Dann fiele schon mal der Heinz Curry
Ketchup weg. Aber auch die Thomy Gourmet-Remoula-
de, die Kraft Schaschlik Sauce, die Knorr Schlemmersau-
ce Honig-Senf-Dill. Überall ist Zucker drin, auch der
Original Dänische Hot Dog Senf ist damit gesüßt, und er
enthält auch noch Fruktosesirup und modifizierte Stärke,
eine dieser modernen Zusätze, die bei ihnen auch auf
dem Index stehen.

»Modifizierte Stärke«, das weiß natürlich kein Mensch,

dass so was, obwohl überhaupt nicht süß, irgendwie auch zum Fruchtzucker gehört. Die ist auch in der Gut-und-Günstig-Knoblauchsauce von Edeka drin und in der Kraft Miracel Whip Balance Mayonnaise. Und in der Maggi Meisterklasse Spargelcremesuppe. Die Knorr Curry Sauce enthält Glukose-Fruktose-Sirup, auch die Knorr Grüne Pfeffer Sauce. Manche von den Produkten im Kühlschrank bei Agnes und Willi enthalten auch noch Zusätze, die den Darm ihrerseits angreifen können. Die Schlagsahne, wie üblich, außer in den Bio-Bechern, enthält den Zusatz Carrageen. Der steht auch im Verdacht, den Darm zu schädigen.»Den Gurkensalat mach ich mit Sahne«, sagt Agnes.

Im Thomy Gourmet-Sahne-Meerrettich aus dem Hause Maggi beispielsweise findet sich ein Stoff namens Natriummetabisulfit, eine Schwefelverbindung, die ebenfalls zu verstärktem Bakterienwachstum im Darm beitragen kann, ebenso wie die Sulfite im Wein oder in spanischem Bier.»Wir haben spanisches Bier in Dosen gekauft, das haben wir Pupsbier genannt, davon haben wir Blähungen bekommen«, sagt Agnes.

Und dann findet sich das Gurkenglas. Klostergarten Gurken-Sticks Gurken geviertelt süß-sauer würzig pikant. Von Aldi.»Mit einer Zucker-Art und Süßungsmittel« steht drauf. Eine»Zucker-Art« und dazu noch ein»Süßungsmittel«: Ob es das nun ist, was bei Willi den Aufruhr im Verdauungstrakt auslöst? So langsam steht alles unter Verdacht. Sie müssen jetzt irgendwie wieder Kontrolle über ihr Essen zurückgewinnen, die ihnen unmerklich entglitten ist.

Sie sollen auf jeden Fall auch wieder Obst essen, das

hat auch Ernährungsberaterin Frevert geraten: »Bitte essen Sie das Obst, das Sie vertragen.« Viele lassen das vor lauter Angst auch gleich weg. »Was meinen Sie«, hatte Frau Frevert gesagt, »ich hab manche Leute hier, die wurden irgendwann zum Fruchtzuckertest geschickt, dann nach Hause, die haben mit keinem je gesprochen und seit fünf, sechs Jahren kein Stück Obst mehr gegessen.« – »Ja«, hatte Agnes gestanden, »ich hab's wirklich aus Angst weggelassen.«

Frau Frevert hatte ihnen geraten, selbst den Überblick zu behalten über den Zucker: »Wenn Sie ein Mittagmahl essen, das Ihre Frau kocht, mit wenig Fruchtzucker, und da ein Bierchen dazu trinken, da mag das gehen. Aber wenn mehrere Dinge zusammenkommen, dann ist das wahrscheinlich zu viel. Dann läuft das Fass irgendwie über.« Agnes: »Leuchtet mir ohne weiteres ein. Wenn ich selber für ihn koche, nach meiner Methode, das bekommt ihm am besten. Das steht fest.«

Sie müssen jetzt sehen, dass das Fass nicht mehr überläuft. All die merkwürdigen Zuckervarianten meiden, die sich mittlerweile ganz unmerklich in die Nahrungskette eingeschlichen haben und die, nach und nach, alle in Verruf geraten. Jetzt kann ja keinem Zucker mehr getraut werden, wo schon die sympathische »Fruchtsüße« zum Schadstoff geworden ist. Die Menschen spüren das in ihrem Körper. Sie wenden sich ab.

Nicht nur der Zucker steckt in der Krise, auch seine neuen Erscheinungsformen. Und das merken jetzt auch schon die Konzerne, die vom Süßen leben und ohne Süße nicht überleben können. Allen voran natürlich die Soft-Drink-Riesen.

Doch wo Gefahr ist, wächst das Rettende auch. So hoffen dann schon manche auf einen ganz neuen Stoff, einen völlig unbelasteten Stoff. Und der eigentlich nicht neu ist, sondern ganz alt ist, eine lange Tradition hat und völlig natürlich sein soll. Sogar aus dem Urwald kommt er, natürlicher geht's nun wirklich nicht. Von Natur aus süß. Das wär's. Darauf haben sie gewartet, die Konsumenten. Leider war er bisher verboten, unverständlicherweise, aber jetzt hat er plötzlich mächtige Freunde, sogar ein Konzern wie Coca-Cola setzt große Hoffnungen auf ihn und hat ihn endlich aus der Illegalität geholt. So könnte das süße Leben vielleicht doch noch gerettet werden.

9. Urwald auf dem Dach

Die Hoffnung der Konzerne:
mit Stevia-Süßstoff aus der Krise

Die neue Süße aus der Subkultur – endlich legal /
Was der Schweizer Anarchist im Urwald fand / Das süße
Kraut wird erst mal chemisch behandelt / Ist das denn
noch gesund? / Wie die Herren der Supermärkte den
Cola-light-Süßstoff verunglimpften / Geschmack geglättet,
Bitternis maskiert: So natürlich ist das auch wieder nicht,
finden die Behörden

Es waren nur ein paar unscheinbare Blätter in einer Plastiktüte, die seinem Leben eine neue Wendung gaben. Ein Freund hatte sie aus dem Urlaub mitgebracht, und sie öffneten die Tüte gemeinsam:»Wir haben die probiert, und die haben süß geschmeckt. Das ist ganz selten. Zucker ist es nicht, aber es schmeckt süß.« Er wälzte Bücher, verbrachte Stunden in Bibliotheken, reiste um die halbe Welt, um die Pflanze zu bekommen, er setzte sie ein, er goss sie, beobachtete das Wachstum, notierte die Ergebnisse. Er veröffentlichte Artikel, Bücher, ging auf Konferenzen. Sogar seine Doktorarbeit schrieb er über die Pflanze mit den schmalen, gezackten Blättern. Einmal stand die Polizei vor seiner Tür, denn die Pflanze war verboten.

Dr. Udo Kienle ist Agrarwissenschaftler, er trägt gern lässige Kleidung, Jeans, T-Shirt, er ist ja oft auf dem Feld unterwegs, erforscht Pflanzen, Wachstumsbedingungen, Erträge. Sein Institut gehört zur Universität Hohenheim in Stuttgart, ein moderner Bau mit Glas und Waschbeton, umgeben von Grün. Studenten aus aller Welt kommen hierher. Heute ist Kienle der wichtigste Experte in Deutschland für das süße Kraut mit dem botanischen Namen *Stevia rebaudiana* Bertoni. Er traut seiner Lieblingspflanze eine große Karriere zu, in der Rolle als »Zucker des 21. Jahrhunderts«.

Es interessieren sich immer mehr Menschen dafür, jetzt wird es auch schon im großen Stil angebaut, vor allem in China. Große Konzerne sind eingestiegen. Es gibt jetzt nicht nur ein grünes Kraut, das süß schmeckt, sondern auch ein weißes Pulver. Und auch die Rechtslage hat sich entwickelt.

Viele Mythen und Legenden ranken sich um die Pflanze; von dunklen Mächten zum Beispiel, die dafür sorgten, dass es so lange keine Zulassung gab. Dr. Kienle ist Naturwissenschaftler, er lässt sich von Mythen nicht beeindrucken.

»War da die Zuckerlobby am Werk?«

Kienle: »Um eine Zulassung zu bekommen, muss man die gesundheitliche Unbedenklichkeit nachweisen, und das ist nicht geschehen in der Vergangenheit, weil die Antragsteller nicht in der Lage waren, die nötigen Dinge beizubringen. Deswegen hat das so lange gedauert. Da hat man also gar keine Lobby gebraucht. Zumindest in Deutschland haben sich sogar alle Zuckerunternehmen immer wieder, speziell aber in den 80er Jahren, mit *Stevia rebaudiana* und ihren Süßstoffen beschäftigt. Das Interesse ist aber dann erlahmt, weil ab 1987 in Deutschland der künstliche Süßstoff Aspartam zugelassen wurde.«

»Später ging es dann ganz schnell.«

Kienle:»Als das US-Unternehmen Cargill zusammen mit Coca-Cola diese Unterlagen beigesteuert hat, kam es schließlich zu einer Zulassung.«

»Stevia ist ja nichts Neues, schon die Indianer in Paraguay kannten es.«

Kienle:»Man muss da unterscheiden zwischen der Pflanze selber und dem Süßstoff.«

»Die Pflanze ist so natürlich wie die Kartoffel.«

Kienle:»Die Kartoffel ist bei uns ein Grundnahrungsmittel seit 200 Jahren, und daher gibt es auch keine Probleme, dass hier gesundheitliche Bedenken auftreten könnten. Aber die Süßstoffe aus der Stevia-Pflanze sind ja als Zusatzstoffe eingestuft, und dazu braucht man eine Zulassung. Für die Pflanze im Übrigen auch, weil nicht nachweisbar ist, dass *Stevia rebaudiana* in nennenswertem Umfang von der paraguayischen Urbevölkerung genutzt wurde.«

»Und daher nicht gewiss ist, ob es auch nicht schadet.«

Kienle:»Bei so etwas Neuem, das süß schmeckt, was sehr attraktiv ist für den Verbraucher, muss ich schon genau hinschauen. So ein Produkt muss auch sicher sein, aus Gründen des vorbeugenden Verbraucherschutzes. Sonst kommt es sehr schnell in Verruf.«

»Und jetzt wird es zum Zucker des 21. Jahrhunderts?«

Kienle:»Ich glaube, dass der Mensch gern weiterhin süß isst, und da braucht er natürlich eine Alternative.«

»Wegen wachsender Kritik an Zucker und künstlichen Süßstoffen.«

Kienle: »Da eignet sich die Stevia-Pflanze, schon weil sie noch andere günstige Eigenschaften hat: Die Süßstoffe aus der Stevia-Pflanze sind kalorienarm, zahnfreundlich und diabetikerverträglich.«

»Also ist es gesünder als Zucker.«

Kienle: »Auf jeden Fall ist es eine gute Alternative zu Zucker, und deswegen wird es sich auch durchsetzen.«

Die Weltkarriere hat gerade begonnen. Danone hat schon einen Joghurt und ein Molkegetränk auf den Markt gebracht: DanVia (»Voller Geschmack braucht keinen extra Zucker«), es gibt einen Bauer Erdbeerjoghurt mit Stevia, es gibt Fritz-Kola Stevia, von Haribo Stevi-Lakritz und Lipton Ice Tea mit Stevia und einen Mövenpick-Caffè Freddo Colombia im Plastikbecher.

Als Pionier war die Andechser Bio-Molkerei vorgeprescht. Stevia kam ja eher aus der alternativen Szene, im Reformhausmilieu war es zunächst aufgetaucht, noch in der Illegalität, wurde als Badezusatz verkauft – wobei offen ist, ob die Kunden es dann bestimmungswidrig ins Müsli streuten. Als Pulver und Granulat war es dann auch in Internetshops und Ökosupermärkten erhältlich. In Stevia, verkündete einer der frühen Pioniere, das im Internethandel sehr agile Kräuterhaus Sanct Bernhard aus 73 342 Bad Ditzenbach, steckten »enorme Hoffnungen«.

Die Hoffnungen haben jetzt die Seite gewechselt. Und sie sind noch gewachsen. Es sind die großen Agrarkonzerne dieser Welt, die auf Stevia setzen, und die Nahrungskonzerne, allen voran der größte Softdrink-

Konzern der Welt: Coca-Cola, der mit dem US-Agro-konzern Cargill die Karriere des neuen Süßstoffes vorangetrieben hat (Markenname: Truvia®). Und sogar die Zuckerkonzerne sind mit dabei: die Südzucker-Tochter Beneo etwa hat Stevia im Programm. Und auch Tate & Lyle, der vom Zuckergeschäft abgespaltene britische Zusatzstoffkonzern (Markenname: Tasteva®).

Um die 800 Millionen Dollar pro Jahr soll der Umsatz schon liegen und jedes Jahr weiter steigen. Stevia ist nicht mehr das, was es einmal war. Aus der grünen Urwaldpflanze ist ein weißer Süßstoff geworden. Größer als je zuvor sind die Erwartungen. Er soll der neue, bedeutende Süßmacher sein, in ganz großem Stil soll er zum Einsatz kommen, in den wichtigsten Süßprodukten der Welt. Stevia steht für die Hoffnung, das süße Leben ins neue Jahrtausend zu retten. Der Zucker ist in Verruf geraten als Dickmacher und Krankmacher. Und die künstlichen Süßstoffe erst recht. Denen haftet noch dazu der Ruch des Chemischen an. Stevia könnte da die Alternative sein.

Stevia ist für seine große Aufgabe zurechtgemacht worden. Aus dem grünen Kraut wurde ein weißes Pulver, in großen Fabriken, mit den Mitteln der Chemie. Der Geschmack, der ein bisschen gelitten hat bei der Verwandlung, bis zur metallenen Bitternis, wurde geglättet nach allen Regeln der Kunst. Jetzt ist er schön süß. Das allein aber reicht heute nicht mehr. Es muss auch noch gesund sein und natürlich. Das vor allem. Die Menschen sind ja viel aufgeklärter als damals, als der Zucker begann, die Welt zu erobern, und kritischer auch.

Umso schwerer wird an der Aura gearbeitet, der Aura von Natürlichkeit, von Ursprünglichkeit, und natürlich

Unschädlichkeit. Dafür ist ihnen kein Aufwand zu groß, den PR-Strategen und Werbeagenten der Konzerne, um jene Aura zu erzeugen, für Truvia® zum Beispiel, so heißt der neue Süßstoff für die wichtigste Süßbrause der Welt, was ein pfiffiges Kunstwort ist aus dem englischen true, also wahr, und dem verkürzten Stevia: Das wahre Stevia soll es sein, das weiße Pulver von Cargill, dem größten Familienkonzern der Welt mit einem Jahresumsatz von 120 Milliarden Dollar, der den Süßstoff für Coca-Cola herstellt.

Bei der Markteinführung in London haben sie sogar ein tonnenschweres Gewässer, samt grünen Stevia-Gewächsen und kleinen Booten, auf ein Kaufhausdach gewuchtet, in der Oxford Street, der Shoppingmeile, damit sich die Konsumenten fühlen durften wie im Urwald, wo die ganze Geschichte begann, die jetzt für die Zukunft so wichtig wird.

Im Urwald, bei den Wasserfällen, da hatte ein Schweizer einst die neue Süße entdeckt, vor über 100 Jahren. Er war ein Naturwissenschaftler, aber auch ein Anarchist und Abenteurer: Moises Bertoni, geboren am 15. Juni 1857 in Lottigna bei Bellinzona im südschweizerischen Kanton Tessin. Studiert hatte er in Genf und Zürich, sich dort aber verliebt in Eugenia Rossetti, Studentin der Biochemie, die er nach einem Jahr heiratete. Einen Abschluss machte er nicht. Am 3. März 1884 verlässt er die Schweiz, zusammen mit seiner Frau, seiner Mutter, ihren Kindern und 40 Schweizer Bauern. Sie wollen eine Landkommune gründen, in Südamerika. Auf dem Dampfer »Nord Amerika« stechen sie in See. Am 30. März landen sie in der argentinischen Hauptstadt Buenos Aires. Doch aus dem anarchosozialistischen Projekt wurde nichts. Bertoni zog erst mal mit seiner Kleinfamilie weiter und ließ sich 1887 in Paraguay nieder, in der Nähe der berühmten Iguazu-Wasserfälle. Dort gründete er eine landwirtschaftliche Kolonie und benannte sie als traditionsbewusster Schweizer Anarchist nach dem eidgenössischen Nationalhelden Wilhelm Tell (Colonia Guillermo Tell).

Der Exilschweizer hatte sich von den Urwaldbewohnern einweihen lassen in ihre Geheimnisse, sprach mit Kräutersammlern und den Guarani-Indianern, die dort lebten. Sie erzählten ihm von einem Kraut, das sie Caa'-ehe nannten, oder Kaa'he-E, so genau ist die Schreibweise nicht überliefert, jedenfalls bedeutete es »süßes Kraut«, und sie nahmen es zum Süßen ihres Mate-Tees.

Bertoni wurde in seiner neuen Heimat bald el Sabio genannt, der Weise. Der Ort am Ufer des Paraná-Flusses, in einem 10 000 Hektar großen, von jenen Indianern bewohnten Stück Urwald, wird später nach ihm benannt (Puerto Bertoni), ebenso der Naturpark, in dem sein Wohnhaus lag (Monumento Científico Moisés S. Bertoni). Und natürlich die Pflanze, die er in Paraguay gefunden hatte, *Stevia rebaudiana* Bertoni. Sie ist eine sogenannte Kurztagspflanze. Das bedeutet, dass die Blüte erst im Herbst einsetzt, wenn die Tage kürzer werden. Sie gehört, botanisch betrachtet, zur Familie der Korbblütler. So begann die Geschichte.

Fast wäre die Korbblütlerin damals schon nach Europa exportiert worden: Erst begann das deutsche Reichsgesundheitsamt mit Experimenten; die kaiserliche Armee sollte mit Mate-Tee gestärkt werden, durch Stevia gesüßt. Doch das Projekt zerschlug sich, als der Erste Weltkrieg ausbrach, ebenso wie Versuche in Großbritannien im Zweiten Weltkrieg, wo Stevia als Zucker-Ersatzstoff aufgebaut werden sollte, weil wegen der deutschen U-Boot-Blockade Zucker knapp geworden war. Nach dem Krieg gab es wieder genug davon, und Stevia geriet in Vergessenheit.

Mittlerweile kommen 95 Prozent der Stevia-Produktion aus China, was den Japanern zu verdanken ist, die bei zwei Expeditionen in den Jahren 1968 und 1971 fast den gesamten Bestand in den Wäldern Paraguays ausgegraben und nach Japan geschafft hatten, dort wieder eingegraben, zunächst in Forschungsfeldern, später auf kommerziellen Plantagen. Stevias Karriere nahm nun Fahrt auf. Schon 1975 gab es die ersten Stevia-Produkte in Japans Supermärkten. Schließlich verlagerten die japanischen Stevia-Hersteller, darunter namhafte Großkonzerne wie Mitsubishi-Chemicals, den Anbau ins preisgünstige China.

Einem Erfolg in Europa stand damals der Umstand entgegen, dass die Süßpflanze aus dem Urwald und der daraus gewonnene Süßstoff als »neuartiges Lebensmittel« nach der sogenannten Novel-Food-Verordnung zugelassen werden mussten, was erst gelang, als sich US-Großkonzerne der Sache annahmen, vor allem Coca-Cola. Sie setzen große Hoffnungen auf den neuen Süßstoff mit dem Indianerimage. Die Hersteller der Süßgetränke stehen unter wachsendem Druck, seit das Süße in die Krise geraten ist. Nicht nur der Zucker, die Basis ihres Erfolges, ist in Misskredit, auch Fruktose, der Fruchtzucker, und erst recht die künstlichen Süßstoffe, die synthetisch hergestellt werden in großchemischen Anlagen.

Das zeigt der Fall des wichtigsten künstlichen Süßstoffes, Aspartam (E951). Bisheriger Höhepunkt seiner
Imagekrise war die öffentlichkeitswirksame Verbannung
aus den Eigenmarken eines britischen Supermarktkon-
zerns bei gleichzeitiger Verunglimpfung und Beleidigung
des Stoffes und der Gegenfeldzug des Herstellers, der
Genugtuung einfordert, und zwar vor Gericht.

Aspartam ist weit verbreitet in den Regalen von Supermärkten und Drogerieketten. Die Cola light macht er
süß, auch die zuckerfreien Varianten von Red Bull, des
Wrigley's Spearmint Kaugummis, viele Milchdrinks von
Müller, sogar die zuckerfreien Kräuterbonbons des
Schweizer Herstellers Ricola. In 9000 Produkten weltweit sorgt der Stoff für künstliche Süße. Aspartam ist
der erfolgreichste, aber auch der umstrittenste der künstlichen Süßstoffe. Seit langem weisen Wissenschaftler auf
Gefahren für die Gesundheit hin, auf Krebsrisiken, aber
auch auf Risiken fürs Gehirn, bei Schwangeren sogar auf
mögliche Gefahren fürs Baby. Schon bei der Zulassung
durch die amerikanischen Behörden hatte es haarsträu-
bende Ungereimtheiten gegeben, wie eine amtliche Untersuchung zutage förderte (siehe Hans-Ulrich Grimm:
»Die Ernährungslüge«). Die Hersteller störten sich daran
nicht weiter, denn es hatte keine geschäftlichen Folgen.
Sie beteuerten die Unschädlichkeit, die Behörden reagierten nicht, die Verbraucher schluckten die künstlichen Süßstoffe weiter, vor allem die Kinder, wegen der
Zähne, aber auch Frauen, die sich um ihre Figur sorgen.

Zumal die anderen chemischen Süßstoffe kaum besser
beleumundet sind. Immer wieder waren Entlastungsstu-
dien nötig, weil Krebsverdacht aufkam. Bei Acesulfam K

(E950) beispielsweise berichtete die industriekritische US-amerikanische Wissenschaftsorganisation Center for Science in the Public Interest (CSPI) über erbgutschädigende Wirkungen, die sich allerdings in anderen Untersuchungen nicht bestätigten. Cyclamat (E952) verschwand zeitweilig in den USA vom Markt, wurde 1969 dort verboten. Doch der Verdacht, Blasenkrebs zu erzeugen, gilt mittlerweile als widerlegt. Auch beim ältesten Süßstoff, Saccharin (E954), gab es Krebsverdacht. In Kanada wurde der Stoff 1977 verboten, zugleich durfte er in den USA nur mit Warnhinweisen verkauft werden. Saccharin hatte in großen Mengen bei Ratten Blasenkrebs verursacht, nach neueren Einschätzungen bestehe die Gefahr beim Menschen indessen nicht.

Auch bei Aspartam förderten Forscher immer neue Belege zutage für Krebsgefahren: Leukämie, Lungenkrebs, Lymphknotenkrebs, Leberkrebs. Und das teilweise bereits bei einer täglichen Dosis von 20 Milligramm Aspartam pro Kilogramm Körpergewicht – der Hälfte des in Europa gültigen Grenzwertes. Zuletzt hatte es auch noch Hinweise auf Frühgeburten gegeben und ein erhöhtes Krankheitsrisiko für Babys, wenn die Schwangeren Aspartam zu sich nehmen. Die Aufsichtsbehörden in den Ländern dieser Welt ließen sich von den wachsenden Bedenken nicht beeindrucken. Die europäische Lebensmittelsicherheitsbehörde EFSA sträubt sich seit Jahren, gegen den umstrittenen Süßstoff vorzugehen, mittlerweile auch zum Missfallen von EU-Parlamentariern und der Brüsseler EU-Spitzen. Kritiker führen das zögerliche Verhalten der EFSA auch auf das Wirken von industrienahen Experten dort zurück.

Nun aber ist eine ganz neue Gefechtssituation entstanden. Jetzt sind es nicht mehr Verbraucherschützer oder Wissenschaftler, die gegen den umstrittenen Süßstoff zu Felde ziehen. Es ist eine Supermarktkette, und auch noch die größte der Welt, jedenfalls ihre britischen Statthalter, und sie haben, und das ist ebenfalls neu, die süße Chemikalie auch noch öffentlich beleidigt. Sie nannten Aspartam »nasty«, was so viel bedeutet wie eklig, fies, scheußlich, unangenehm, widerlich. Das ist natürlich der Gipfel. Der Süßstoffhersteller ist stinksauer.

Der japanische Aspartamkonzern Ajinomoto hat Klage wegen Verleumdung und »bösartiger Lüge« erhoben gegen Asda Stores Limited, so heißt die Supermarktkette mit einem Jahresumsatz von 20 Milliarden Pfund (24 Milliarden Euro). Ihre Mutter, die amerikanische WalMart Group, hat gar einen Jahresumsatz von 450 Milliarden Dollar (340 Milliarden Euro). An Geld mangelte es also nicht, »die Taschen sind tief genug für teure Anwälte«, mutmaßte das Kunstnahrungsfachblatt *International Food Ingredients (IFI)*, für das der Kampf der beiden Giganten ein Vorgang ohne Beispiel ist: »Es gibt kaum Vergleichbares in der Welt der Zusatzstoffe.«

Zwar wurde der Streit dann doch noch friedlich beigelegt, Ajinomoto zog seine Klage zurück, nachdem die Chefs der Supermarktkette zugesagt hatten, die bösen Schmähungen nicht auf ihren Packungen zu verbreiten. Doch der Fall zeigt, dass das öffentliche Ansehen der künstlichen Süße auf einem Tiefpunkt angelangt ist.

Die bisherigen Angriffe hatte der Süßstoffkonzern leicht wegstecken können. Krebsgefahren, Hirnschäden – geschenkt. Da ging es stets um nachweisbare

Gesundheitsgefahren. Ein paar neue Gutachten und der Verdacht ist aus der Welt. Die Behörden sind zufrieden, und der Verkauf geht weiter. So ging das bisher. Jetzt aber kam der Angriff direkt aus dem Verkaufsraum. Und das noch unter großer Anteilnahme in der Fachwelt. Und: Es ging gar nicht um Fakten, die mit ein paar hilfsbereiten Professoren schnell hinwegzureden wären. Eklig oder nicht eklig, das ist nicht wahrheitsfähig. Aber es ist kaufentscheidend. Niemand will einen ekligen Zusatz in der Cola.

Bei dem Beleidigungsfall Aspartam steht auf der einen Seite die Sorge einer Supermarktkette um das Ansehen ihrer Produkte, das leiden könnte, wenn sie mit Zusätzen hergestellt werden, die in schlechtem Ruf stehen. Und auf der anderen Seite die Sorge des Aspartam-Herstellers, der Ruf seines Süßstoffes könnte noch weiter in den Schmutz gezogen werden. Denn die Vorwürfe summieren sich. Eklig. Krebserregend. Schädlich für Babys. Und, noch schlimmer: Womöglich nützt er gar nichts, jedenfalls nicht beim Abnehmen. Vielleicht wird man sogar noch dicker. Tatsächlich gab es wissenschaftliche Untersuchungen, die nachwiesen, dass Süßstoffe den Appetit noch fördern und die Kalorienzufuhr erhöht wird. Daher werden die Süßstoffe ja auch den Ferkeln gegeben, zugelassen unter der Rubrik »Aroma- und appetitanregende Stoffe«.

Wenn aber die Verbraucher solch einen Stoff trotz aller Kritik essen, dann tun sie das in erster Linie ihrer Figur zuliebe. Wenn sie aber von Schweinen hören, denen man Süßstoffe verabreicht, damit sie schneller zunehmen, dann erhöht das die Kaufmotivation nicht unbedingt.

Oder von Versuchsratten, die zunahmen. Eine Untersuchung der Purdue-Universität in der Stadt West Lafayette im US-Bundesstaat Indiana ergab, dass der Süßstoff Saccharin die körpereigenen Systeme zur Nahrungsverwertung irritiert und zu erhöhter Kalorienzufuhr führen kann. Die untersuchten Ratten legten dabei an Körpergewicht zu. Sie hatten zum Frühstück Joghurt bekommen, die eine Gruppe mit Glukose, die andere mit Saccharin. Die Folge war: Im weiteren Tagesverlauf fraß die Süßstoff-Fraktion mehr als die Zuckergruppe.

Vermutlich ist dieser Verdacht, wenn es um Image und Kaufbereitschaft geht, der schwerste. Krebs ginge ja noch, aber dick werden? So denken offenbar viele. Der amerikanische Arzt und Autor Mark Hyman schreibt:»Sie mögen Krebs auslösen oder nicht, aber die Beweise nehmen zu, dass sie eher zu Gewichtszunahme führen als zu Gewichtsverlust. Die Menschen, die regelmäßig Diätdrinks konsumieren, haben ein um 200 Prozent erhöhtes Risiko der Gewichtszunahme.« Eine Studie mit 400 Teilnehmern ergab überdies, dass jene, die zwei Lightdrinks am Tag tranken, fünfmal so schnell beim Bauchumfang zulegten wie jene, die keine Softdrinks tranken.

Es gab auch Studien, die keinen Zusammenhang zwischen Süßstoffen und Gewichtszunahme festgestellt haben. Aber viele davon waren von der Industrie gesponsert. So gibt es nur noch wenige, die sich trotz des ramponierten Rufs auf die Seite der Süßstoffe stellen möchten. Zu den letzten Getreuen gehört die Deutsche Gesellschaft für Ernährung (DGE):»Gefahren lauern nicht«, glaubt diese. Süßstoffe könnten zum Abnehmen»durchaus sinnvoll« sein.

Die Quartalsbilanzen rettet das nicht. Und als Basis für eine erfolgreiche Zukunft taugt es auch nicht. Da wäre ein neuer, unbelasteter Süßstoff natürlich etwas ganz anderes. Der Online-Dienst des Nachrichtenmagazins *Der Spiegel* deutete die Stevia-Karriere vor dem Hintergrund der geschäftlichen Krise der künstlichen Süßstoffe: »Mit klassischen Süßstoffen lässt sich kaum noch Geld verdienen«, konstatiert das Magazin. Die Imagekrise ist da nur einer von mehreren Aspekten. Die »Patente für viele künstliche Süßstoffe sind mittlerweile ausgelaufen, für Aspartam schon 1992, für Sucralose 2005. Außerdem wird der Markt von riesigen Mengen an Billigprodukten aus China überschwemmt. Die großen Player können nun nur noch wenig verdienen, das Interesse an Aspartam und Co. schwindet.« Kein Wunder, dass ein neuer Süßstoff da alle Hoffnungen auf sich zieht: »Wie durch ein Wunder wird Stevia auf einmal wieder interessant für sie.«

Agrarwissenschaftler Kienle gehört zu denen, die sozusagen den Boden bereitet haben für den Siegeszug des neuen Süßstoffs. Aber noch während er sich so intensiv mit der Pflanze beschäftigte, hat sich das Thema ganz langsam verändert auch hinsichtlich seiner ökonomischen Bedeutung. Er hatte sich ja als Agrarwissenschaftler mit der Pflanze beschäftigt, zunächst theoretisch, hatte Bücher gewälzt und erst mal nichts gefunden, außer dem Namen: *Stevia rebaudiana,* und der Angabe, es sei eine Pflanze mit vielen Blättern, und sie schmecke süß.

Kienle ist nach Paraguay gefahren, war im Landwirtschaftsministerium, sogar beim Minister. Er hat Pflanzen gekauft, ein Gesundheitszeugnis ausstellen lassen, alles in einen Karton verpackt, von Asunción nach Deutschland geschickt. Zwei Wochen waren die Pflanzen in Quarantäne. In Spanien hatte er einen Anbauversuch unternommen, bei Sevilla, darüber sogar seine Doktorarbeit geschrieben (»Einfluss von Bewässerung und Schnittfolge auf den Ertrag von *Stevia rebaudiana* in Südspanien«). Später hat er im Auftrag der Europäischen Union geforscht.

Doch unterdessen war die globale Erfolgsgeschichte schon angelaufen, wurde der Anbau verlagert, nach Asien, und ausgeweitet, und das Interesse verlagerte sich immer mehr von der grünen Pflanze auf den chemischen Prozess, um den Süßstoff zu gewinnen. Und als sich schließlich auch die Rechtslage veränderte, die neue Süße auch in Europa aus der Illegalität geholt wurde, da hatte sich die ganze Thematik gewandelt und auch der Charakter der neuen Süße, die ihn so in ihren Bann gezogen hatte. Und nicht nur ihn, auch viele Jünger aus der Reformhausbewegung. Doch jetzt war Stevia nicht mehr das Alternativprojekt, es war ein Objekt von kommerziellem Interesse geworden, Big Business, betrieben von Big Agro und Big Food. Die ganz großen Player auf dem Globus hatten sich des Gegenstandes angenommen und ihn in seiner Substanz verändert.

Kienle: »Die Stevia-Pflanze ist ja heute auch nicht mehr die originale Indianerpflanze. Mit der ursprünglichen Pflanze *Stevia rebaudiana* haben diese neuen Züchtungen nicht mehr sehr viel zu tun. Da gibt es eine Reihe ganz unterschiedlicher Varietäten, unterschiedlicher Züchtungen, das ursprüngliche Süßstoffmuster der Pflanze hat sich dadurch sehr stark verändert.«

»Es soll sogar schon Gen-Stevia geben.«

Kienle: »Meines Erachtens ist die gentechnische Veränderung von *Stevia rebaudiana* ein relativ altes Thema, das von den Japanern angepackt wurde. Aber auch andere haben sich damit befasst, auch in Europa, zum Beispiel beschrieben in einer Publikation aus dem Jahr 2001. Typisch für genmanipulierte Stevia-Pflanzen soll ihre Kleinwüchsigkeit sein. Es gibt verschiedene Patentschriften, die Genmanipulationen beschreiben, sehr detailliert.«

»Mit möglicherweise gesundheitlichen Folgen.«

Kienle: »Man weiß natürlich nicht genau, ob tatsächlich alle Pflanzen, die hier so angeboten werden, oder Produkte daraus, zum Beispiel getrocknete Blätter, die man als Badezusatz verkauft, ob das alles so ohne weiteres unbedenklich ist. Man hat, zumindest ist dies in der Literatur beschrieben, bei Produkten aus Indien auch sogenannte Alkaloide festgestellt, die zweifellos giftig sind. Wie diese in die *Stevia rebaudiana* als Inhaltsstoff reinkommen, bleibt zunächst mal ein Rätsel.«

»Es gab auch Befürchtungen, es könnte wirken wie eine Antibabypille …«

Kienle: »Ja, vor 40 Jahren, da gab es Untersuchungen, die das belegt haben wollen. Aber es gibt auch andere Untersuchungen, die zeigen ganz klar, dass das unbegründet war.«

»Also alles im grünen Bereich?«

Kienle: »Es gibt eine Reihe von Verbindungen, die bei der Herstellung der Steviolglykoside entstehen können, und bei manchen von denen weiß man, dass sie pharmakologische Eigenschaften haben.«

»Wie eine Arznei wirken?«

Kienle: »Ja, zum Beispiel den Blutdruck senken können. Bei dem, was jetzt als Süßstoffpulver auf dem Markt
ist, gibt es diesen Effekt aber nicht, bei Einhaltung der
erlaubten täglichen Höchstmenge, die sehr niedrig ist.«

»Stevia-Süßstoff ist also völlig unbedenklich?«

Kienle: »Auf die Menge kommt es an. Es gilt der alte
Spruch von Paracelsus: Die Dosis macht das Gift. Und da
leider die Tests nur mit sehr geringer Dosis angestellt
worden sind, darf es auch nur in geringen Mengen eingesetzt werden. Da müsste man neue Tests machen, mit
größeren Mengen.«

»Die Indianer in Paraguay hatten auch keine Tests.«

Kienle: »Die hatten auch die Urwaldpflanze und keinen isolierten Süßstoff. Die Süßstoffe werden ja aus der
Pflanze herausgeholt, mit einem sehr komplexen chemischen Verfahren gereinigt, und alles, was geschmacklich
stört und farblich stört, wird rausgenommen, und am
Ende bleibt ein weißes Pulver übrig.«

»Die grüne Pflanze ist verschwunden.«

Kienle: »Es gibt keine ernährungsphysiologisch wirksa-
men Bestandteile mehr, wenn das Herstellungsverfahren
abgeschlossen ist. Es ist nichts anders als ein süß schme-
ckender Lebensmittelzusatzstoff, der zu 95 Prozent aus
den Steviolglykosiden bestehen muss, den süß schme-
ckenden Substanzen aus der Pflanze.«

»Und der Rest?«

Kienle: »Die übrigen fünf Prozent sind andere Stoffe,
die nach dem, was bisher publiziert ist, nicht bekannt
sind.«

Aus der Urwaldpflanze ist ein Süßstoff geworden, mit

ganz neuen Wesenseigenschaften, in einem Prozess, der nicht gerade naturwüchsig abläuft. Es ist ein »komplexes chemisches Verfahren«, wie Kienle sagt, in dem das weiße Pulver entsteht, dabei sind viele Chemikalien im Spiel, die ihre Spuren hinterlassen können: Erst werden die Blätter getrocknet, dann eingeweicht und ausgelaugt (Mazeration). Der dadurch entstandene Rohsaft wird mittels einer sogenannten Fällungsreaktion gereinigt, mit größeren Mengen von Metallsalzen (zum Beispiel Aluminiumhydroxid). Bei einer Tonne Stevia-Blätter kommen bis zu 86 Kilo Aluminiumsalze zum Einsatz. Die Salze müssen natürlich, da giftig, wieder raus, mit sogenannten Ionenaustauscherharzen. Und damit es schön weiß wird, kommen sogenannte Absorberharze ins Spiel, die sozusagen die Farbe aufsaugen. Der letzte Schritt ist die Kristallisierung, in mehreren Schritten, mit Alkoholen wie Methanol und Ethanol.

Die Prozedur hat nicht nur zur Folge, dass unbekannte Reststoffe eingearbeitet werden. Sie führt auch dazu, dass die gewonnenen weißen Kristalle nicht rein und süß schmecken, sondern ein bisschen metallisch, leicht bitter. Dann muss das Pulver weiter durch die Mühlen der Chemie. Der Holzmindener Aromenhersteller Symrise entwickelte schon ein chemisches »Maskierungssystem«, das »unangenehme Nebengeschmäcker« von Stevia kaschieren und »seine Süßkraft verstärken« soll. Tate & Lyle, der britische Zusatzstoff-Konzern, hat bei seinem neuen Stevia-Produkt Tasteva® die bitteren Geschmacksnoten ebenfalls eliminiert. Und der französische Zuckerkonzern Tereos hat ein ganz neues Produkt geschaffen, das den unangenehmen Beigeschmack bei Stevia »maskie-

ren« soll: »Actilight®«, sogenannte Fructooligosaccharide. Den Testessern hat es offenbar gut geschmeckt. Bei
jenen 30 bis 40 Prozent der Bevölkerung allerdings,
die an der Fruchtzuckeraufnahmestörung (Fruktosemalabsorption) leiden, könnte es für ein unangenehmes
Rumoren im Verdauungstrakt sorgen, wenn sich die Bakterien über Actilight hermachen, die solche Sachen gern
verputzen.

Stevia, in seiner neuen Existenzform als süßer Hoff-
nungsträger für Big Food, ist angekommen in der industriellen Parallelwelt, in der die Früchte der Natur verändert und verwandelt werden, so lange, bis der menschliche Körper mit Irritation und Abwehr reagiert. Das
weiße Pulver, in das die Chemiker die Stevia-Pflanze
überführt haben, hat ganz andere Eigenschaften als die
grüne Urwaldpflanze und ganz andere Wirkungen auf
den menschlichen Körper. Es ist ein Zuckerersatzstoff,
ein Süßstoff mit der E-Nummer 960. Und jetzt geht es
ihm auch nicht besser als den anderen Süßstoffen mit
den E-Nummern. Jetzt kommen wieder die üblichen
Verdächtigungen auf.

So wurde gegen Stevia schon 1991 in den USA ein
Importverbot erlassen – wegen Krebsverdachts. Neue
Studien brachten Entlastung. 1995 schließlich wurde es
von der US-Lebensmittelbehörde Food and Drug Ad-
ministration (FDA) als Nahrungsergänzungsmittel zugelassen – aber nicht als Süßstoff. Erst 2008 bekam der
Süßstoff das Prädikat »GRAS«: »generally recognized as
safe«, etwa: »im Allgemeinen als sicher angesehen«. Das
gilt zwar als amtliches Attest, beruht allerdings eher auf
einer Selbsteinstufung des Herstellers. Bei dieser Form

der Verleihung des GRAS-Prädikats muss der Antragsteller nur ein Dossier zusammenstellen, mit dem er die Sicherheit des Stoffes feststellt. Die Lebensmittelbehörde FDA muss sich innerhalb von 90 Tagen entscheiden, ob sie dem zustimmen will, und dann den sogenannten »No Objection Letter« (etwa: Keine-Einwände-Brief) verschicken. Am 18. Dezember 2008 hat die FDA den »No Objection Letter« für Steviolglykoside ausgestellt. Kritikern gilt dies als GRAS-Prädikat zweiter Klasse, weil es auf diesem vereinfachten Verfahren beruht. Das verbrauchernahe amerikanische Zentrum für Wissenschaft im öffentlichen Interesse (Center for the Science in the Public Interest, CSPI) protestierte daher, weil die üblichen Verfahren für die Zulassung eines Lebensmittelzusatzstoffes im Falle des Stevia-Süßstoffes nicht eingehalten worden seien. Eine Überprüfung durch Toxikologen der Universität von Kalifornien in Los Angeles (UCLA) im Auftrag des CSPI ergab wiederum – Krebsverdacht. Allerdings nur bei einem bestimmten Süßstoff aus der Stevia-Pflanze und auch nur im Reagenzglas und bei Tierversuchen.

Die Kinderärztin Natalie Digate Muth vom Mattel-Kinderhospital an der Universität von Kalifornien in Los Angeles rückt die Stevia-Süßstoffe schon in eine Reihe mit den künstlichen Süßstoffen. Obwohl Stevia »wahrscheinlich so sicher ist wie künstliche Süßstoffe (oder sogar mehr)« gebe es »nur wenige Langzeitstudien, die seine Auswirkungen auf die Gesundheit des Menschen dokumentieren«. So sei die Ungefährlichkeit keineswegs sicher, es sei sogar »möglich, dass Stevia in größeren Mengen schädliche Effekte haben kann«.

Selbst in Japan, wo Stevia schon seit den 1970er Jahren zugelassen ist, gab es zwar mehr als 40 000 klinische Studien, allerdings ebenfalls keine über die Auswirkungen von dauerhaftem Konsum des Stevia-Süßstoffs. So beschränkte sich auch die Zulassung der Europäischen Behörde für Lebensmittelsicherheit (EFSA) nur auf relativ niedrige Höchstmengen. Die EFSA-Experten hatten zwar keine Hinweise auf gesundheitliche Schäden festgestellt. Die sogenannten Steviolglykoside, die süßen Wirkstoffe, seien weder krebserregend, noch wirkten sie sich negativ auf die Fortpflanzungsorgane oder das ungeborene Kind aus. Sie seien auch nicht genotoxisch – schädigten also nicht das menschliche Erbgut.

Auch allergische Reaktionen seien unwahrscheinlich, wenngleich es einen einzigen Bericht über einen allergischen (anaphylaktischen) Schock gegeben habe. In der langen »Geschichte des Gebrauchs als Lebensmittelzusatz« seien ansonsten keine derartigen Reaktionen auf Stevia dokumentiert worden. Die EFSA-Wissenschaftler wollten ihre Unbedenklichkeitserklärung allerdings nur für eine relativ geringe Tagesdosis abgeben. Für höhere Stevia-Dosen ist die Unschädlichkeit bisher nicht nachgewiesen worden. Die japanischen Wissenschaftler, auf die sich die EFSA-Experten stützten, hatten ein Krebsrisiko durch die süßen Substanzen, die auch kurz Stevioside genannt werden, nur bis zu einem Gehalt von fünf Prozent an der täglichen Nahrung ausgeschlossen. Bei der höchsten Steviosid-Dosis zeigte sich in Untersuchungen mit Versuchstieren ein »signifikanter Rückgang in der Überlebensrate«, was vielleicht als Warnsignal gelten könnte.

So äußerte die deutsche Stiftung Warentest auch

»Bedenken wegen Überdosierung«. Aus Verbrauchersicht, so die Organisation, sei die Zulassung kritisch zu sehen. Es bestehe laut EU-Kommission die Gefahr einer Überdosierung insbesondere für Kinder und Erwachsene, die »viele gesüßte Softdrinks trinken«. Diese könnten »schnell die von der EFSA empfohlene Tagesdosis von 4 Milligramm Stevia pro Kilogramm Körpergewicht überschreiten«.

Wenn Teenager also, wie in den USA üblich, zehn Prozent ihrer täglichen Nahrungsmenge in Form von Softdrinks aufnehmen möchten, liegen sie schon oberhalb des Limits.

So könnte die gerade beginnende Karriere des neuen Süßstoffs ganz schnell wieder gebremst werden. Sogar ihr wichtigstes Imagemerkmal könnte die Süße, die aus dem Urwald kam, verlieren: die Natürlichkeit. Denn immer mehr Länder verbieten den Begriff »natürlich« für den chemisch hergestellten Süßstoff. Belgien hat etwa bestimmt, dass Begriffe wie »natürlich gesüßt« oder »natürlicher Süßgeschmack« für das Stevia-Pulver verboten sind. Auch das Schweizer Bundesamt für Gesundheit (BAG) hat verfügt, dass Begriffe wie »mit natürlicher Süße« oder »mit natürlichen Zutaten gesüßt« in Verbindung mit dem Süßstoff E960 als »täuschend anzusehen« seien.

Und Österreich hat Leitlinien für die Kennzeichnung erlassen, nach denen Begriffe wie »natürlich gesüßt« oder »mit natürlichem Süßungsmittel« bei E960 »irreführend« seien, ebenso die Formulierungen »mit natürlicher Süße« oder sogar »mit Stevia / extrakt«. Selbst die »Süße aus Stevia« wird nicht erlaubt. Nicht einmal eine schöne

Abbildung der Stevia-Pflanze soll es geben dürfen, denn dadurch könnte ja der Eindruck entstehen, es werde die Pflanze selbst als Süßungsmittel verwendet, wo es doch nur das weiße Pulver ist. Erlaubt wird mithin die Angabe der chemischen Bezeichnungen: »mit Steviolglykosiden« oder »mit Rebaudiosid A«, wie der gebräuchlichste der verschiedenen Stevia-Zusätze korrekterweise heißt. Zulässig sei auch »mit Süßungsmittel aus Stevia« oder »mit Steviolglykosiden aus pflanzlicher Quelle«. Und obligatorisch ist: »Süßstoff Steviolglykoside« oder »Süßstoff E960«.

»Steviolglykoside«, das klinge nicht unbedingt »nach dem hübschesten Zusatz« auf der Zutatenliste, meinte Matt Incles, Manager beim britischen Nahrungsforschungsinstitut Leatherhead: »Die Verbraucher rufen nicht direkt nach Stevia, sie suchen nach natürlichen Alternativen«, aber »Stevia ist nicht unbedingt das Produkt, das für die Konsumenten am natürlichsten klingt«, auch wenn es das vielleicht sein sollte. Nach einer Leatherhead-Studie wollen nur drei Prozent der Konsumenten mehr Stevia in den Produkten – aber neun Prozent weniger davon.

Die neuen Vorschriften »konterkarieren das ökologisch-alternative Image von Stevia«, schmollte das Zentralorgan der Supermärkte, die deutsche *Lebensmittelzeitung:* »Die von vielen Herstellern erhoffte Auslobung als natürlicher Süßstoff ist danach nur sehr eingeschränkt möglich.« Rein juristisch geht das in Ordnung, meinte der Gummersbacher Lebensmittelrechtler Markus Grube. Er hält die neuen Vorschriften für »sachgerecht«. Es handle sich schließlich um »Hightech-Produkte«. Und

schon prophezeit die *Lebensmittelzeitung,* spürbar er-
nüchtert: »Die Erfolgsaussichten dieses Hightech-Pro-
duktes scheinen danach jedoch limitiert.«

Dabei sah es schon so aus, als ob die alte Indianerpflanze jetzt, dank der großen Konzerne, den Durchbruch
geschafft hätte. Viele hatten ja gehofft, dadurch werde
das Süßkraut endlich seinen Weg in europäische Wohn-
küchen finden. Doch Coca-Cola und die anderen Konzerne wollten ja kein grünes Kraut in ihren Produkten,
sondern einen neuen Süßstoff und von der Urwaldpflanze nur das Image transferieren. Legalisiert wurde ja auch
nur das weiße Pulver, der Süßstoff E960.

Eigentlich, fand der *Spiegel,* war das eine »geniale Idee«
der Konzernstrategen: »Man gewinnt einen der Stevia-
Süßstoffe, Rebaudiosid A, auf chemischem Weg und meldet auf diese Methode sowie auf die chemisch behandelten
Substanzen eine Reihe von Patenten an.« So könnten sie
»Millionen mit den neuen patentierten Süßstoffen verdienen«. Denn nur »der chemisch gewonnene Bestandteil«
wurde zugelassen: »Die reine Pflanze bleibt als Lebensmittel verboten.« Die linke *Tageszeitung* empörte sich: »Somit wird einer Selbstversorgung der Bürger ein Riegel vor-
geschoben, um den Konzernen ihre Rendite zu sichern.«

Jetzt ist zwar das echte Pflänzchen überall erhältlich,
auf den Wochenmärkten, im Internetversand. Aber gegessen werden dürfen die grünen Blätter nicht. Sie eig-
nen sich zwar prima für Müsli, sogar für Kuchen, manche
Köche bekennen sich sogar öffentlich zur Nutzung. Experte Kienle natürlich nicht. Zumal für die von ihm favo-
risierten Einsatzgebiete das Pulver oft ohnehin besser
geeignet sei, etwa für Marmelade:

Kienle:»Für Marmelade ist das Pulver vorteilhafter, das Steviolglykosid.«

»Aber es hat nicht die gleichen Eigenschaften wie der Zucker?«

Kienle:»Das ist schon richtig. Man kommt ohne Geliermittel nicht aus. Und dann muss auch noch eine Mindestmenge an Zucker rein.«

»Und wenn Sie einen Rhabarberkuchen machen, wenn Tante Erna kommt am Wochenende?«

Kienle:»Tante Erna mag keinen Rhabarberkuchen. Was ich mache, ist eigentlich nur Weihnachtsgebäck.«

»Aber dafür braucht man doch auch Zucker.«

Kienle:»Der Zucker wird ersetzt. Wenn Sie die gleiche Masse haben wollen, müssen Sie halt mehr Mehl reintun und im Verhältnis dann die anderen Zutaten, und die Süße kommt durch die Steviolglykoside.«

»Da haben Sie auch keine Gesundheitsbedenken?«

Kienle:»Nein. Die Gefahr besteht dann, wenn Sie alle Lebensmittel im Rahmen des gesetzlich Möglichen damit süßen. Wenn Sie Limonade trinken und Ihren Kaffee oder Tee süßen, da ist das dann irgendwann von der Menge her ein Problem. Aber nicht, wenn Sie mal ein Apfelkompott damit machen oder Marmelade oder den Fruchtquark süßen. So wenig, wie ich das nutze, ist das belanglos.«

»Sie meinen, es muss auch nicht alles so süß sein.«

Kienle:»Das ist natürlich eine Frage des privaten Geschmacks. Ich persönlich esse wenig süß. So ein Gläschen Haushaltssüße mit Steviolglykosiden reicht mir ein Jahr.«

»Die Japaner wollen ja auch nicht alles so süß haben.«

Kienle:»Der traditionelle japanische Nachtisch, der

schmeckt überhaupt nicht süß. Ich hab auch mal mit Hilfe einer netten Japanerin in einem Supermarkt nach Produkten gesucht, in denen diese Steviolglykoside drin sind. Und hab da so einen Fruchtquark entdeckt, den probiert, und das war also ein Hauch von süß. Ganz leicht süß. Das kann man mit unseren Verzehrgewohnheiten in Europa nicht vergleichen.«

Bei den Pionieren in Japan hielt sich daher auch der Drang nach der neuen Süße in Grenzen. Nur für ganz kurze Zeit waren Steviolglykoside dort der meistgenutzte Süßstoff. Ohnehin verwenden nur 13 Prozent der Japaner überhaupt Süßstoffe. Sie essen dort auch nur 20 Kilo Zucker pro Kopf und Jahr. Knapp halb so viel wie die Deutschen, 44 Prozent des Schweizer Jahresverbrauchs. In Japan, wie allgemein in Asien, herrscht eine andere Süßkultur.

Auch bei den Indianern im Urwald Paraguays war die Pflanze ja nicht das Grundnahrungsmittel. Sie wurde nicht einmal landwirtschaftlich angebaut, und der Schweizer Moises Bertoni musste nach eigener Auskunft lange nach der Wildpflanze im Urwald suchen, weil sie »sehr selten geworden war«, wie Bertoni berichtete. Zwar hatten Kräutersammler und Indianer davon berichtet: »Aber ich konnte keine Pflanze bekommen.«

Offenbar kannten die Indianer kein dringendes Verlangen nach Süßem. Das süße Kraut wuchs im Urwald, und die Indianer ignorierten es weithin. So war es ja auch beim Zucker: In der Südsee, in Indien und China gab es zwar das Zuckerrohr, aber offenbar kein gesteigertes Verlangen danach. Erst die Europäer schufen die massenhafte Lust auf Süßes.

Und die scheint jetzt langsam wieder abzuklingen. Bei der Umfrage der britischen Leatherhead-Forscher sagten schon 52 Prozent, sie wollten weniger Zucker haben, und 62 Prozent sogar, sie wollten weniger Süßstoffe.

Vielleicht hat das Zeitalter des Süßen seine Blütezeit schon hinter sich. Eine Mehrheit will jetzt weniger Süßes. Was ja ganz vernünftig ist. Offenbar, darauf deuten viele Studien hin, ist es nicht nur der Zucker, der dem Körper schadet, sondern der ganze »Süßmodus«, in dem die Menschen leben. Und davon wollen sie sich in wachsender Zahl verabschieden.

Wer einmal einen Blick auf die Schattenseiten des süßen Lebens geworfen hat, lässt jetzt lieber mal einen Teelöffel Zucker weg. Und fühlt sich wohler, das berichten jene, die den Schritt getan haben. Sogar die Kinder – Überraschung! – leben ohne Süßes auf. Sie können, so wird berichtet, wieder unbeschwert lachen. Die Kilos schwinden sowieso.

Vor allem jene, die durch das süße Leben krank geworden sind, wenden sich natürlich erst recht mit Freuden davon ab. Vor allem, wenn die Prognose zuvor ganz düster war. Und sie merken, wie es ihnen ganz schnell bessergeht.

10. Von Natur aus gut

Weniger ist mehr:
die neuen Wege zum süßen Genuss

*Auch der Krebs liebt Zucker / Immer mehr Menschen
wollen immer weniger Zucker / Pilotprojekt im Schwarzwald:
keine Süßigkeiten, keine Karies / Getränkepolitik made in USA:
der Krieg gegen die Softdrinks / Echtes Essen essen /
Butter bremst Blutzucker, und auch der Wein
hält ihn in Schach / Was wäre Weihnachten
ohne Plätzchen! / Und dann und wann ein Eis*

Für sie ist es leicht, um den Zucker einen großen Bogen zu machen, sie hat ein starkes Motiv: die Sorge
um das eigene Leben. Sie sieht kräftig aus, sportlich, sie
trägt Jeans, einen hellblauen Rollkragenpullover, eine
schwarze Weste. Die Markierungen an ihrem Oberkörper, in Schulternähe, sieht man erst am Abend im Hallen-
bad. Heute früh hatte sie wieder Bestrahlung. Jetzt ist
Training. Es ist eine moderne Schwimmhalle, mit großer
Glasfront. Rockmusik läuft, weiter hinten üben Jugendliche Wasserball, planschen Kinder. Immer wieder mal
ertönt ein Pfiff.

Es geht los mit Kraulen. »Keine Pause«, sagt Peter, der
Trainer, und lobt: »Sie hat ein sehr gutes Wassergefühl.
Sie kommt viermal die Woche, das merkt man schon.«

Lucy Kunz stammt aus Amerika, hat Kunstgeschichte studiert, ihren Mann hat sie in München kennengelernt, bei einer Ausstellung. Roland Kunz ist Firmenbetreuer bei der Hypo Vereinsbank, sie haben drei Söhne. Vor fast zehn Jahren hat sie die Diagnose bekommen. Eigentlich sind die Prognosen sehr schlecht, bei dieser Art von Krebs. Eigentlich müsste sie seit sieben Jahren tot sein, sagt einer ihrer Freunde aus der Schwimmergruppe. Auch er glaubt, dass es ihr so gutgeht und sie noch so fit ist, liegt daran, dass sie keinen Zucker mehr zu sich nimmt. Sie ist sogar so fit, dass sie in ihrer Wettkampfkategorie und Altersklasse Medaillen gewinnt, und zwar viele. Diese sind fein säuberlich aufgereiht, im Arbeitszimmer unter der Dachschräge.

Ihre persönliche Bilanz:
120 Medaillen
4-mal Weltmeister
2-mal Vizeweltmeister
38-mal Bayerischer Meister
14 Operationen
191 Tage Chemotherapie

Die Krankheit wurde bemerkt, weil Lucy Schmerzen hatte. Die Ärzte stellten fest, dass die Tumormarker erhöht waren und schnell weiter stiegen. Es wurde gleich operiert. Befallen waren damals nur die Eierstöcke. Keine Metastasen. Ein Jahr später, Lucy Kunz lag auf dem Rasen bei einem Schwimmwettbewerb, da spürte sie etwas am Oberkörper, unterhalb der Schulter. Sie zeigt die Stelle. »So groß wie eine Papaya.« Statistisch liegt die Überlebensrate in Fällen wie ihrem bei wenigen Jahren. »Meine Cousine ist an Eierstockkrebs gestorben. Sie hat nicht mehr als fünf Jahre gelebt.« Bis jetzt hält sie den Krebs in Schach, indem sie ihm seine Lieblingsspeise vorenthält, den Zucker. Sie weiß:»Wenn ich einen Kuchen oder ein Eis esse, dann füttere ich damit die Krebszellen.« Ihr Mann macht jetzt auch mit, wenngleich nicht so streng. Er ist ja gesund.

Es war ein Glück für Lucy, dass sie von dieser Methode erfahren hat, an der ganz in der Nähe eine junge Wissenschaftlerin arbeitet: Ulrike Kämmerer, Professorin an der Universität Würzburg. Sie forscht über Krebs, und sie will das Übel an der Wurzel packen. Pro Jahr erkranken 400 000 Menschen allein in Deutschland an Krebs. Krebs wird bald zur Todesursache Nummer eins. Und die Medizin ist in einer Sackgasse, die neuen Medikamente werden immer teurer, das Medikament Avastin von Roche beispielsweise kostet 55 000 Euro jährlich, für jeden einzelnen Patienten. Dem Pharmakonzern bringt allein dieses Medikament 4,4 Milliarden ein, Jahr für Jahr. Den Menschen aber bringen solche Medikamente eher wenig, die Lebenszeit werde »um gerade mal vier bis acht Wochen verlängert«, klagte die *Frankfurter Allgemeine Zeitung.* Und das bei schwersten Nebenwirkungen.»Die Krebsmedizin könnte schon bald das System sprengen«, prophezeite das Blatt.

Ulrike Kämmerer, die Krebsforscherin aus Würzburg, hat wissenschaftliche Artikel veröffentlicht, auch ein Buch, in dem sie ihre Erkenntnisse zusammenfasst: »Krebszellen lieben Zucker«. Von ihrem Turmzimmer in der Würzburger Universitätsklinik hat sie eine schöne Aussicht über die Stadt. Der Computer steht auf dem Schreibtisch vor dem Fenster. Blumen, Zimmerpflan-

zen, Regale voller Bücher, ein Rucksack liegt auf dem
Boden.

»Wir brauchen keine Kohlenhydrate«, sagt Frau Kämmerer, streift sich einen blauen Kittel über und Handschuhe. Sie geht Krebszellen füttern, ins Labor, im Stockwerk darunter. An der Tür steht: »Genlabor Sicherheitsstufe 1 Bio II«. Fünf Zimmer voller Kühlschränke,
Brutschränke, Mikroskope, Computer. An den Wänden
hängen Fotos von Bergen und Seen. Sie setzt sich vor ein
Labormöbel, nimmt eine Plastikflasche in die Hand. Darin eine Flüssigkeit, leicht pink gefärbt, mit rotem Verschluss. Eine sogenannte Zellkulturflasche, mit Eierstockkrebszellen. Etwa 2,5 Millionen von ihnen wachsen in
der Flasche. »Tumorzellen wachsen unbegrenzt, immer
wenn die Fasche voll ist, müssen wir sie trennen.«

»Wie lange brauchen sie, um sich zu verdoppeln?«
Kämmerer: »24 Stunden. Manche haben Verdoppelungszeiten, die sind noch kürzer. Deswegen ist Eierstockkrebs so aggressiv. Das hängt auch von den Fütterungsbedingungen ab.«

Sie geht zum Kühlschrank, Marke Liebherr, und holt
das Futter. Verschiedene Plastikflaschen schimmern im
weißen Kühlschranklicht. Sie nimmt eine orangerote Flasche heraus, mit dem Futter für die Krebszellen.

Sie spritzt das Futter mit der Accu-Jet-Glaspipette,
einer Art Labor-Pistole, in die Flasche mit den Krebszellen. Dann geht sie zum Mikroskop. In der Vergrößerung
sind die Krebszellen gut zu sehen, lauter Punkte, wie kleine Klümpchen. »Wir können sehen, wie die in Abhängigkeit vom Zucker wachsen. Mit viel Zucker wachsen alle
Krebszellen gut. Zucker erhöht den Blutzuckerspiegel,

und ein hoher Blutzuckerspiegel fördert Krebs. Das ist evidenzbasiert, das weiß man.«

Die Professorin aus Würzburg gehört zu der wachsenden Zahl von Wissenschaftlern, die im Kampf gegen die großen Krankheiten des 21. Jahrhunderts neue Wege gehen wollen. Und die Einschränkung des Zuckerverzehrs gehört jetzt zu den neuen, erfolgversprechenden Methoden. Kollegen an der Universität Frankfurt forschen ebenfalls zum Thema Zucker, andere Kohlenhydrate und Krebs, auch in Israel und den USA, an der Universität von Iowa, am Albert Einstein College of Medicine in New York, am Boston College im Staat Illinois. Wissenschaftler der Universität von Kalifornien in Los Angeles haben herausgefunden, dass Krebszellen sogar eine eigene Schnittstelle für raffinierten Zucker haben.

Und es geht nicht nur um Krebs, bei dem in den nächsten 20 Jahren weltweit mit einer Verdreifachung der Kranken zu rechnen ist. »Auch die Lawine an Demenzpatienten und Diabetikern ist gar nicht mehr aufzuhalten«, prophezeit die *Frankfurter Allgemeine Zeitung.* Auch da kann es helfen, den Zucker zu streichen. Der US-Ernährungswissenschaftler Bruce Fife berichtet von Erfolgen bei Demenzkranken. Bei der Zuckerkrankheit Diabetes verschwinden die Symptome sogar schon nach einer Woche, jedenfalls im frühen Stadium, wie die Studie von der Universität im britischen Newcastle ergeben hatte, die weltweit für Aufsehen sorgte. Der ehemalige Journalist und Manager Hans Lauber hatte über nachhaltige Erfolge mit seiner eigenen Methode schon in einem Buch berichtet, »Fit wie ein Diabetiker«.

Für Zuckersüchtige ist das ohnehin der einzige Ausweg. Judith aus Düsseldorf, die eine Selbsthilfegruppe gegründet hatte, hat sich einen neuen »Leitsatz fürs Leben« gegeben: »Zucker ist nicht die Lösung, sondern das Problem.« Sie isst jetzt gar keinen Zucker mehr und nichts, was Zucker enthält oder künstlich gesüßt ist. Und sie fühle sich wohl dabei, wesentlich ruhiger und ausgeglichener, auch selbstbewusster, arbeite wieder mit Elan und Spaß, habe wieder ein gesundes Hungergefühl, genieße gutes Essen, nehme sogar ab dabei: »Und die Kilos purzeln nur so.« Wenn der Zucker wegbleibt, verschwindet auch der Speck in der Körpermitte, sagt Professor Robert Lustig: »Wir wollen beweisen: Wenn man den Zucker aus der Nahrungskette nimmt, beseitigt man das Übergewicht.«

Der Mensch braucht Zucker, aber kein Mensch braucht jenes weiße Pulver, das in der Natur nicht vorkommt, aber im Laufe der Geschichte mit großem Aufwand in die menschliche Ernährung eingespeist wurde. Das weiße Pulver nützt nichts, schadet eher, also kann es auch wieder verschwinden. Und eine wachsende Zahl von Menschen will auch mit weniger Süßem leben, wie die Forscher vom britischen Leatherhead-Institut herausgefunden haben. Vielleicht beginnt jetzt, nach Jahrhunderten, der Anfang vom Ende des Zuckerzeitalters?

Alles, was von Menschen gemacht ist, können die Menschen auch wieder verschwinden lassen. So weit, so einfach. Doch ganz so einfach ist es auch wieder nicht. Es gibt natürlich Widerstände. Die vielen, die vom Zucker profitieren, wollen davon verständlicherweise nicht lassen. Sie werden das Feld nicht kampflos räumen.

Es gibt auch innere Widerstände. Es wäre ja schade,

wenn es plötzlich keinen Erdbeerkuchen mehr gäbe, keine Schokolade, keine Marzipantörtchen, kein Eis. Es ist eine sehr radikale Lösung: tatsächlich jeglichen Zucker wegzulassen und womöglich alle anderen Kohlenhydrate dazu. Aber offenbar der einzige Ausweg für jene, bei denen das Leiden an den Folgen weit größer ist als der mögliche Genuss. Doch auch immer mehr Gesunde entscheiden sich für weniger Zucker. Jeder, der sich damit beschäftigt hat, zieht seine Konsequenzen. Natürlich auch in der Hoffnung, damit vielleicht künftigen Krankheiten aus dem Weg zu gehen. Und weil die Pfunde purzeln. Aber auch, weil es wieder sensibler macht für Geschmacksnuancen, weil es das Wohlbefinden steigert. Und das Süße muss ja nicht gleich ganz verbannt werden. Sie wollen nur bewusster genießen. Um aber den Genuss wieder zu erleben, muss der Zwang gebrochen werden. Es geht um die Selbstbestimmung gegen den Terror des Süßen.

Es ist natürlich die Frage, ob das die Kinder auch so sehen, ob sie genug innere Größe zeigen an der Kasse im Supermarkt, bei der Quengelware. Oder wenn es in der Kita Smarties gibt. Im Schwimmbad oder im Zoo an jeder Ecke ein Eis lockt. Da wäre es einfacher, wenn es das alles nicht gäbe, wenn zumindest der Druck nachließe, der Druck des Angebots und die allgegenwärtige Verführung, die Automaten, die Werbung. Für die Eltern wäre so etwas ein Glücksfall: kein Gequengel an der Kasse, kein Geschrei im Freibad. Es gibt kein Eis, weil es kein Eis gibt. Bis jetzt lastet die ganze Verantwortung auf den Einzelnen. Doch es wachsen auch die Bestrebungen, den Druck von den Leuten zu nehmen.

»Die Umwelt muss sich ändern«, sagt Professor Kelly D. Brownell, Direktor des Zentrums für Ess- und Gewichtsstörungen an der Yale University im US-Bundesstaat Connecticut. Es klingt naheliegend und vernünftig: Ein Alkoholiker kann schließlich auch kaum inmitten von Bars geheilt werden. Brownell hat den Begriff der giftigen Nahrungsumgebung geprägt (toxic food environment). Für ihn existiert eine ursächliche Verbindung zwischen dem Umfeld und der grassierenden Fettleibigkeit. Die einzige Lösung bestünde in der Veränderung dieses Umfelds, sagt Brownell: »Als Gesellschaft haben wir zwei Möglichkeiten«, sagt er, »wir können einige tausend Jahre lang darauf warten, dass sich unsere Evolution unserer giftigen Umwelt anpasst. Oder wir können die Umwelt so verändern, dass sie uns nicht mehr krank macht.«

Ein Pilotprojekt fand bereits statt, im Schwarzwald, es ist nur etwas in Vergessenheit geraten. In den 60er Jahren des vorigen Jahrhunderts machte der Zahnarzt Dr. Johann Georg Schnitzer in der 3000-Einwohner-Gemeinde Mönchweiler ein interessantes Experiment. Mit dem Einverständnis der Eltern wurden an der Schule des Ortes Süßwaren verboten. Die Bewohner des kleinen Dorfes stiegen auf Vollkorn um und bevorzugten ab sofort Obst gegenüber Zucker aller Art. Das Ergebnis: Nach fünf Jahren hatten die Ein- bis Dreijährigen überhaupt keine Karies mehr, und immerhin noch 86,5 Prozent der Drei- bis Sechsjährigen waren kariesfrei. Bei den Sechs- bis Zehnjährigen war die Kariesquote um 31 Prozent zurückgegangen, bei den Zehn- bis 14-Jährigen um 36,5 Prozent.

In deutschen Städten gilt so etwas heute als Dirigismus, sie wollen auch nicht in die Gewerbefreiheit der Kioskbesitzer und Automatenaufsteller eingreifen. Ausgerechnet in den Vereinigten Staaten aber, dem Hort der Freiheit, möchten jetzt viele Kommunen die Freiheit einschränken, an jeden und überall süßes Zeug zu verkaufen. Beim Rauchen haben sie es ja schon durchexerziert, wie rigide sie Freiheiten einschränken können, wenn es um die Gesundheit geht. Jetzt sind amerikanische Städte zu einem Feldzug aufgebrochen gegen Softdrinks und Fast Food. Natürlich wollen sie nicht den Kapitalismus abschaffen, auch nicht die Gewerbefreiheit. Aber sie erobern sich die Hoheitsrechte zurück im öffentlichen Raum, in der City, im öffentlichen Nahverkehr, in Schulen und Krankenhäusern, in Büchereien und Parks. In demokratischen Ländern hat ja eigentlich der Souverän, das Volk, die Macht, über die Lebensverhältnisse zu bestimmen, und die gewählten Institutionen in den Vereinigten Staaten nehmen das jetzt wieder ernst. Dort gibt es jetzt auch »Nahrungspolitik«, ja sogar »Getränkepolitik«. New Yorks Bürgermeister Michael Bloomberg hat schon den »Krieg gegen Softdrinks« ausgerufen. Softdrinks mit mehr als 0,475 Litern dürfen dort nicht mehr verkauft werden, weder in Restaurants noch in Fast-Food-Ketten, auch nicht in Feinkostgeschäften, Kinos, Sportstadien oder von mobilen Essensverkäufern.

Im Rahmen der »lokalen Getränkepolitik« haben viele kalifornische Kommunen wie etwa Carson, Long Beach und San Fernando in der Umgebung von Los Angeles exakte Vorschriften für Getränkeautomaten erlassen. Die 60 000-Einwohner-Stadt Huntington Park hat zum Beispiel vorgeschrieben, dass Getränkeautomaten in öffentlichen Gebäuden ausschließlich Wasser enthalten dürfen. In San Jose, eine Autostunde südöstlich von San Francisco, müssen mindestens 50 Prozent der Getränkeautomaten der Stadt natürliche Getränke enthalten, ohne Zuckerzusätze und Chemie.

Die Kleinstadt Carmel-by-the-Sea, knapp 200 Kilometer südlich von San Francisco, hat sogar verfügt, dass Fast-Food-Restaurants und Drive-in-Restaurants in der Stadt verboten sind.

Im Schulbezirk von San Francisco selbst wurde schon im Jahr 2002 die Art der erlaubten Getränke eindeutig geregelt: Nur Milch, 100-prozentiger Saft, Saftschorle ohne Zucker, Süßstoffe, Koffein oder andere Zusätze dürfen verkauft werden. Ausdrücklich nicht gewollt sind Sportgetränke, Elektrolytgetränke und Vitaminwasser. Immer mehr kalifornische Städte sagen auch no zu den herkömmlichen Süßigkeitenautomaten in Schulen. Stattdessen gibt es unter anderem Karotten im Snackautomaten. Untersuchungen der University of Illinois in Chicago zeigen, dass die Schüler dort seit der Abschaffung der Junk-Snacks und süßen Brausen deutlich weniger Kalorien, Fett und Zucker zu sich nehmen.

Deutsche Kommunen haben bislang gleichwohl nicht vor, an der »giftigen Umgebung« auf ihrem Hoheitsgebiet etwas zu ändern. In der Hauptstadt Berlin herrsche »kein akuter Handlungsbedarf«, so die Senatsverwaltung für Justiz und Verbraucherschutz auf Anfrage. Hamburg setzt nach Auskunft der Senatsverwaltung weiterhin »auf Information und Aufklärung, um Menschen bei einer bewussten und gesunden Ernährung zu unterstützen«.

Auch am Frankfurter Flughafen wird es weiter an jedem
Gate Cola-Automaten geben:»Wir setzen auf den auf-
geklärten, mündigen Bürger, der über sein Ernährungs-
risiko informiert ist«, so die Antwort aus dem Dezernat
für Umwelt, Gesundheit und Personal in Frankfurt. Die
Stadtverwaltung würde für»dirigistischen Aktionismus«
nicht von dieser»Linie« abweichen wollen.

Die Entscheidungen des»mündigen Bürgers« könnten
allerdings auch beeinflusst werden mit den Mitteln der
Finanzpolitik: durch Steuern auf Ungesundes wie Zucker. Im *New England Journal of Medicine* schlug Yale-
Professor Brownell zusammen mit Thomas Frieden, dem
Direktor des Centers for Disease Control and Prevention
(CDC), der obersten US-Gesundheits-Überwachungs-
hörde, eine Softdrink-Steuer vor. Einen Penny pro
Unze, also 11 Cent pro 0,3-Liter-Dose. Wie bei Zigaretten würde das vermutlich den Verbrauch um 13 Prozent senken und in zehn Jahren Gesundheitskosten von
50 Milliarden Dollar einsparen. Der Staat nähme 150 Milliarden Dollar pro Jahr ein.»Eine Steuer auf gezuckerte
Getränke würde garantiert die Kalorienaufnahme verändern und hätte damit einen signifikanten Einfluss auf die
Übergewichtsraten«, glaubt auch Mike Rayner vom Department for Public Health an der britischen Eliteuni-
versität Oxford. Zusammen mit seinem Kollegen Oliver
Mytton hatte er in einem aufsehenerregenden Artikel in
der angesehenen Fachzeitschrift *British Medical Journal*
unter anderem eine Zuckersteuer gefordert. Das Oxford-
Team argumentiert, dass staatliche Eingriffe wie etwa die
Besteuerung gerechtfertigt sein könnten, wenn der Markt
bei der Aufgabe versage, Gesundheit und Wohlbefinden

zu fördern. Es würde außerdem die Allgemeinheit ent-
lasten, dazu beitragen, »das Geld der Steuerzahler zu spa-
ren« durch eine angemessenere Verteilung der »Kosten
für die Bekämpfung ernährungsbedingter Krankheiten
wie Fettleibigkeit und Herzerkrankungen«. Solche Steuern wurden schon eingeführt in Dänemark, Finnland,
Frankreich und Ungarn. Untersuchungen hätten beispielsweise gezeigt, dass pro zehn Prozent Steuerauf-
schlag auf Softdrinks ein um elf Prozent geringerer Verbrauch zu erwarten sei.

Der UNO-Sonderberichterstatter für Ernährung, Oli-
vier de Schutter, will zudem die Subventionen für die
Agrarindustrie in ihrer heutigen Gestalt abschaffen, weil
diese erst dazu geführt hätten, dass ungesundes Essen
und süße Softdrinks vielfach billiger seien als frische Produkte – und die Armen dann aus Geldmangel gezwungen
seien, das Ungesunde zu essen: »So werden die Armen
dafür bestraft, dass sie arm sind.« Die Werbung soll, so
forderte er in seinem Bericht an den UN-Menschen-
rechtsausschuss außerdem, gesetzlich reguliert werden.
Das sei der »effektivste Weg, um an Kinder adressierte
Marketingstrategien für ungesundes Essen zu verbieten«.
Sogar das Kunstnahrungsfachblatt *International Food
Ingredients* dachte schon laut über Werbebeschränkun-
gen nach. Wenigstens bei Sportveranstaltungen. Wenn
zum Beispiel McDonald's und Coca-Cola als Sponsoren
und Exklusivverpfleger und der Schokoladenhersteller
Cadbury gar als »offizieller Genusslieferant« bei der
Olympiade firmieren, schaffe dies »eine verhängnisvolle
Verbindung zwischen Fast Food und Fitness«.

Es gibt natürlich auch eine breite Gegenbewegung.

Der Bundesverband der Deutschen Süßwarenindustrie (BDSI) kritisiert Werbeverbote zur Übergewichtsbekämpfung als »Scheinlösungen«. Die britische Food and Drink Federation (FDF) sagt, die »Dämonisierung« der Nahrung sei nicht hilfreich, weil die Ursachen dieser Krankheiten »multifaktoriell« seien. Die Lobby der internationalen Schokoriegel- und Keksindustrie, die Association of Chocolate, Biscuit and Confectionery Industries (Caobisco), zeigte sich »alarmiert« über Forderungen nach »Zuckersteuern«.

In Dänemark wurde die Fettsteuer schon ein Jahr nach der Einführung wieder abgeschafft, und die geplante Zuckersteuer war damit auch gleich vom Tisch. Begründung: Die Produkte würden zu teuer, und die Konsumenten könnten über die Grenze fahren, um dort einzukaufen. Ohle Wehlast, Chef der Nahrungsmittelgewerkschaft, zeigte sich »happy«, weil die Steuer Arbeitsplätze gefährdet hätte.

Auch im Krieg gegen Softdrinks, den der New Yorker Bürgermeister Bloomberg ausgerufen hatte, baute die angegriffene Industrie ihre Verteidigungslinien auf. Eine industriegesponserte New Yorker Initiative für Getränkefreiheit (»New Yorkers for Beverage Choices«) opponierte gegen Bloomberg, die Branche gab mehr als eine Million Dollar für eine öffentliche Kampagne gegen die Pläne des Bürgermeisters aus. Offenbar mit Erfolg: Bei einer Umfrage waren sechs von zehn New Yorkern gegen den Cola-Krieg des Bürgermeisters. In den Medien wird Bloomberg als »Kindermädchen der Nation« verspottet.

Auch hierzulande wird sozusagen das Recht auf Ungesundes eingefordert. »Der Idee, die Welt mit Steuern und

Verboten zum Guten zu verändern, haftete etwas Totali-
täres an«, fand ein Leitartikel in der *Frankfurter Allgemeinen Zeitung (FAZ)*, der sich schon »an den 1939
gegründeten Reichsvollkornbrotausschuss« erinnert fühl-
te. Und der kluge Kopf sinnierte hinter seinem *FAZ*-
Schreibtisch:»Ist Gesundheit überhaupt ein Wert, den
alle als absolut annehmen? Ist eine gelegentliche Flasche
Korn nicht gut für einen traurigen Rentner? Vertragen
gesunde Kinder nicht unglaubliche Mengen an Nutella,
Chips und Wassereis, und soll man ihnen die Freude nehmen?« Ja soll man ihnen die Freude nehmen, nur weil sie
eine Fettleber kriegen?

Das möchten natürlich auch die Hersteller von Nutella, Chips und Wassereis nicht. Sie wären auch nicht sehr
begeistert, wenn es plötzlich Ernährungsempfehlungen
gäbe, die von solchen Sachen abraten, von den Nahrungsmitteln, die für die neuen Krankheiten verantwortlich sind, weil sie den Blutzucker in die Höhe treiben.

Ernährungsempfehlungen, das klingt harmlos. Unver-
bindlich. Doch wenn sich auch nur ein Teil der Bevölkerung dran hielte, wären sie für die Hersteller der betroffenen Lebensmittel höchst gefährlich. Sie verdienen ja
prächtig an den Produkten, die den Blutzuckerspiegel in
die Höhe jagen. Und sie haben deshalb vorsorglich eine
Sondereinsatzgruppe (Task Force) gegründet zum Thema Kohlenhydrate in der Ernährung. Zu den Finanziers
der Task Force gehören Coca-Cola, Danone, Kraft Foods,
Nestlé, Südzucker und Unilever. Der Vorsitzende kommt
von Kellogg. Organisiert wird diese Dietary Carbohydrates Task Force vom Industrie-Lobbyverband International Life Sciences Institute (ILSI). Das Ziel ist klar: Die

Hersteller von Produkten müssen davor geschützt werden, dass ihre Produkte unter Beschuss geraten. Sie kämpfen gegen Maßnahmen und Empfehlungen, die ihre Geschäfte beeinträchtigen könnten. Und sie nehmen alle ihre Macht zusammen, die Behörden davon abzuhalten, solche Empfehlungen zu geben.

Schon gibt es einen Kampf um den glykämischen Index, auch Glyx genannt. Er lässt Nahrungsmittel danach beurteilen, wie der Blutzuckerspiegel durch sie ansteigt. Je höher der Glyx-Wert, desto höher das Risiko für Übergewicht, Herzprobleme, Diabetes und sogar Krebs. Dafür gibt es wissenschaftliche Belege in großer Zahl.

Je natürlicher die Nahrung, desto niedriger ist der glykämische Index. Je mehr sie aber industriell verarbeitet ist, desto höher der Index. Gurke, Blumenkohl, Champignons haben einen Wert von 15, grüne Bohnen, Erdbeeren und Kirschen liegen bei 30 Index-Punkten, Vollkornbrot und Haferflocken haben 40, Spaghetti 45. Pellkartoffeln liegen bei 65, selbstgemachtes Kartoffelpüree hat 80, Pulverpüree 90 Index-Punkte. Pommes frites sowie Kartoffelchips kommen je nach Messmethode auf einen Index-Wert von bis zu 95. Während der ursprüngliche Mais, der Ur-Mais der Indios, bei 35 liegt, der normale zeitgenössische Mais bei 65, haben die industriell hergestellten Cornflakes stolze 85 Index-Punkte.

Die Supermarktnahrung enthält dazu noch völlig neue Designerstoffe, die den Blutzucker in die Höhe jagen, mit denen aber kein Kunde rechnet. Zum Beispiel die sogenannte modifizierte Stärke. Diese hat einen Index-Wert von 95 und findet sich etwa in Aletes Jogolino Erdbeere und auch in Hipps Müsli Hippness crisp, in Weight-

Watchers' Fruchtjoghurt und einem Du-darfst-Produkt namens Cremig fein kochen mit Finesse (7 % Fett). Oder Maltodextrin, auch so ein Designerprodukt: glykämischer Index 105, enthalten in Maggi fix & frisch Nudel-Schinken Gratin, in Nestlé Alete Kleinkindmilch, in Milupino-Kindermilch von Milupa, und in zuckerreduziertem Nesquik ist es mit 42,5 Prozent sogar die Hauptzutat. Bei natürlicher Nahrung ist ein solcher Wert völlig unerreichbar. Noch höher liegt das weitverbreitete industrielle Süßungsmittel aus verwandeltem Mais, das als Maissirup, Glukosesirup, Glukose-Fruktose-Sirup, Fruktose-Glukose-Sirup oder, in amerikanischen Softdrinks, als High Fructose Corn Sirup (HFCS) bezeichnet wird. Glykämischer Index: 115.

Am besten wäre es also, die Menschen würden solche Nahrungsmittel mit hohem Glyx-Wert meiden und nur noch solche zu sich nehmen, die den Blutzucker nicht in die Höhe treiben. Und wenn die Regierungen dieser Welt jetzt gemeinsam den Kampf aufnehmen möchten gegen die großen Krankheiten des 21. Jahrhunderts, dann wäre es gut, wenn sie große Kampagnen starteten und den Bürgern mitteilten, wie sie ihren Blutzuckerspiegel unter Kontrolle halten können und was dieser glykämische Index dazu beitragen kann.

Doch genau um dem vorzubeugen, war die Task Force von Kellogg, Coca-Cola (Index-Wert bis zu 100) und anderen schon aktiv. Die Sondereinsatztruppe nahm sofort den Kampf auf. Natürlich nicht gegen die Blutzuckerbomben ihrer Mitglieder. Auch nicht zu Abrüstungsgesprächen, um die Blutzuckerexplosion zu stoppen. Oder gar zur Aufklärung der Bevölkerung über die Gefahren, die von solchen Nahrungsmitteln ausgehen. Die ILSI-Truppe unter dem Kellogg-Chef warf erst einmal wissenschaftliche Blendgranaten, hat ihre Professoren losgelassen, Kongresse und Symposien beschickt, Papiere verfasst, mit denen sich dann auch die Behörden beschäftigen mussten, wenn es um Ernährungsempfehlungen geht.

Das Bundesinstitut für Risikobewertung (BfR) zum Beispiel, die höchste staatliche Stelle in Deutschland, wenn es um Nahrungsrisiken geht, musste sich mit den ILSI-Feuerzauber beschäftigen, all die Task-Force-Papiere lesen und kam hinterher zu dem Schluss, es sei sehr schwer mit Empfehlungen zum glykämischen Index. Denn es lasse sich leider »nicht abschließend beurteilen«, ob Nahrungsmittel mit niedrigem glykämischem Index wirklich von Vorteil wären, »da die beobachteten Effekte« auch »von Ballaststoffen ausgelöst werden«. So gibt es jetzt leider einstweilen keine offizielle Empfehlung. Schade eigentlich. Und doch schön für die Industrie-Task-Force. Die Blendgranaten haben gewirkt.

Denn es ist eine völlig unsinnige Alternative, die sie da aufgebaut haben. Nahrung mit niedrigem Index oder Ballaststoffe – das ist kein Gegensatz, sondern gehört zusammen – in der natürlichen Nahrung. Die Ballaststoffe sind sozusagen das »Gegengift«, sie bremsen den Blutzuckeranstieg, sagt Professor Lustig, der international prominenteste Zuckerkritiker: »Wir haben sehr spezifische Daten, die zeigen: Wenn man Zucker zusammen mit Ballaststoffen einnimmt, dann ist das nicht schädlich.« Deshalb plädiert Lustig für die natürliche Nahrung: »Wenn Sie Obst essen, dann nehmen Sie den Frucht-

zucker immer zusammen mit pflanzlichen Fasern auf.
Diese Ballaststoffe sorgen dafür, dass nicht so viel Zucker
verstoffwechselt wird und ins Blut übergeht.« Im Apfel,
in der Brombeere, der Kiwi gibt es immer gleichzeitig die
Fasern, die Ballaststoffe, die den Blutzuckeranstieg bremsen.

Natürliche Nahrung hat einen vergleichsweise niedrigen glykämischen Index. Und Nahrung mit niedrigem
Index ist gesünder: Nach einer Untersuchung der unabhängigen Cochrane-Collaboration führt sie zu einer
»signifikanten« Senkung des Blutzuckerspiegels. Auch
die American Diabetes Association kam daher zu dem
Schluss, dass der glykämische Index »zusätzlichen Nutzen« für die Kontrolle des Blutzuckerspiegels habe. Auch
bei anderen Gesundheitsindikatoren im Blut, die sich bei
Laboruntersuchungen messen lassen, wie der britische
Biochemiker Geoffrey Livesey ermittelte. Er findet daher
»langfristige Vorteile« in einer Ernährung mit niedrigen
glykämischen Index-Werten. Und zwar zur Vorbeugung
gegen »verschiedene chronische Krankheiten« wie Herzleiden, Diabetes, Übergewicht und Krebs, so die Wissenschaftlerin Patrizia Gnagnarella vom Europäischen Institut für Onkologie in Mailand.

Bei Lucy Kunz und ihrer Familie achten sie natürlich
auch auf den glykämischen Index. Sie leben in einem kleinen Dorf in der Nähe von Würzburg, im Wohnzimmer
mit dem offenen Kamin steht ein Klavier, große Fenster
führen zur Terrasse, dahinter fangen gleich die Wiesen
an, weiter hinten ist eine Scheune zu sehen, ein Bauernhof. Die Kirchenglocken läuten. Bald ist Zeit zum Abendessen.

Der Blutzucker ließe sich von Lucy Kunz noch weiter begrenzen, wenn sie auch süße Früchte wegließe. Aber das möchte sie nicht. »Ich mach's nicht so ganz konsequent. Ich trinke auch einen Orangensaft in der Früh. Obst hat einen höheren glykämischen Index als zum Beispiel Fleisch, Gemüse, Fett. Aber ich möchte mich auch ausgewogen ernähren. Eine Scheibe Ananas, ein Glas Orangensaft, zwei Kiwis esse ich auch immer. Nudeln. Reis, Kartoffeln, Linsen, Getreide, Brot lass ich einfach weg. Wenn ich dann mal unterwegs bin, versuche ich, Nüsse mitzunehmen. Käse. Manchmal geht's nicht anders, und ich mach mir ein Käsebrötchen. Aber inzwischen habe ich andere Alternativen. Ich denke, ich hab mehr Energiereserven jetzt, also kontinuierlich Energie. Nicht so Heißhunger oder Tiefpunkte, was man hat mit Kohlenhydraten, die so schnell verdaut sind. Ich denke, dass ich so gut durchgekommen bin über die letzten Jahre, verdanke ich auch dieser Ernährung.«

Lucy Kunz hat sehr planvoll und mit Bedacht den Zucker verbannt aus ihrem Leben, aus ihrer Nahrungskette. Ihrer Gesundheit hat das, da ist sie sicher, gutgetan. Bei ihr hatte der Abschied vom Zucker gleich mehrere positive Effekte. Zum einen entzog sie dem Krebs sozusagen die Nahrung. Zum andern bekam sie selbst mehr Kraft. So erlebte sie es wenigstens. Ihren ganz persönlichen Energiehaushalt hat sie auch ohne das weiße Pulver im Griff. Für ihren Körper ist es besser so.

Vielleicht wird sich das Problem, in globalem Maßstab, von selbst lösen. Vielleicht wird der Zucker ganz zwanglos aus der Nahrungskette verabschiedet, ohne dass die Zuckerbauern und Zuckerbarone ihre Felder umpflügen müssen. Ihre Geschäfte werden vielleicht sogar noch besser laufen, sie werden weiter Zucker produzieren, aber er wird keine Gefahr mehr für die Gesundheit der Menschen auf diesem Planeten bilden. Er wird künftig nur anders verwendet werden.

Das jedenfalls prophezeien die Experten. Denn der Zucker ist ja konzentriertes Sonnenlicht, also pure Energie, und darin dem Erdöl verwandt. Das aber geht jetzt zur Neige, und der Zucker könnte dessen Erbe übernehmen, wenn das Ölzeitalter endet. So sieht das der Hohenheimer Agrarwissenschaftler und Stevia-Experte Udo Kienle: »Ich glaube, dass unser Haushaltszucker aus der menschlichen Lebensmittelkette verschwinden wird mit der Zeit, weil er zur Energie verwandelt werden kann, weil Bioenergie, Bioethanol oder Kunstfaser oder auch Plastik draus gemacht werden kann.«

Plastik aus Zucker, T-Shirts aus Zucker und Zucker als Treibstoff. Das ist auch die Zukunft, wie sie Peter Baron sieht, der wohlbeleibte Mann in London, der in seinem Amt als höchster staatlicher Zuckerunterstützer dieser Welt auch die Förderung der neuen Energiequelle im Blick hat. »Eines unserer wichtigsten Themen in der internationalen Diskussion über Zucker ist Diversifizierung. Bioethanol, neue Energien, Strom aus Zucker, Gas und so. Die Energiepflanze Zucker. Wenn Sie nach Brasilien schauen, da fließt ein größerer Teil des Zuckers schon in den Energiebereich. Zucker ist auch ein idealer Rohstoff für viele biochemische Produkte, die auch umweltfreundlicher sind und biologisch abbaubar.«

In diesem Punkt können sich selbst die leidenschaftlichsten Kritiker der Zuckerindustrie nur anschließen.

»Ja, nehmt den Zucker und lasst Autos damit fahren«, sagt Marion Nestle, streitbare Professorin der New York University. »Aus ernährungswissenschaftlicher Sicht ist das eine wunderbare Lösung.« Es kann allerdings noch dauern, bis der Zucker gar nicht mehr in den Lebensmitteln auftaucht, nicht im Supermarkt und in der Tankstelle nicht mehr im Süßzeug an der Kasse, direkt neben dem Jägermeister – nur noch draußen, an der Zapfsäule. Bis dahin bleibt nur die Selbsthilfe. Die Selbstentzuckerung des Lebens. Ein Leben, wie es die Vorfahren auch schon führten, wie in der *Neuen Zürcher Zeitung* der Philosoph Harald Lemke schrieb: »Bevor der Rohrzucker in den Kolonien und die Zuckerrübe in Europa zum Treibstoff einer industrialisierten Landwirtschaft und einer riskanten Süßsucht wurde, blieb den Menschen die längste Zeit ihrer Geschichte keine andere Wahl als der Verzehr von Getreide und Hülsenfrüchten als den primären Quellen von Zucker.«

Der Körper braucht den Zucker, aber er kann ihn auch aus anderen Quellen gewinnen als dem weißen Pulver. Also raten die radikalen unter den Experten: Weg damit. »Aussteigen«, am besten »von heute auf morgen«, empfiehlt der amerikanische Zuckerkritiker William Dufty: »Spüren Sie in Ihrer Wohnung sämtliche Lebensmittel auf, die auch nur im Entferntesten unter Verdacht stehen, Zucker zu enthalten, werfen Sie sie in den Müll und beginnen Sie ein neues Leben.« Bei Kindern empfiehlt er eine Beobachtungsphase: »Wenn Ihr Kind bereits an eine bestimmte Menge Zucker gewöhnt ist (durch Fertigbrei, Kindersäfte, Puddings etc.), sollten Sie seine Ernährungsgewohnheiten zunächst nicht abrupt ändern. Aber notieren Sie ganz genau, wie sich Ihr Kind verhält: Ist Ihr Baby beim Aufwachen schlecht gelaunt? Spielt es zufrieden vor sich hin?« Nach dieser Beobachtungszeit von drei bis fünf Tagen und den üblichen zuckerhaltigen Sachen sei denn der Schnitt fällig –»von einem Tag auf den anderen«.

Die Wirkung sei phänomenal nach seiner Beobachtung:»Ich habe zuckerfrei ernährte Babys in Europa und Amerika gesehen. Es ist einfach unglaublich, wie sehr sie sich von all den anderen, mit Zucker gepäppelten Kindern unterscheiden! Das Wundervolle dabei ist, dass Kinder, die völlig ohne Zucker aufwachsen, eine natürliche Immunität gegenüber den Versuchungen der Zuckerkultur herausbilden. Wenn man solchen Kindern Schokolade, Bonbons oder gezuckerte Erfrischungsgetränke anbietet, findet man in ihnen keine dankbaren Abnehmer.«

Das wäre natürlich schön, wenn das so wäre. Es darf allerdings auch keine Ersatzlösungen geben wie etwa den braunen Zucker, der sei auch nicht besser, sagte schon der deutsche Arzt und Zuckerkritiker Max Otto Bruker. Der braune Zucker sei»lediglich unsauber, ungereinigt« – daher die braune Farbe. Und die»winzigen Spuren von Mineralstoffen, die ihm noch anhaften«, seien nicht nur»gänzlich unbedeutend«, sondern sogar indirekt gefährlich, weil sie den Mythos»gesund« aufrechterhalten.

Die Forscher, die sich gegenwärtig mit dem Zucker als»Gift« und seinen schädlichen Wirkungen auf den menschlichen Körper beschäftigen, die in ihren Universitäten und Labors die Verdachtstatbestände sammeln, haben natürlich auch ganz privat für sich die Konsequenzen gezogen.»Ich habe raffinierten Zucker aus meiner

Ernährung verbannt und esse so wenig, wie ich nur kann«, sagte Craig Thompson, Präsident des Memorial Sloan-Kettering Cancer Center in New York, zum Wissenschaftsjournalisten Gary Taubes, als der ihn für das *New York Times Magazine* befragte. Warum?»Weil ich glaube, letztlich ist das etwas, das ich tun kann, um mein Risiko einer Krebserkrankung zu verringern.« Und der Harvard-Professor Lewis Cantley fasste es gegenüber Taubes in drei Wörter:»Zucker erschreckt mich.« Ulrike Kämmerer, die Professorin aus Würzburg, die über Krebs und Zucker forscht, hat sich persönlich für die ganz radikale Lösung entschieden:

Kämmerer:»Sehr kohlenhydratarm essen. Mit viel Fett leben und viel Sport treiben.«

»Also keine Nudeln, keine Pizza …«

Kämmerer:»… kein Brot, keine Banane, keine Äpfel, keine Orangen.«

»Kaffee nur schwarz?«

Kämmerer:»Tee.«

»Aber wenn Nudeln glücklich machen, müssen Sie ja ständig im Trübsinn verharren.«

Kämmerer:»Ach, sehr dunkle Schokolade oder so ein Omelette machen auch glücklich.«

Was die Krebsforscherin praktiziert, ist die sogenannte »ketogene Diät«, mit viel Fett und möglichst wenigen Kohlenhydraten – also ziemlich genau das Gegenteil von dem, was die Ernährungsberater in den letzten 20 Jahren propagiert haben. Für sie und andere Wissenschaftler ist es die Quintessenz aus den Erkenntnissen über die Rolle des Zuckers bei der Entstehung von Krankheiten wie dem Krebs.

Für Schwaben wäre das natürlich nichts, ein Leben ohne Spätzle, Italiener würden vermutlich lieber sterben, als ohne Pasta zu leben, und die Norddeutschen wüssten gar nicht, was es noch zu essen gäbe, wenn sie die Kartoffeln weglassen müssten, Bayern ohne Knödel, Chinesen ohne Reis, Schweizer ohne Rösti – kaum vorstellbar. Ohne Zucker – das schon eher.

Bei Lucy Kunz und ihrer Familie gibt es ein abgestuftes System. Lucy selbst fährt, im Kampf gegen die Krankheit, die radikale Variante, ihre Familie die gemäßigte. Was dabei auf den Tisch kommt, hat sogar feinschmeckerische Qualitäten. »Ich koch nach Möglichkeit chinesisch, chinesisch-mediterran«, sagt Lucy. Zum Abendessen in ihrem Einfamilienhaus auf dem Land gibt es eine Fenchel-Zwiebel-Pfanne mit Ingwer und Zitronengras. Alles schmeckt wunderbar. Dazu Reis. »Den ess ich aber nicht«, sagt Lucy. Im Kühlschrank: ein Olivenglas, Bio-Champignons, Bio-Vollmilch, Bio-Hanfsauce, ein Glas Kapern, Wein. Und: Kartoffeln. »Die ess ich auch nicht«, sagt Lucy. Es gibt auch so genügend für sie. Die Vorräte in der Küche sehen mehr nach Gourmet aus als nach Diät. In ihrem Haus gibt es auch Kuchen. Und Plätzchen. Sie backt die sogar. »Ess ich aber nicht.« Die süßen Sachen, zumal unterm Christbaum, gibt es nur für die anderen in der Familie: »Was wäre Weihnachten ohne Plätzchen?« Was wäre Weihnachten ohne Plätzchen? Was wäre das Leben ohne Schokolade? Ohne Erdbeerkuchen?

Darauf will eigentlich kaum jemand freiwillig verzichten. Auch Rüdiger Krech nicht, der bei der Weltgesundheitsorganisation (WHO) in Genf versucht, den Zucker in der globalen Nahrungskette zurückzufahren, und der damit auch selbst begonnen hat, nach und nach. Zunächst beim Kaffee.

»Zucker in den Kaffee«, sagt er, »hab ich früher auch genommen.«

»Und jetzt nicht mehr?«

Krech: »Nein, nicht mehr. Ich hab mal zwei Löffel genommen, hab aber gedacht, das ist ja bescheuert, hab irgendwann mal nur einen Löffel genommen, und erst schmeckte der Kaffee fad, dann hab ich das aber mal eine Woche durchgehalten, fand das okay und hab auf einen halben Löffel reduziert und bald gedacht, den halben Löffel kannst du dir auch schenken, und jetzt nehme ich keinen Zucker mehr.«

»Und es geht auch so?«

Krech: »So ist das mit allem. Wir können mit viel, viel weniger umgehen. Das, was ich nicht beeinflussen kann, das sind die ganzen vorgefertigten Nahrungsmittel. Jetzt zum Beispiel in der Grillsaison esse ich mein Kotelett gern mit so einer Grillsauce.«

»Barbecuesauce? Brrr.«

Krech: »Mach ich jetzt aber nicht mehr, weil ich gesehen habe, wie viel Prozent Zucker da drin ist. So schmeckt das Kotelett jetzt auch mit einer Kräuterbutter.«

Es führt kein Weg daran vorbei, wo jetzt schon in der Tütensuppe Zucker drin ist, in der Tiefkühlpizza, im Schlemmerfilet, wer sich keinen Zucker unterschieben lassen will, muss einen Bogen machen um die Nahrungsmittel aus der industriellen Parallelwelt.

Das hatte schon Zuckerkritiker Dufty so gesehen: »Wenn Sie keinen Zucker mehr essen wollen, müssen Sie Ihre Suppe zwangsläufig selbst kochen.« Robert Lustig

fasst es so zusammen: »Richtiges Essen essen.« Der
Mensch solle seine Nahrungsmittel so essen, wie er sie in
der Natur vorfinde. Lustig sagt: Alle Lebensmittel seien
»von Natur aus gut«, ob Fleisch, ob Fett, ob Kohlenhydrate. So sieht das auch Hans Lauber, auch er ist einer,
der sich befreit hat: »Meine Philosophie ist, ernähre dich
aus der Natur heraus, ernähre dich im Rhythmus der Jahreszeiten und schau, dass du das mit Genuss verbindest.
Sonst funktioniert's nicht. Man ist nicht auf der Welt, um
sich für den Rest seines Lebens zu kasteien.«

Lauber war erst Journalist, dann Manager, beim Privat-
sender Pro 7 für den Verkauf von Werbezeiten zuständig,
hatte viel Stress – und irgendwann einen »hochgradigen
Diabetes«. Jetzt steht er da in diesem Garten in Frankfurt, hinter dem Krankenhaus Sachsenhausen, wenige
Schritte vom Main, mit einer Baseballmütze auf den kurzen grauen Haaren, in blauer Hose, schwarzem Leinen-
sakko, darunter ein graues, verwaschenes Armani-T-Shirt,
er trägt eine Hornbrille und schwarze Slipper von Tod's.
Die Sonne scheint durch die Bäume, ein Springbrunnen
plätschert auf dem Nachbargrundstück, geschwungene
Wege führen durch den Garten, zu einem kleinen Pavil-
lon. Ganz hinten ein paar Beete, ein kleiner Hügel und
ein Schild: »Laubers Diabetesgarten«.

Eigentlich ist es kein Diabetesgarten, es ist ein normaler Garten mit Gewächsen, die alle geeignet sind, den
Blutzucker im Zaum zu halten. Mit solchen Mitteln hat
es Lauber geschafft, seine Krankheit zu besiegen, jetzt
kann er leben wie ein normaler Mensch. Darüber schreibt
er auch Artikel und Bücher (»Fit wie ein Diabetiker«).
Fünf Beete sind es, es sind ganz gewöhnliche Pflanzen,

manche ein bisschen in Vergessenheit geraten, bei vielen ist auch nicht mehr allgemein bekannt, welche heilsamen Wirkungen sie haben auf den Organismus. Auch die Medizin hat sich ja zuletzt nicht mehr so sehr für Pflanzen und natürliche Wirkstoffe interessiert. Jetzt wächst das Interesse wieder, zumindest bei manchen Ärzten, und diesen Garten hat Lauber auf speziellen Wunsch von Professor Kristian Rett angelegt, Chefarzt Diabetes hier im Krankenhaus Sachsenhausen. Die Sachen kann natürlich auch jeder essen, der kerngesund ist.

Auf den Beeten wachsen Pflanzen wie Kümmel, Artischocken, Brennnessel, Bockshornklee, Spitzwegerich, Thymian und Holunder. Topinambur, die Wurzelknolle, die im Frühjahr so schön gelb blüht und daher auch Kleine Sonnenblume genannt wird. »Die sorgt dafür, dass der Blutzucker nicht so schnell in die Höhe schießt.« Oder das Pflänzchen daneben, der Weißkohl: »Das ist auch so ein Resorptionsverzögerer«, der die Aufnahme des Zuckers ins Blut bremst, zumal in seiner Form als Sauerkraut.

Es sind ganz normale Pflanzen, Früchte der Natur, Kräuter, Gewürze. Sie sorgen dafür, dass der Zucker, den der Mensch ja braucht, in angemessenem Tempo und in angemessener Menge dort im Körper ankommt, wo er gebraucht wird. Manche bremsen die Aufnahme des Zuckers, andere verstärken die Wirkung des Insulins, das die Weiterverarbeitung des Zuckers in die Muskeln und ins Gehirn ermöglicht. So ist weniger Insulin im Spiel – was ja gut ist, weil das Hormon im Übermaß zu Übergewicht und Krebs führt. Das Austernkraut zum Beispiel verstärkt die Insulinwirkung. Oder die Geißraute. *Galega officina-*

lis. »Aus der Galega wird Metformin gewonnen«, sagt
Lauber, »die Professoren wissen das nicht.« Was sie natürlich wissen: »Metformin ist das wichtigste Diabetes-
medikament.«

An einem Draht rankt sich empor – Hopfen. »Da
merkt man, dass Professor Rett aus Bayern kommt. Er
hat sofort erkannt, dass man den Hopfen hochbinden
muss.« Weintrauben müssten eigentlich auch noch dazu.
Wein senkt den Blutzuckeranstieg. Wein, Bier, Schnaps,
auch sie haben ihre Funktion im Zuckerhaushalt, sagt
Professor Kristian Rett, der Initiator des Gartens: »Offenbar verstärken alkoholische Getränke die Insulinwirkung, wobei der Wein am günstigsten zu sein scheint. Bei
bestimmungsgemäßem Gebrauch kann der Nutzen die
Risiken überwiegen.« Das bedeutet: Bei einem Wein mit
zehn Volumenprozent Alkohol bei Männern drei »Achte-
le«, also 0,375 Liter, bei Frauen ein Viertele am Tag,
0,25 Liter. So ist es also ganz sinnvoll, dass solche Getränke das Essen begleiten. Überhaupt scheinen die traditionellen Zubereitungsweisen auch bei der Zuckerbeförde-
rung im Körper eine Rolle zu spielen. Zum Beispiel bei
den Kartoffeln, die ja einen hohen glykämischen Index
haben, also den Blutzucker schnell in die Höhe treiben.
Als Bremse wirkt da Saures – der Essig beispielsweise im
Kartoffelsalat. Oder Gemüse als Beilage – senkt ebenfalls
den Index, wie auch die Butter im Kartoffelpüree.

Und dann ist da noch in einem der Beete eine hochauf-
geschossene Pflanze mit kleinen, gezackten Blättern, die
tatsächlich süß schmecken. Stevia. Lauber ist bei Stevia
skeptisch, weil es dazu angetan ist, den Süßmodus beizu-
behalten, den permanenten Süßgeschmack im Alltag. Er

will den Süßmodus beseitigen. Man könnte natürlich die grünen Stevia-Blätter auch verwenden wie ein Gewürz, wie etwa Zitronenmelisse. Man könnte es ins Müsli tun oder in den Kuchen. Man kann auch den Zucker wie ein Gewürz verwenden, so wie der französische Schriftsteller Jean Anthelme Brillat-Savarin (1755–1826) es getan hat, der den Zucker als »Universalzutat« bezeichnet hat, eine vielseitig verwendbare Würze. So wurde Zucker, als er nach Europa kam, auch verwendet, den Gewürzen zugeordnet wie Pfeffer, Muskat, Ingwer, Kardamom, Koriander oder Safran. Ein Gewürz, sozusagen um besondere Momente zu versüßen. So setzen jetzt auch viele den Zucker wieder ein. Der WHO-Mann Rüdiger Krech beispielsweise.

Krech: »Also bei uns privat gibt es auch gerne mal ein Eis, Erdbeerkuchen und so, aber wir versuchen, einfach bewusster zu essen.«

»Mit mehr Genuss.«

Krech: »Ja, das ist interessant, ich hab das erlebt, wenn Sie mal vier Wochen keine Schokolade essen, dann ist ein Stück der Wahnsinn, das ist der Hammer.«

Sogar US-Professor Robert Lustig, der schärfste aller Zuckerkritiker, gönnt sich dann und wann mal einen Kuchen oder ein Dessert nach dem Essen. Auch Hans Lauber geht bisweilen, wenn er mit Fernsehleuten unterwegs ist, zum Abschluss ins Eiscafé. Da bestellt er dann nicht eine Kugel, sondern drei. Am liebsten Schokolade, Zimt und Vanille. Die Fernsehleute sind dann manchmal schockiert. Aber für ihn ist es ein Riesenspaß. Was auch verständlich ist. Jeder liebt ja Süßes und will es genießen. In besonderen Momenten.

11. Literatur

A. Bücher

Acheson, P. Myers, R. B.: A year in Palm Beach: Life in an alternate universe. New Smyrna Beach: Two Thousand Three Associates 2011

Berger, M. (Hrsg).: Diabetes mellitus. München; Wien; Baltimore: Urban und Schwarzenberg 1995

Binder, F. Wahler, J.: Zucker – der süße Verführer: alles Wissenswerte und praktische Gesundheitstipps. Kirchzarten bei Freiburg: VAK-Verl.-GmbH, 4. Auflage, 2011

Brand-Miller, J. et al.: The glucose revolution: the authoritative guide to the glycemic index: the groundbreaking medical discovery. New York: Marlowe and Co., 1999

Bruker, M. O., Gutjahr, I.: Zucker, Zucker ...: krank durch Fabrikzucker; von süßen Gewohnheiten, dunklen Machenschaften und bösen Folgen für unsere Gesundheit. Lahnstein: Emu-Verl 2009

Coy, J. F., Franz, M.: Die neue Anti-Krebs-Ernährung: wie Sie das Krebs-Gen stoppen. München: Gräfe und Unzer 2010

Dufty, W.: Zucker-Blues: Suchtstoff Zucker. Frankfurt am Main: Zweitausendeins Affoltern a. A.: Buch 2000 1996

Fontana, M.: Voll auf Zucker!: wie Sie die Sucht nach Süßem überwinden. München: Kösel 2012

Grimm, H.-U.: Die Suppe lügt: die schöne neue Welt des Essens. München: Knaur-Taschenbuch-Verl 2008

Grimm, H.-U.: Vom Verzehr wird abgeraten: wie uns die Industrie mit Gesundheitsnahrung krank macht. München: Droemer 2012

Grimm, H.-U.: Die Ernährungslüge: wie uns die Lebensmittelindustrie um den Verstand bringt. München: Knaur-Taschenbuch-Verl 2011

Hyman, M.: The blood sugar solution: the ultrahealthy program for losing weight, preventing disease, and feeling great now! Emmaus, Pa.: Rodale 2012

Kämmerer, U; Schlatterer, C; Knoll, G; Friebe, R [Red.].: Krebszellen lieben Zucker – Patienten brauchen Fett: gezielt essen für mehr Kraft und Lebensqualität bei Krebserkrankungen. Lünen: Systemed-Verl 2012

Kienle, U.: Stevia rebaudiana: der Zucker des 21. Jahrhunderts. Baunach: Spurbuchverl 2011

Kosnick, R. A.: Frei von Zuckersucht: ein 10-Schritte-Programm. Güllesheim: Silberschnur 2011

Lauber, H.: Fit wie ein Diabetiker: Messen! Essen! Laufen! Mainz am Rhein: Kirchheim + Co. 5., überarb. Auflage, 2012

Lauber, H.: Zucker zähmen!: die 5 besten Therapien bei Typ-2-Diabetes. Mainz: Kirchheim 2012

Leighton Steward, H. et al.: Sugar busters!: cut sugar to trim fat. New York: Ballantine Books 1998

Mintz, S. W.: Die süße Macht: Kulturgeschichte des Zuckers. Frankfurt, M.; New York: Campus-Verl 2007

Nestle, M.: Food politics: how the food industry influences nutrition and health. Berkeley: University of California Press, 2002

Oberbeil, K.: Die Zuckerfalle: wie uns das weiße Kristall dick und krank macht und was wir dagegen tun können. München: Goldmann 2007

Richert, K., Gonder, U.: Stopp Diabetes!: raus aus der Insulinfalle mit der LOGI-Methode. Lünen: Systemed 2010

Servan-Schreiber, D.: Das Antikrebs-Buch: was uns schützt: Vorbeugen und Nachsorgen mit natürlichen Mitteln. München: Goldmann 2010

Stuart, A.: Sugar in the blood: a family's story of slavery and empire. London: Portobello 2012

Teuteberg, H. J., Wiegelmann, G.: Unsere tägliche Kost: Geschichte und regionale Prägung. Münster: Coppenrath 1986

B. Artikel und Aufsätze

Aeberli I, Zimmermann MB, Molinari L, Lehmann R, l'Allemand D, Spinas GA, Berneis K: Fructose intake is a predictor of LDL particle size in overweight schoolchildren. Am J Clin Nutr. 2007 Oct;86(4):1174–8.

Allen KV, Frier BM, Strachan MW: The relationship between type 2 diabetes and cognitive dysfunction: longitudinal studies and their methodological limitations. Eur J Pharmacol. 2004 Apr 19;490(1–3):169–75.

Alzamendi A, Castrogiovanni D, Gaillard RC, Spinedi E, Giovambattista A: Increased male offspring's risk of metabolic-neuroendocrine dysfunction and overweight after fructose-rich diet intake by the lactating mother. Endocrinology. 2010 Sep;151(9):4214–23. Epub 2010 Jul 21.

Anton SD, Martin CK, Han H, Coulon S, Cefalu WT, Geiselman P, Williamson DA: Effects of stevia, aspartame, and sucrose on food intake, satiety, and postprandial glucose and insulin levels. Appetite. 2010 Aug;55(1):37–43. Epub 2010 Mar 18.

Aune D: Soft drinks, aspartame, and the risk of cancer and cardiovascular disease. Am J Clin Nutr. 2012 Dec;96(6):1249–51. Epub 2012 Nov 7.

Avena NM, Rada P, Hoebel BG: Evidence for sugar addiction: behavioral and neurochemical effects of intermittent, excessive sugar intake. Neurosci Biobehav Rev. 2008;32(1):20–39. Epub 2007 May 18.

Avena NM: The study of food addiction using animal models of binge eating. Appetite. 2010 Dec;55(3):734–7. Epub 2010 Sep 16.

Bantle JP, Raatz SK, Thomas W, Georgopoulos A: Effects of dietary fructose on plasma lipids in healthy subjects. Am J Clin Nutr. 2000 Nov;72(5):1128–34.

Bantle JP: Dietary fructose and metabolic syndrome and diabetes. J Nutr. 2009 Jun;139(6):1263S-1268S. Epub 2009 Apr 29.

Bauditz J, Norman K, Biering H, Lochs H, Pirlich M: Severe weight loss caused by chewing gum. BMJ. 2008 Jan 12;336(7635):96–7.

Benton D: The plausibility of sugar addiction and its role in obesity and eating disorders. Clin Nutr. 2010 Jun;29(3):288–303. Epub 2009 Dec 28.

Berger AJ, Alford K: Cardiac arrest in a young man following excess consumption of caffeinated »energy drinks«. Med J Aust. 2009 Jan 5;190(1):41–3.

Bhupathiraju SN, Pan A, Malik VS, Manson JE, Willett WC, van Dam RM, Hu FB: Caffeinated and caffeine-free beverages and risk of type 2 diabetes. Am J Clin Nutr 2013;97:155–66.

Bomback AS, Derebail VK, Shoham DA, Anderson CA, Steffen LM, Rosamond WD, Kshirsagar AV: Sugar-sweetened soda consumption, hyperuricemia, and kidney disease. Kidney Int. 2010 Apr;77(7): 609–16. Epub 2009 Dec 23.

Bray GA: Fructose and risk of cardiometabolic disease. Curr Atheroscler Rep. 2012 Dec;14(6):570–8.

Bremer AA, Mietus-Snyder M, Lustig RH: Toward a unifying hypothesis of metabolic syndrome. Pediatrics. 2012 Mar;129(3):557–70. Epub 2012 Feb 20.

Brownell KD: Does a »Toxic« Environment Make Obesity Inevitable? Obesity Management. April 2005, 1(2): 52–55.

Brownell KD, Frieden TR: Ounces of prevention – the public policy case for taxes on sugared beverages. N Engl J Med. 2009 Apr 30;360(18):1805–8. Epub 2009 Apr 8.

Bruce DG, Davis WA, Casey GP, Clarnette RM, Brown SG, Jacobs IG, Almeida OP, Davis TM: Severe hypoglycaemia and cognitive impairment in older patients with diabetes: the Fremantle Diabetes Study. Diabetologia. 2009 Sep;52(9):1808–15. Epub 2009 Jul 3.

Cahill GF Jr: Fuel metabolism in starvation. Annu Rev Nutr. 2006;26:1–22.

Colantuoni C, Schwenker J, McCarthy J, Rada P, Ladenheim B, Cadet JL, Schwartz GJ, Moran TH, Hoebel BG: Excessive sugar intake alters binding to dopamine and mu-opioid receptors in the brain. Neuroreport. 2001 Nov 16;12(16):3549–52.

Cottrell RC: Sugar: an excess of anything can harm. Nature. 2012 Mar 7;483(7388):158.

Dhingra R, Sullivan L, Jacques PF, Wang TJ, Fox CS, Meigs JB, D'Agostino RB, Gaziano JM, Vasan RS: Soft drink consumption and risk of developing cardiometabolic risk factors and the metabolic syndrome in middle-aged adults in the community. Circulation. 2007 Jul 31;116(5):480–8. Epub 2007 Jul 23.

Drewnowski A, Popkin BM: The nutrition transition: new trends in the global diet. Nutr Rev. 1997 Feb;55(2):31–43.

Donath MY, Weder C, Brunner A, Keller C, Zala P, Schwegler B: Sind Typ-1- und Typ-2-Diabetes die gleiche Krankheit? Schweiz Med Forum 2009;9(20):377.

Duchan E, Patel ND, Feucht C: Energy drinks: a review of use and safety for athletes. Phys Sportsmed. 2010 Jun;38(2):171–9.

EFSA Panel on Food Additives and Nutrient Sources added to Food (ANS): Scientific Opinion on the safety of steviol glycosides for use for the proposed uses as a food additive. EFSA Panel on Food Additives and Nutrient Sources added to Food (ADS). EFSA Journal 2010;8(4):1537 [84 pp.].

Figlewicz DP, Ioannou G, Bennett Jay J, Kittleson S, Savard C, Roth CL:

Effect of moderate intake of sweeteners on metabolic health in the rat. Physiol Behav. 2009 Dec 7;98(5):618–24. Epub 2009 Oct 6.

Fine EJ, Segal-Isaacson CJ, Feinman R, Sparano J: Carbohydrate restriction in patients with advanced cancer: a protocol to assess safety and feasibility with an accompanying hypothesis. Community Oncology 2008 Jan; 5(1): 22–26.

Fishbein DH, Lozovsky D, Jaffe JH: Impulsivity, aggression, and neuroendocrine responses to serotonergic stimulation in substance abusers. Biol Psychiatry. 1989 Apr 15;25(8):1049–66.

Foliaki S, Pearce N: Prevalence and causes of diabetes in Pacific people. Pac Health Dialog. 2003 Sep;10(2):90–8.

Fortuna JL: The obesity epidemic and food addiction: clinical similarities to drug dependence. J Psychoactive Drugs. 2012 Jan–Mar; 44(1):56–63.

Garber AK, Lustig RH: Is fast food addictive? Curr Drug Abuse Rev. 2011 Sep;4(3):146–62.

Gasior M, Rogawski MA, Hartman AL: Neuroprotective and disease-modifying effects of the ketogenic diet. Behav Pharmacol. 2006 Sep;17(5–6):431–9.

Gearhardt AN, Grilo CM, DiLeone RJ, Brownell KD, Potenza MN: Can food be addictive? Public health and policy implications. Addiction. 2011 Jul;106(7):1208–12. Epub 2011 Feb 14.

Gnagnarella P, Gandini S, La Vecchia C, Maisonneuve P: Glycemic index, glycemic load, and cancer risk: a meta-analysis. Am J Clin Nutr. 2008 Jun;87(6):1793–801.

Gross LS, Li L, Ford ES, Liu S: Increased consumption of refined carbohydrates and the epidemic of type 2 diabetes in the United States: an ecologic assessment. Am J Clin Nutr. 2004 May;79(5):774–9.

Guilbeau JR: Health risks of energy drinks: what nurses and consumers need to know. Nurs Womens Health. 2012 Oct;16(5):423–8.

Hare-Bruun H, Nielsen BM, Grau K, Oxlund AL, Heitmann BL: Should glycemic index and glycemic load be considered in dietary recommendations? Nutr Rev. 2008 Oct;66(10):569–90.

Heilmeyer, P: Die LOGI-Methode – eine maßgeschneiderte Ernährung bei Übergewicht, Metabolischem Syndrom und Typ 2 Diabetes. Ernährung & Medizin Sonderdruck 2008; 23:20–25.

Howlett J, Ashwell M: Glycemic response and health: summary of a workshop. Am J Clin Nutr. 2008 Jan;87(1):212–216.

Hoyer S: Glucose metabolism and insulin receptor signal transduction in Alzheimer disease. Eur J Pharmacol. 2004 Apr 19;490(1–3):115–25.

Hoyer S: Is sporadic Alzheimer disease the brain type of non-insulin dependent diabetes mellitus? A challenging hypothesis. J Neural Transm. 1998;105(4–5):415–22.

Hu T, Mills KT, Yao L, Demanelis K, Eloustaz M, Yancy WS Jr, Kelly TN, He J, Bazzano LA: Effects of low-carbohydrate diets versus low-fat diets on metabolic risk factors: a meta-analysis of randomized controlled clinical trials. Am J Epidemiol. 2012 Oct 1;176 Suppl 7:44–54.

Ifland JR, Preuss HG, Marcus MT, Rourke KM, Taylor WC, Burau K, Jacobs WS, Kadish W, Manso G: Refined food addiction: a classic substance use disorder. Med Hypotheses. 2009 May;72(5):518–26. Epub 2009 Feb 14.

Johnson RJ, Gold MS, Johnson DR, Ishimoto T, Lanaspa MA, Zahniser NR, Avena NM: Attention-deficit/hyperactivity disorder: is it time to reappraise the role of sugar consumption? Postgrad Med. 2011 Sep;123(5):39–49.

Johnson RJ, Perez-Pozo SE, Sautin YY, Manitius J, Sanchez-Lozada LG, Feig DI, Shafiu M, Segal M, Glassock RJ, Shimada M, Roncal C, Nakagawa T: Hypothesis: could excessive fructose intake and uric acid cause type 2 diabetes? Endocr Rev. 2009 Feb;30(1):96–116.

Johnson RJ, Sanchez-Lozada LG, Nakagawa T: The effect of fructose on renal biology and disease. J Am Soc Nephrol. 2010 Dec;21(12):2036–9. Epub 2010 Nov 29.

Jürgens H, Haass W, Castañeda TR, Schürmann A, Koebnick C, Dombrowski F, Otto B, Nawrocki AR, Scherer PE, Spranger J, Ristow M, Joost HG, Havel PJ, Tschöp MH: Consuming fructose-sweetened beverages increases body adiposity in mice. Obes Res. 2005 Jul;13(7):1146–56.

Kearny J: Food consumption trends and drivers. Philos Trans R Soc Lond B Biol Sci. 2010 Sep 27;365(1554):2793–807.

Kim SJ, Ramesh C, Gupta H, Lee W: Taurine-diabetes interaction: from involvement to protection. J Biol Regul Homeost Agents. 2007;21(3–4):63–77.

Kim Y, Chang H: Correlation between attention deficit hyperactivity disorder and sugar consumption, quality of diet, and dietary behavior in school children. Nutr Res Pract. 2011 Jun;5(3):236–45. Epub 2011 Jun 21.

Klement RJ, Kämmerer U: Is there a role for carbohydrate restriction in the treatment and prevention of cancer? Nutr Metab (Lond). 2011 Oct 26;8:75.

Kienle U: Steviolglycoside – Ein neuer Typ von Süßungsmitteln. LCI Moderne Ernährung Heute. 2012 Jun; 3: 7.

Kobylewski S, Eckhert CD: Toxicology of Rebaudioside A: A Review. 2008. Online in Internet: URL: http://cspinet.org/new/pdf/stevia-report_final-8–14–08.pdf (Stand 11.01.2013).

Landgren S, Simms JA, Thelle DS, Strandhagen E, Bartlett SE, Engel JA, Jerlhag E: The ghrelin signalling system is involved in the consumption of sweets. PLoS One. 2011 Mar 23;6(3):e18170.

Lenoir M, Serre F, Cantin L, Ahmed SH: Intense sweetness surpasses cocaine reward. PLoS One. 2007 Aug 1;2(8):e698.

Lien L, Lien N, Heyerdahl S, Thoresen M, Bjertness E: Consumption of soft drinks and hyperactivity, mental distress, and conduct problems among adolescents in Oslo, Norway. Am J Public Health. 2006 Oct;96(10):1815–20.

Lim EL, Hollingsworth KG, Aribisala BS, Chen MJ, Mathers JC, Taylor R: Reversal of type 2 diabetes: normalisation of beta cell function in association with decreased pancreas and liver triacylglycerol. Diabetologia. 2011 Oct;54(10):2506–14. Epub 2011 Jun 9.

Livesey G, Taylor R, Hulshof T, Howlett J: Glycemic response and health – a systematic review and meta-analysis: relations between dietary glycemic properties and health outcomes. Am J Clin Nutr. 2008 Jan;87(1):258–268.

Lustig RH: Childhood obesity: behavioral aberration or biochemical drive? Reinterpreting the First Law of Thermodynamics. Nat Clin Pract Endocrinol Metab. 2006 Aug;2(8):447–58.

Lustig RH: Fructose: metabolic, hedonic, and societal parallels with ethanol. J Am Diet Assoc. 2010 Sep;110(9):1307–21.

Lustig RH, Schmidt LA, Brindis CD: Public health: The toxic truth about sugar. Nature. 2012 Feb 1;482(7383):27–9.

Malik VS, Hu FB: Sweeteners and Risk of Obesity and Type 2 Diabetes: The Role of Sugar-Sweetened Beverages. Curr Diab Rep. 2012 Jan 31.

Mann J, Cummings JH, Englyst HN, Key T, Liu S, Riccardi G, Summerbell C, Uauy R, van Dam RM, Venn B, Vorster HH, Wiseman M: FAO/WHO scientific update on carbohydrates in human nutrition: conclusions. Eur J Clin Nutr. 2007 Dec;61 Suppl 1:132–7.

Martorell R: Diabetes and Mexicans: why the two are linked. Prev Chronic Dis. 2005 Jan;2(1):A04. Epub 2004 Dec 15.

Mietus-Snyder ML, Lustig RH: Childhood obesity: adrift in the »limbic triangle«. Annu Rev Med. 2008;59:147–62.

Millichap JG, Yee MM: The diet factor in attention-deficit/hyperactivity disorder. Pediatrics. 2012 Feb;129(2):330–7. Epub 2012 Jan 9.

Mueller NT, Odegaard A, Anderson K, Yuan JM, Gross M, Koh WP, Pereira MA: Soft Drink and Juice Consumption and Risk of Pancreatic Cancer: The Singapore Chinese Health Study. Cancer Epidemiol Biomarkers Prev. 2010 Feb;19(2):447–55.

Mukai Y, Kumazawa M, Sato S: Fructose intake during pregnancy up-regulates the expression of maternal and fetal hepatic sterol regulatory element-binding protein-1 c in rats. Endocrine. 2012 Oct 13.

Mytton OT, Clarke D, Rayner M: Taxing unhealthy food and drinks to improve health. BMJ. 2012 May 15;344:e2931.

Nagai Y, Yonemitsu S, Erion DM, Iwasaki T, Stark R, Weismann D, Dong J, Zhang D, Jurczak MJ, Löffler MG, Cresswell J, Yu XX, Murray SF, Bhanot S, Monia BP, Bogan JS, Samuel V, Shulman GI: The role of peroxisome proliferator-activated receptor gamma coactivator-1 beta in the pathogenesis of fructose-induced insulin resistance. Cell Metab. 2009 Mar;9(3):252–64.

Nishida C, Martinez Nocito F: FAO/WHO Scientific Update on carbohydrates in human nutrition: introduction. Eur J Clin Nutr. 2007 Dec;61 Suppl 1:1–4.

Otto C, Kaemmerer U, Illert B, Muehling B, Pfetzer N, Wittig R, Voelker HU, Thiede A, Coy JF: Growth of human gastric cancer cells in nude mice is delayed by a ketogenic diet supplemented with omega-3 fatty acids and medium-chain triglycerides. BMC Cancer. 2008 Apr 30;8:122.

Page KA, Chan O, Arora J, Belfort-Deaguiar R, Dzuira J, Roehmholdt B, Cline GW, Naik S, Sinha R, Constable RT, Sherwin RS: Effects of fructose vs glucose on regional cerebral blood flow in brain regions involved with appetite and reward pathways. JAMA. 2013 Jan 2;309(1):63–70.

Pennay AE, Lubman DI: Energy drinks: health risks and toxicity. Comment. Med J Aust. 2012 Apr 16;196(7):442.

Peters A: Does sugar addiction really cause obesity? Front Neuroenergetics. 2011;3:11. Epub 2012 Jan 13.

Pollock NK, Bundy V, Kanto W, Davis CL, Bernard PJ, Zhu H, Gutin B, Dong Y: Greater fructose consumption is associated with cardiometabolic risk markers and visceral adiposity in adolescents. J Nutr. 2012 Feb;142(2):251–7. Epub 2011 Dec 21.

Popkin BM, Nielsen SJ: The sweetening of the world's diet. Obes Res. 2003 Nov;11(11):1325–32.

Popkin BM: Global nutrition dynamics: the world is shifting rapidly toward a diet linked with noncommunicable diseases. Am J Clin Nutr. 2006 Aug;84(2):289–98.

Puhl RM, Heuer CA: The stigma of obesity: a review and update. Obesity (Silver Spring). 2009 May;17(5):941–64. Epub 2009 Jan 22.

Purnell JQ, Fair DA: Fructose ingestion and cerebral, metabolic, and satiety responses. JAMA. 2013 Jan 2;309(1):85–6.

Roberts CK, Liu S: Effects of glycemic load on metabolic health and type 2 diabetes mellitus. J Diabetes Sci Technol. 2009 Jul 1;3(4):697–704.

Rottlaender D, Motloch LJ, Reda S, Larbig R, Hoppe UC: Cardiac arrest due to long QT syndrome associated with excessive consumption of energy drinks. Int J Cardiol. 2012 Jul 26;158(3):e51–2. Epub 2011 Nov 4.

Rush E, Schulz S, Obolonkin V, Simmons D, Plank L: Are energy drinks contributing to the obesity epidemic? Asia Pac J Clin Nutr. 2006;15(2):242–4.

Schmidt M, Pfetzer N, Schwab M, Strauss I, Kämmerer U: Effects of a ketogenic diet on the quality of life in 16 patients with advanced cancer: A pilot trial. Nutr Metab (Lond). 2011 Jul 27;8(1):54.

Schulze MB, Liu S, Rimm EB, Manson JE, Willett WC, Hu FB: Glycemic index, glycemic load, and dietary fiber intake and incidence of type 2 diabetes in younger and middle-aged women. Am J Clin Nutr. 2004 Aug;80(2):348–56.

Seifert SM, Schaechter JL, Hershorin ER, Lipshultz SE: Health effects of energy drinks on children, adolescents, and young adults. Pediatrics. 2011 Mar;127(3):511–28. Epub 2011 Feb 14.

Soffritti M, Belpoggi F, Manservigi M, Tibaldi E, Lauriola M, Falcioni L, Bua L: Aspartame administered in feed, beginning prenatally through life span, induces cancers of the liver and lung in male Swiss mice. Am J Ind Med. 2010 Dec;53(12):1197–206.

Soffritti M, Belpoggi F, Tibaldi E, Esposti DD, Lauriola M: Life-span exposure to low doses of aspartame beginning during prenatal life increases cancer effects in rats. Environ Health Perspect. 2007 Sep;115(9):1293-7.

Solnick SJ, Hemenway D: The ›Twinkie Defense‹: the relationship between carbonated non-diet soft drinks and violence perpetration among Boston high school students. Inj Prev. 2012 Aug;18(4):259–63. Epub 2011 Oct 24.

Swanson JE, Laine DC, Thomas W, Bantle JP: Metabolic effects of dietary fructose in healthy subjects. Am J Clin Nutr. 1992 Apr;55(4):851–6.

Swithers SE, Davidson TL: A role for sweet taste: calorie predictive relations in energy regulation by rats. Behav Neurosci. 2008 Feb; 122(1):161–73.

Swithers SE, Ogden SB, Laboy AF, Davidson TL: Saccharin pre-exposure enhances appetitive flavor learning in pre-weanling rats. Dev Psychobiol. 2012 Dec;54(8):818–24. Epub 2012 May 21.

Taghibiglou C, Carpentier A, Van Iderstine SC, Chen B, Rudy D, Aiton A, Lewis GF, Adeli K: Mechanisms of hepatic very low density lipoprotein overproduction in insulin resistance. Evidence for enhanced lipoprotein assembly, reduced intracellular ApoB degradation, and increased microsomal triglyceride transfer protein in a fructose-fed hamster model. J Biol Chem. 2000 Mar 24;275(12):8416–25.

Thangaratinam S, Rogozinska E, Jolly K, Glinkowski S, Roseboom T, Tomlinson JW, Kunz R, Mol BW, Coomarasamy A, Khan KS: Effects of interventions in pregnancy on maternal weight and obstetric outcomes: meta-analysis of randomised evidence. BMJ. 2012 May 16;344:e2088.

Thow AM, Hawkes C: The implications of trade liberalization for diet and health: a case study from Central America. Global Health. 2009 Jul 28;5:5.

Toyoda K, Matsui H, Shoda T, Uneyama C, Takada K, Takahashi M: Assessment of the carcinogenicity of stevioside in F344 rats. Food Chem Toxicol. 1997 Jun;35(6):597–603.

Usman A, Jawaid A: Hypertension in a young boy: an energy drink effect. BMC Res Notes. 2012 Oct 29;5:591.

Van Loveren C: Oral and Dental Health: Prevention of Dental Caries, Erosion, Gingivitis and Periodontitis. Ilsi Europe Concise Monograph Series 2009.

Vickers MH, Clayton ZE, Yap C, Sloboda DM: Maternal fructose intake during pregnancy and lactation alters placental growth and leads to sex-specific changes in fetal and neonatal endocrine function. Endocrinology. 2011 Apr;152(4):1378–87. Epub 2011 Feb 8.

Volkow ND, Wang GJ, Tomasi D, Baler RD: Obesity and addiction: neurobiological overlaps. Obes Rev. 2012 Sep 27.

Volkow ND, Wise RA: How can drug addiction help us understand obesity? Nat Neurosci. 2005 May;8(5):555–60.

Wang GJ, Volkow ND, Fowler JS: The role of dopamine in motivation for food in humans: implications for obesity. Expert Opin Ther Targets. 2002 Oct;6(5):601–9.

Wang JW, Mark S, Henderson M, O'Loughlin J, Tremblay A, Wortman J, Paradis G, Gray-Donald K: Adiposity and glucose intolerance exacerbate components of metabolic syndrome in children consuming sugar-sweetened beverages: QUALITY cohort study. Pediatr Obes. 2012 Nov 21.

Welsh JA, Sharma A, Abramson JL, Vaccarino V, Gillespie C, Vos MB: Caloric sweetener consumption and dyslipidemia among US adults. JAMA. 2010 Apr 21;303(15):1490–7.

Welsh JA, Sharma A, Cunningham SA, Vos MB: Consumption of added sugars and indicators of cardiovascular disease risk among US adolescents. Circulation. 2011 Jan 25;123(3):249–57. Epub 2011 Jan 10.

Wiernsperger N, Geloen A, Rapin JR: Fructose and cardiometabolic disorders: the controversy will, and must, continue. Clinics (Sao Paulo). 2010 Jul;65(7):729–38.

Wolk BJ, Ganetsky M, Babu KM: Toxicity of energy drinks. Curr Opin Pediatr. 2012 Apr;24(2):243–51.

Worthley MI, Prabhu A, De Sciscio P, Schultz C, Sanders P, Willoughby SR: Detrimental effects of energy drink consumption on platelet and endothelial function. Am J Med. 2010 Feb;123(2):184–7.

Yaffe K, Falvey C, Hamilton N, Schwartz AV, Simonsick EM, Satterfield S, Cauley JA, Rosano C, Launer LJ, Strotmeyer ES, Harris TB: Diabetes, glucose control, and 9-year cognitive decline among older adults without dementia. Arch Neurol. 2012 Sep 1;69(9):1170–5.

Zhang ZY, Zeng JJ, Kjaergaard M, Guan N, Raun K, Nilsson C, Wang MW: Effects of a maternal diet supplemented with chocolate and fructose beverage during gestation and lactation on rat dams and their offspring. Clin Exp Pharmacol Physiol. 2011 Sep;38(9):613–22.

Zilberter T: Carbohydrate-biased control of energy metabolism: the darker side of the selfish brain. Front Neuroenergetics. 2011;3:8. Epub 2011 Dec 20.

Zilberter T: Food addiction and obesity: do macronutrients matter? Front Neuroenergetics. 2012;4:7. Epub 2012 May 30.

C. Quellenhinweis

Verwendet wurden folgende Zeitschriften und Zeitungen: »Frankfurter Allgemeine Zeitung«, »Frankfurter Rundschau«, »Tageszeitung«, »Neue Zürcher Zeitung«, »Süddeutsche Zeitung«, »New York Times«, »Stern«, »Der Spiegel«, »Die Zeit«, »New Scientist«

12. Register